혈관력

인생에 건강이
짐이 되지 않게

혈관력 인생에 건강이 짐이 되지 않게

박민수 지음

100세까지 혈관사고 걱정 없는 100문 100답 솔루션

혈관 상태로
건강을 진단할 수 있나요?

혈액이란
무엇인가요?

동맥과 정맥의 차이는
무엇인가요?

혈관은 왜 막히고,
또 터지나요?

유전적으로 혈관 건강이
안 좋을 수 있나요?

카페인이 혈관에
영향을 미치나요?

건강기능식품,
효과가 있나요?

망가진 혈관도
재생할 수 있나요?

심장이 잘 뛰면
좋은 건가요?

왜 바로 약물치료를
하지 않나요?

뇌졸중이 발생하면
어떤 증상이 생기나요?

혈관 건강에 좋은
식사법이 있을까요?

지방은 정말 건강에
나쁜 물질인가요?

달걀 노른자는
혈관 건강을 해치나요?

아침식사를 하는 것이
혈관 건강에 좋을까요?

PACE
MAKER

혈관 건강이
장수를 보증한다

이제는 혈관력을 생각할 때입니다. 혈관이 튼튼해야 건강을 온전히 지킬 수 있기 때문입니다. 건강한 장수를 위해 혈관력만큼 중요한 것은 없습니다. 우리는 다양한 방법을 통해 혈관력을 높일 수 있습니다. 우리 몸의 혈관과 혈액, 심장을 비롯한 주요 혈관 장기를 건강하게 관리한다면 각종 혈관 질환을 예방할 수 있는 혈관력을 키울 수 있습니다.

　　타고난 혈관력은 저마다 다를 수 있습니다. 한국인의 췌장이 서양인에 비해 약한 것처럼, 사람마다 혈관력에도 차이가 있습니다. 최근 혈관이 잘 막히지 않는 '슈퍼혈관'을 가지게 하는 유전자 변이가 발견되었습니다. 이런 유전자를 가진 사람은 다른 사람보다 혈관 건강을 지키는 데 유리합니다. 하지만 타고난 혈관력보다 중요한 것은 꾸준한 혈관 관리로 혈관력을 키우는 것입니다. 혈관 관리에 힘쓰며 건강한 삶을 유지한다면 누구나 100세까지 혈관 질환 없이 건강하게 살아갈 수 있습니다. 타고난 혈관력은 다를 수 있지만 노력과 관리를 통해 왕성한 혈관력을 유지할 수 있습니다.

혈관력을 꾸준히 키우고 지켜야 하는 이유는 건강에서 혈관이 차지하는 위치가 실로 어마어마하기 때문입니다. 혈관은 가장 빨리 늙는 장기 가운데 하나입니다. 40대 평균의 혈관 상태만 살펴봐도 20대 때보다 몰라보게 노쇠한 것을 확인할 수 있습니다. 머지않아 혈관사고가 예견되는 사람도 부지기수입니다. 늙고, 막히고, 좁아지고, 딱딱해진 혈관은 어느 순간 생명을 위협하는 혈관사고로 이어집니다. 암이 서서히 죽음을 초래하는 질병이라면 혈관사고는 순식간에 목숨을 앗아가는 질병입니다.

인간의 몸에는 거미줄처럼 가느다란 길이부터 손가락 두께의 굵은 길이까지, 끊임없이 피를 운반하는 혈관이 10만km 이상 펼쳐져 있습니다. 이 중 모세혈관의 길이가 9만 5천km를 차지하고 있습니다. 이 장대한 혈관 가운데 어느 한 부분도 막히거나 좁아지고 딱딱해져서는 안 됩니다.

혈관은 우리 생명에 꼭 필요한 산소와 영양분을 나르고, 노폐물을 배출하고, 면역세포가 이동하게 해주어 몸을 치유합니다. 우리가 마시는 물 한 모금, 숨 쉬는 공기, 섭취하는 음식물까지 모두 혈관을 통해 우리 몸 구석구석에 전달됩니다. 혈관이 깨끗하지 않으면 혈액도 탁해지고, 원활하게 흐르지 못합니다. 이는 많은 병의 근본적인 원인입니다. 혈관이 좁아지거나 막히면 각종 장기에도 영양분과 산소가 제대로 전달되지 못해 장기의 기능이 떨어집니다. 호르몬 분비가 제대로 이뤄지지 않으면서 각종 신진대사가 저하됩니다.

종국에는 뇌혈관이 막히는 뇌경색, 심장혈관이 막히는 심근경색, 다리혈관이 막히는 말초혈관 질환 등이 발생하며 생명을 위협하거나 영구적인 장애를 초래할 수 있습니다. 이 밖에도 혈관이 나빠지며 생길 수 있는 병은 수없이 많습니다. 하지만 규칙적이고 균형 잡힌 식생활과 체계적인 운동 실천, 충분한 수면을 통해 혈관력을 지켜낼 수 있습니다. 주치의와 면밀히 소통하며 관리한다면 무서운 혈관사고를 예방할 수 있습니다.

혈관력

혈관 건강을 책임지는 혈관력은 인체 면역력의 든든한 버팀목이
자, 각종 장기의 유능한 수호자입니다. 나아가 100세 건강을 보증하는
건강 파수꾼입니다. 많은 사람이 어떻게 무서운 혈관사고 없이 장수할
수 있을까를 고민합니다. 하지만 여전히 '혈관 건강'이라 하면 고혈압,
고지혈증, 심근경색, 뇌졸중과 같은 무서운 질병만을 떠올릴 때가 많습
니다. 혈관 건강은 단지 이러한 특정 질환에 국한되지 않습니다. 손발
이 저리고 차가워지는 증상, 잠깐의 어지럼증, 쉽게 피곤해지는 몸 상
태, 얼굴이 붉어지거나 부종이 심해지는 등 우리가 흔히 대수롭지 않게
지나치는 작은 변화도 모두 혈관 건강과 직결된 중대 신호이자 건강 문
제입니다. 이런 문제를 조기에 정확히 알아차리고, 불의의 사고를 예방
하고, 떨어진 혈관력을 되돌리기 위해서는 보다 체계적이고 폭넓은 혈
관 지식이 필요합니다.

이 책에서 다룰 100개의 질문과 답변은 그 의문과 고민에 부응할
것입니다. 이 책에서 제시되는 질문과 답변은 매우 실용적이고 구체적
입니다. 혈관과 혈액의 기본 개념부터 심각한 혈관 질환의 예후와 관리
법, 더 나아가 일상에서 실천할 수 있는 식습관, 운동법, 생활수칙까지

총망라할 것입니다. 특히 바쁜 현대인들에게 빠르고 명료한 정보를 드리기 위해 100문 100답 형식을 채택했습니다. 여러분께서는 관심 있는 부분만 가볍게 봐도 좋고, 처음부터 순차적으로 읽으며 혈관에 대한 체계적인 이해를 쌓아가도 좋습니다.

그간 혈관 문제를 가진 분을 진료하며, 많은 사람이 혈관 질환이 생기면 치료하면 그만이라는 안일한 생각을 가지고 있다는 사실을 알게 되었습니다. 그러나 혈관 질환은 발생한 후에는 되돌리기가 너무나 힘든 질환에 속합니다. 따라서 선제적인 예방이 최선이자 전부라고 해도 과언이 아닙니다. 이미 혈관 질환이 진행된 뒤에는 손쓸 수 없을 때가 많습니다.

건강은 삶의 기반이자 행복의 필수 조건입니다. 건강을 지탱하는 기둥들 가운데 가장 중요한 기둥이라고 할 수 있는 것이 혈관력입니다. 이 책을 통해 여러분의 혈관이 아무 막힘없이 항상 뻥 뚫려 있고, 유연하고 튼튼한 혈관을 유지하는 데 실질적인 도움이 되기를 진심으로 바랍니다. 혈관은 결코 우리 몸에서 분리된 한 부분이 아니며, 일상 속 작은 습관과 선택에 직접적인 영향을 받는다는 것을 기억해주세요. 이 책이 앞으로 여러분에게 혈관 해방의 새로운 출발점이 될 수 있길 기대합니다.

여기서부터 본격적인 혈관 건강을 향한 여정의 시작입니다. 이제 1장을 펼쳐서 당신의 혈관 상태가 어떤지 함께 살펴보겠습니다. 삶의 질이 달라지는 놀라운 체험을 이 책을 통해 꼭 함께 경험하길 바랍니다.

참고로 본 책은 뇌졸중, 심근경색 등과 같은 각종 혈관 관련 사고 발생을 통칭해 '혈관사고'로 표현하고 있습니다. 흔히 뇌졸중을 뇌혈관 사고(CVA; Cerebrovascular Accident)로 표현하는 경우가 있는데, 본 책에서는 편의상 혈관 질환으로 치명적인 응급 상황이 발생하는 모든 경우를 혈관사고로 지칭합니다.

차례

1장   혈관 건강이 답이다

4장 나를 위협하는 혈관 질환들

5장 음식과 운동에서 답을 찾다

1장

혈관 건강이
답이다

QUESTION

001

혈관 상태로 건강을
진단할 수 있나요?

나이가 들면 혈관도 따라 늙습니다. 젊을 때는 혈관 역시 탄력이 있고 혈액순환도 원활하지만, 나이가 들면서 노화라는 자연현상과 함께 여러 원인(스트레스, 음주, 흡연, 식사습관)이 합쳐지면서 문제가 생깁니다. 점차 혈관이 딱딱해지고 탄력성이 떨어지면서 혈액순환이 나빠지고, 심할 때는 중대 혈관 질환까지 진행됩니다. 여러분에게 혈관 건강이 중요한 이유 역시 혈관 건강을 방치하면 뇌경색, 뇌졸중, 심근경색과 같은 중대 혈관 질환으로 목숨까지 잃을 수 있기 때문입니다.

혈관의 노화는 어쩌면 자연스러운 일입니다. 아무리 열심히 건강 관리를 한다고 해도 노화라는 생체 변화를 완전히 이겨낼 수는 없습니다. 게다가 일단 망가지기 시작한 혈관은 좀처럼 회복하기 힘듭니다. 실제로 혈관의 노화 및 장애로의 진행을 멈추거나 현상태를 유지하는 일조차 상당히 어려운 일에 속합니다. 물론 50~60대가 되어서도 20대만큼 건강한 혈관을 유지하는 사람도 있습니다. 그러나 노화라는 자연의 순리를 극복하고 거스르는 일은 극히 소수에게만 허락되는 행운입니다.

그렇지만 건강한 노년을 보내는 것은 분명히 가능한 일입니다. 이를 위해서는 건강한 혈관으로 지켜내야만 합니다. 누구나 노력과 절제를 통해서 혈관의 노화를 최소화하고, 최대한 천천히 혈관의 노화가 진행하도록 할 수 있습니다.

물론 이미 혈관 건강 악화로 인한 여러 증상을 겪으면서 고통을 느끼고 있는 사람도 있을 것입니다. 그렇다면 지금 나의 혈관이 어떤 상태인지 어떻게 알 수 있을까요? 얼마나 혈관의 노화가 진행되었는지, 혈관 건강이 나빠졌는지 알 방법은 없을까요? 혹시 자신의 혈관에 심각한 문제가 생긴 것은 아닌지 알 방법은 없을까요?

현재 여러분의 혈관 건강을 확인할 수 있는 몇 가지 대표적인 방법이 있습니다. 물론 가장 직접적이면서도 과학적인 방법은 각종 진단기기를 이용해 직접 혈관 상태를 살펴보는 것입니다. 대표적으로 초음파 장비를 통한 혈관검사가 있습니다. 초음파를 이용한 혈관검사는 우리 신체의 여러 부위의 혈관을 초음파 장비를 통해 검사하는 방법으로 주사를 놓지 않고서 또 피부 절개나 인체에 기기 등을 삽입하지 않고서 검사하는 '비침습적 검사(Non-Invasive Test)'입니다. 초음파를 통한 혈관검사는 우리 몸의 경동맥이나 복부혈관, 사지혈관, 기타 혈관을 초음파 기계를 통해 관찰하는 것입니다.

일반적으로 이뤄지는 경동맥 초음파 검사는 목을 지나는 가장 굵은 혈관인 경동맥을 초음파를 이용해 내막과 중막의 두께를 살펴보는 검사입니다. 이 검사를 통해서 여러분의 경동맥의 동맥경화증 정도는 물론이고, 뇌경색이나 뇌졸중 등 뇌혈관 질환의 발병 소지까지도 예측할 수 있습니다. 또 심혈관 질환의 발생 위험이 클 경우 경동맥의 경화 증상과 심장동맥의 경화 증상이 동시에 나타나는 경우가 많기 때문에, 경동맥 초음파를 통해 심혈관 질환 발병 가능성도 함께 예측할 수 있습니다. 다만 경동맥 초음파 검사는 혈관을 눈으로 보며 검사자가 판단하는 방법이므로, 반드시 숙련된 전문의에 의해 이뤄져야 합니다.

이 밖에 혈관 건강을 알아보기 위한 다양한 방법이 있습니다. 우선 소변에 단백질이 섞여 나오는지 알아보는 단백뇨 검사는 신장 기능의 이상은 물론, 각종 심뇌혈관 질환을 예측할 수 있습니다. 또 혈액검사를 통해서 지질 수치, 혈당 수치, 신장 기능을 나타내는 혈청 크레아티닌 수치를 측정하면 혈관 경직이 얼마나 진행되었는지 진단할 수 있습니다. 현재 지질이나 혈당이 정상치 이상이면 혈관 노화가 빠르게 진행되는 것입니다. 혈관이 딱딱해지고, 모세혈관으로 이뤄진 신장 기능이 나빠지고 있고, 동맥경화가 진행되고 있음을 예상할 수 있습니다.

또 혈압과 맥압의 측정, 팔과 다리의 혈압 비율을 비교하는 발목상완 혈압지수(ABI) 측정, 몸의 한쪽에서 다른 쪽까지 혈관을 통해 파동이 전달되는 속도를 알아보는 맥파전달속도 검사(PWV) 등도 혈관 건강을 측정하는 방법입니다.

또 CT나 MRI와 같은 고도 장비를 통해 심장혈관이나 뇌혈관의 두께와 혈류 상태를 직접 알아볼 수 있으며, 확인하고 싶은 동맥 하나하나에 직접 조영제를 주입해서 혈관 상태를 알아보는 혈관조영술을 통해 혈관 건강을 알아볼 수도 있습니다. 최근 들어 혈관 건강을 진단하는 첨단장비가 계속 새롭게 등장하고 있으므로 마음만 먹는다면 자신의 혈관 건강을 세밀하게 알아볼 수 있습니다.

40대 이후라면 지금 제시한 혈관검사 몇 가지를 건강검진 항목에 추가하길 권합니다. 해마다 받는 건강검진에서 앞서 제시한 몇 가지 추가 항목을 넣어 여러분의 혈관 건강을 좀 더 적극적으로 살펴보기 바랍니다.

002

한국인의 혈관 건강은
지금 어떤 상태인가요?

한국인의 평균적인 혈관 건강은 현재 대단히 심각한 상태입니다. 여러 통계와 조사가 이를 알려주고 있습니다. 통계적으로도 암을 제외하고 만성 질환으로 인한 사망 원인 가운데 혈관 질환의 빈도가 가장 높습니다. 통계청이 발표한 2023년 주요 만성 질환 가운데 사망률이 가장 높은 것은 암이었지만, 그다음으로 심장 질환이 인구 10만 명당 64.8명의 사망률을 보였습니다. 그다음 폐렴에 이어 뇌혈관 질환이 47.3명으로 나타났습니다.

다행스럽게도 최근 뇌혈관 질환은 조금씩 줄고 있지만 대신 심장 질환은 빠르게 증가하고 있습니다. 그 이유는 추후 자세히 알아보겠습니다. 심뇌혈관 질환의 증가는 개인적으로도, 국가적으로도 큰 부담을 안기는 일입니다. 심뇌혈관 질환으로 인한 국가의 의료 재정 부담이 해

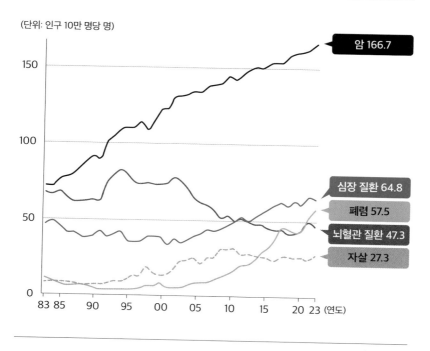

(단위: 인구 10만 명당 명)

암 166.7

심장 질환 64.8

폐렴 57.5

뇌혈관 질환 47.3

자살 27.3

자료: 통계청

마다 증가하고 있기 때문입니다. 가령 2018년 뇌·뇌혈관 질환까지 건강보험 MRI 급여가 확대되면서 재정 지출이 무려 173.8%나 증가했습니다. 개인의 부담도 커졌습니다. 심뇌혈관 질환으로 인한 개인의 의료비 지출은 해마다 증가하고 있습니다. 2021년 순환기계 질환 진료비는 9조 4천억 원으로 암 진료비 7조 원보다 높은 것으로 조사되었습니다.

앞으로 고령화를 비롯한 다양한 요인에 의해 심뇌혈관 질환의 증가는 가속화될 것입니다. 심뇌혈관 질환은 우선 발병하면 사망에 이르지 않더라도 가족에게 치료비, 간병, 장애 돌봄과 같은 큰 부담이 뒤따르는 질병입니다. 한편으로 장수는 기쁜 일이지만, 나이가 들수록 암이나 각종 심뇌혈관 질환과 같은 중대 질환의 발병은 고통스럽고 대처하기 힘든 일일 수 있습니다. 발병과 함께 찾아오는 합병증, 장애, 장기간의 투병은 삶의 질을 크게 떨어뜨립니다.

　노년기 삶의 질을 떨어뜨리는 질병은 많지만, 걷기나 교통 이용과 같은 이동성을 크게 제한한다는 측면에서 혈관 질환이 미치는 영향은 매우 클 수밖에 없습니다. 언젠가는 닥칠 수밖에 없다는 점에서 자연스러운 노화로 인한 심뇌혈관 질환의 발병은 피하기 어려운 부분일 수 있습니다.

　특히 우리나라에서는 매우 걱정스러운 현상이 있습니다. 심뇌혈관 질환 증가에는 당뇨병과 고혈압 환자의 증가라는 또 다른 이면이 존재합니다. 다시 말해 단순히 노화로 인해 혈관 질환이 증가하는 것이 아니라, 뿌리 질환에 해당하는 고혈압과 당뇨병의 증가가 한국인의 혈관 건강에 있어 중요한 변수가 되고 있다는 뜻입니다. 이는 한국인의 혈관 건강 악화가 노화라는 고정 변수보다도 개인의 건강관리 실패에 많은 부분 기인한다는 사실을 알려줍니다.

　고혈압과 당뇨병은 혈관 건강과 밀접한 질병입니다. 현재 우리나라 고혈압 유병률은 지속해서 증가하고 있습니다. 2014년 25.4%에서 2019년 27.2%로 많이 증가했습니다. 반면 당뇨병의 유병률은 2014년 11.9%에서 2019년 11.8%로 조금 떨어지긴 했으나 여전히 단일 질병 중 가장 많은 진료비가 지출되는 질병이 고혈압이고, 2위가 당뇨병입니다. 고혈압과 당뇨병이 생기면 혈관 건강 역시 급격히 나빠질 수밖에

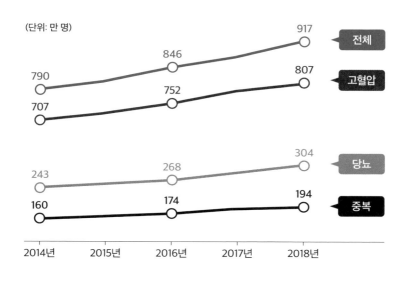

(단위: 만 명)

전체
917
846
790
752
807 고혈압
707

304 당뇨
243
268
194 중복
160
174

2014년 2015년 2016년 2017년 2018년

자료: 건강보험심사평가원

없습니다. 천천히 달리던 혈관 노화, 혈관 불건강 버스가 고속도로에 올라탄 것이라고 할 수 있습니다.

처음부터 곧바로 심뇌혈관 질환이 생기는 경우는 극히 드문 일입니다. 대개는 고혈압과 당뇨병이 선행합니다. 그래서 고혈압과 당뇨병은 심뇌혈관 질환의 선행 질환으로 분류합니다. 다시 말해 고혈압, 당뇨병과 같은 선행 질환이 발병하면 심뇌혈관 질환의 발병도 피하기 어려워지는 것입니다.

여기서 한국인의 혈관 건강이 나빠지는 가장 큰 원인도 쉽게 지목할 수 있습니다. 물론 한국인의 혈관 건강이 점점 나빠지는 이유야 많겠지만, 무엇보다도 잘못된 식습관이 큰 몫을 차지합니다. 당뇨병, 고혈압의 증가가 이를 방증합니다. 조사를 통해서도 한국인의 탄수화물 식습관은 무척 불건강한 것으로 나타납니다. 현재 한국인 탄수화물 과잉 섭취, 특히 정제탄수화물이나 단순당의 과잉 섭취 문제가 갈수록 심각해지고 있기 때문에 혈관 건강이 나빠지는 것도 불을 보듯 빤한 일입니다.

한국인의 탄수화물·단백질·지방 전체 섭취 비율은 66:15:19인데, 이는 미국인의 비율 50:16:33과 비교했을 때 탄수화물의 비중이 대단히 높은 것을 알 수 있습니다(2018년 유럽영양학회지 연구). 또 2020년 보건복지부와 한국영양학회에서 발표한 자료에 따르면, 우리나라의 탄수화물 일일섭취량은 전체 평균 307.8g인 것으로 조사되었습니다. 이는 미국국립의학연구소에서 제시한 기본적으로 필요한 탄수화물 양인 100g의 3배가 넘는 수치입니다.

탄수화물은 생존과 신체 대사, 재생에 있어 꼭 필요한 영양소이나 엄격한 제한이 필요한 중점 관리 영양소입니다. 특히 지나친 탄수화물 위주의 식사는 혈관 건강에 치명적입니다. 정제된 탄수화물이나 당이 풍부한 음식을 많이 섭취하면 우리 몸은 올라간 혈당을 낮추기 위해 인슐린 호르몬을 다량으로 분비합니다. 이 과정이 오래도록 반복되면서 우리 몸의 인슐린 분비 기능, 췌장의 베타세포 기능이 떨어지고 손상되면서 당뇨병이 발병하는 것입니다.

그런데 당뇨병이 발병하기 이전에 이렇게 혈관 속에 지나치게 많은 혈당이 떠다니는 것은 혈관 자체를 손상시키는 일입니다. 혈당이 높아지면 혈관 내피세포가 손상을 입고, 끈적해진 혈액이 혈관벽에 들러붙기 때문입니다. 이런 과정이 오래 이어지면 혈관에 콜레스테롤이 쌓이면서 좁아지는 죽상경화증이 발생합니다. 이에 대한 자세한 내용은 후술하겠습니다. 어쨌든 그로 인해 고혈압, 이상지질혈증, 비만, 당뇨병과 같은 각종 질병이 동시다발로 발병하고, 뇌심혈관 질환의 발생 위험도 급격하게 증가할 수 있습니다.

혈액이란
무엇인가요?

혈액이 우리 몸에서 대단히 중요하다는 사실을 모를 사람은 없습니다. 하지만 혈액의 구성과 기능을 잘 아는 사람은 드물 것입니다. 혈액은 우리 뼈의 골수에서 만들어지며, 자신의 체중에서 약 8%를 차지하는 대단히 중요한 인체 요소입니다. 혈액은 혈구와 골수에 존재하는 조혈모세포로부터 적혈구, 백혈구, 혈소판이 각각 분화되면서 만들어집니다. 사람마다 차이는 있지만 대략 우리 몸은 4~6리터의 혈액을 항상 간직하고 있습니다. 혈액은 세포간질 내에서 떠도는 세포로 구성되기 때문에 명목상 신체 결합조직으로 분류됩니다.

혈액은 우리 몸에서 대단히 중요한 여러 가지 기능을 담당합니다. 우선 혈액은 심장박동을 통해 동맥과 모세혈관, 정맥의 순서로 순환합니다. 산소와 영양분, 그리고 노폐물을 운반하며 백혈구와 항체 등을 순

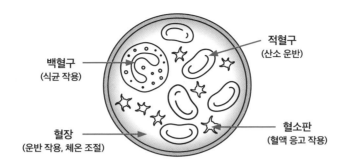

백혈구
(식균 작용)

적혈구
(산소 운반)

혈장
(운반 작용, 체온 조절)

혈소판
(혈액 응고 작용)

환시켜서 세균 감염 등의 질병으로부터 우리 몸을 보호합니다. 우리 몸의 기본적인 항상성 유지에 있어 대단히 중요한 구성요소인 것입니다.

혈액은 크게 혈구와 혈장으로 나눌 수 있습니다. 혈장 속에는 생명 유지에 꼭 필요한 전해질, 영양분, 비타민, 호르몬, 효소 그리고 항체 및 혈액 응고 인자 등과 같은 중요한 단백 성분이 들어 있습니다. 혈장은 대부분 수분으로 구성되어 있는데 전체 혈액의 55%, 그리고 혈장의 91%가 수분입니다. 그리고 혈장의 나머지 구성 성분, 9% 역시 물에 용해되거나 떠다니는 상태로 존재합니다. 혈장의 약 8%는 단백질이며, 나머지 1%는 영양소, 전해질, 각각의 신체기관으로 운반되는 물질로 이뤄져 있습니다.

혈장은 그 안에 영양물질, 호르몬, 대사물질 등을 실은 채로 운반되며 면역 반응에 관여하는 보체와 급성기 반응물질 등도 함께 운반하고 있습니다. 특히 이 혈장의 양과 구성 성분은 혈관 정수압(Hydrostatic pressure)과 혈장 삼투압(Oncotic pressure)의 조절에 중요한 역할을 합니다. 혈액의 액체 성분을 모세혈관 밖으로 여과시키는 힘인 혈관 정수압, 그리고 나트륨과 물이 혈관으로 다시 들어가려는 압력인 혈장 삼투압이 서로 조화와 균형을 이루면서 혈관을 비롯한 각종 체액이 정상적으로 유지됩니다. 그런데 혈관 정수압이 증가하거나 혈장 삼투압이 정체되면서 몸이 붓는 부종이 생길 수 있습니다. 또 림프관 폐쇄(Lymphatic Obstruction)로 체액의 회수가 방해받을 때도 부종이 생길 수 있습니다. 혈장의 균형과 조화가 몸이 붓지 않는 상태로 유지해주는 것입니다.

혈구는 크게 적혈구, 백혈구, 혈소판으로 구성됩니다. 혈구는 혈액 세포 가운데 가장 많은 수를 차지하며, 혈액 속에는 약 25조 개의 적혈구가 떠다닙니다. 적혈구는 혈액의 세포성분 가운데 가장 많은 부분을 차지하며, 생명 유지에 필수적인 산소를 신체 각 조직에 공급하고, 모세혈관을 넓혀서 순환이 잘 이뤄지도록 돕습니다. 적혈구는 직경 약 7마이크로미터이며, 혈액 1마이크로리터당 400만~500만 개가 존재합니다. 적혈구 1개당 300만 개의 헤모글로빈을 가지는데, 이 헤모글로빈은 산소와 결합해 옥시헤모글로빈(Oxyhemoglobin)으로 변하면서 밝은 붉은색을 띠게 됩니다. 반면 헤모글로빈이 이산화탄소와 결합하면 카바미노헤모글로빈(Carbaminohemoglobin)으로 변하면서 검붉은색이 됩니다. 피가 밝은 붉은색이거나 검붉은색인 것은 이 때문입니다.

적혈구는 다른 세포와 달리 핵이 없으며 따로 항원도 가지지 않습니다. 적혈구는 수명이 길고 산소를 소모하지 않기 때문에 장기간 보관할 수 있습니다. 적혈구의 이런 특성 덕분에 미리 빼서 저장장치에 저장했다가, 우리 몸에 혈액이 부족해 생명이 위태로울 때 수혈을 할 수 있는 것입니다.

백혈구는 혈액 1마이크로리터에 4천~1만 개가 존재합니다. 백혈구는 대부분 골수에서 만들어지고 혈액 속에서 순환합니다. 백혈구는 과립구, 림프구, 단핵구로 구성되며 우리 몸이 각종 감염을 이겨내는 데 중요한 역할을 담당합니다. 혈액의 백혈구 수와 분포는 신체의 감염과 면역 상태를 가늠하는 데 중요한 지표가 됩니다. 백혈구는 외부에서 박테리아, 바이러스 등이 침입하면 백혈구 수를 증가시키고 침입자를 제거하는 역할을 합니다.

백혈구 중 2/3 정도는 세포 안에 아주 작은 알갱이들을 가지고 있는 과립구(Granulocyte)로 이뤄져 있습니다. 이 과립구는 호중구 (Neutrophil), 호염구(Basophil) 호산구(Eosinophil) 등이 있습니다. 나머지 백혈구로 단구(monocyte) 또는 대식세포(macrophage)가 있는데, 둘은 똑같은 세포지만 혈액 속에 있을 때는 단구라고 부르고 조직에 들어가면 대식세포라고 부릅니다. 단구와 대식세포는 침입자를 세포 안에서 처리한 후 우리 몸의 면역 시스템에 그 정보를 제공합니다. 그 덕분에 이후에 똑같은 침입자가 나타났을 때 신속하게 대처할 수 있습니다. 또 마지막 림프구(Lymphocyte)는 특정 항원을 만나 활성화되고 증식되는데, 그 항원을 가진 세균이나 세포를 제거하는 역할을 합니다.

혈소판(Platelets)은 혈액 1마이크로리터에 15만~40만 개가 존재합니다. 혈액에서 가장 크기가 작은 세포 성분인 혈소판은 혈관이 손상되면서 출혈이 생겼을 때 지혈하는 역할을 합니다. 혈소판과 혈소판에서 나오는 혈액응고 물질은 지혈 작용을 해서 위급 시 우리 몸을 지키는 중요한 역할을 합니다.

동맥과 정맥의 차이는
무엇인가요?

우리 몸은 무수히 많은 혈관으로 촘촘하게 연결되어 있습니다. 앞서 설명한 것처럼 이 무수하게 뻗은 혈관을 통해 산소와 영양분과 노폐물을 운반하고, 면역력과 관련된 백혈구와 항체 등을 운반합니다. 혈관에는 대동맥과 같이 선명하게 보이는 혈관도 있지만, 거의 눈에 보이지 않는 작은 모세혈관도 있습니다. 우리 몸은 마치 복잡한 대도시의 도로망처럼 혈관으로 빽빽하게 채워져 있습니다. 전체 혈관을 모두 합치면 그 길이가 무려 10만km나 되는데, 이는 지구를 세 바퀴 돌 수 있는 길이입니다.

혈관은 크게 동맥, 정맥, 그리고 모세혈관으로 나뉩니다. 그중 동맥(Artery)은 심장에서 나가는 혈관을 지칭하는 말입니다. 동맥을 지나는 혈액은 대부분 산소가 풍부하기 때문에 선홍색을 띠지만, 심장에서 폐로 가는 폐동맥만은 산소가 부족해서 유일하게 검붉은색을 띱니다. 이 원리는 앞에서 설명한 바 있는데요. 적혈구를 구성하는 단백질인 헤모글로빈에는 철(Fe)이 포함되어 있어서 산소와 만나면 선홍색으로, 산소와 결합하지 못하면 검붉은색이 됩니다.

동맥은 중요한 영양소와 산소를 운반하기 때문에 정맥보다 몸 안쪽에 있습니다. 동맥은 크기 별로 탄력동맥(Elastic artery), 근육동맥(Muscular artery), 세동맥(Arteriole)으로 나뉩니다. 가장 굵은 탄력동맥은 중간층에 탄력섬유가 많아 혈압을 유지하는 역할을 합니다. 중간 굵기의 근육동맥은 근육이 많아서 혈관 수축과 혈관 확장이 활발하게 일어납니다. 가장 얇은 세동맥은 모세혈관으로 들어가는 혈액을 조절합니다. 동맥의 혈압은 최저 80~120mmHg, 혈류 속도는 초속

동맥과 정맥

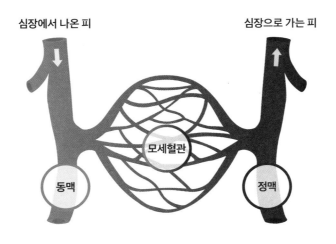

심장에서 나온 피   심장으로 가는 피

모세혈관

동맥

정맥

20~60cm 수준입니다.

정맥(Vein)은 모세혈관에서 나온 혈액이 심장으로 돌아오는 통로에 놓인 혈관입니다. 정맥을 지나는 혈액은 산소가 부족해서 검붉은색을 띠고, 아래위 대정맥을 통해 심장으로 들어옵니다. 폐정맥에서는 산소를 받아서 다시 산소가 풍부한 혈액이 되고 다시 심장으로 들어옵니다. 정맥은 혈액 저장소 역할을 하며, 가장 얇은 세정맥에서는 백혈구의 혈구누출(Diapedesis)이 일어납니다. 정맥은 압력이 낮기 때문에 혈액을 심장으로 보내기 위해 동맥과는 전혀 다른 구조를 하고 있습니다. 뼈대 근육의 수축은 근육 사이에 있는 정맥을 눌러 혈액을 심장으로 갈 수 있도록 도와줍니다. 또 정맥 내부에는 판막(valve)이 존재해서 혈액이 위로 올라갈 때 뒤로 역류하는 것을 막아줍니다.

모세혈관은 우리 몸에 약 100억 개 넘게 존재하며 혈액과 장기 사이에서 영양분과 노폐물을 교환하는 역할을 합니다. 모세혈관은 한 층의 내피세포로 이뤄져 있고 지름은 약 0.2mm 정도입니다.

동맥은 우리 몸의 '고속도로', 정맥은 '지방도로'에 해당한다고 할 수 있습니다. 또 모세혈관은 승하차가 활발하게 이루어지는 '마을도로'라고 할 수 있습니다. 동맥과 정맥은 여러 가지 측면에서 서로 차이가 있습니다. 동맥이 심장에서 장기로 혈액을 옮긴다면, 정맥은 장기에서 심장으로 혈액을 옮깁니다. 또 동맥에 흐르는 혈액은 산소가 풍부하지만, 정맥에 흐르는 혈액은 산소 농도가 낮고, 이산화탄소와 같은 유기 폐기물이 많이 포함되어 있습니다. 다만 폐동맥과 폐정맥은 정반대로 폐동맥은 산소가 부족하지만, 심장으로 들어가는 폐정맥은 심장에 산소를 공급하기 위해 풍부한 산소를 함유하고 있습니다.

동맥과 정맥은 혈압에서도 차이가 납니다. 동맥의 혈압은 높지만, 정맥의 혈압은 낮아서 장기에서 심장으로 혈액을 보내는 데 긴 시간이 필요합니다. 다만 가장 혈류 속도가 낮은 것은 모세혈관입니다. 대동맥에서 약 50cm/sec까지 올라갔던 혈류 속도가 모세혈관에서는 약 0.5mm/sec까지 떨어졌다가 대정맥에서는 다시 약 15~25cm/sec까지 조금 올라갑니다. 정맥의 혈압이 모세혈관보다 낮지만 근육이나 골격근의 이완과 수축 덕분에 혈류 속도는 모세혈관보다 높습니다.

또 동맥에는 판막이 없지만, 정맥에는 심장으로 혈액을 원활하게 보내기 위해서 판막이 존재합니다. 동맥은 수축력이 있는 두꺼운 벽을 가지고 있어서 상대적으로 튼튼합니다. 반면 정맥은 약하고 찢어지기 쉬운 특성을 하고 있습니다. 크기도 정맥이 동맥보다 상대적으로 더 큰 편입니다. 왜냐하면 동맥의 근육층이 더 두껍고 단단하기 때문입니다. 동맥은 내막, 중막, 외막으로 구성되어 있습니다. 내막은 부드러운 내피로 구성되어 있고, 중막은 큰 동맥일수록 두껍고 신축섬유가 섞인 평활근으로 구성되어 있고, 외막은 결합섬유와 신축섬유로 되어 있으며 가장 튼튼한 층에 해당합니다.

005

혈액순환 구조를
알고 싶습니다

혈액순환을 이해하기 위해서는 심장을 이해해야 합니다. 심장은 강한 근육으로 된 우리 몸의 펌프 역할을 하는 기관입니다. 피를 전신에 순환시켜 각 장기와 기관에 산소와 영양소를 공급하고 몸 곳곳에서 발생한 이산화탄소와 노폐물을 거두어 생명을 유지하게 해주는 중요한 장기입니다.

　심장은 약 500g 정도의 근육조직으로 이뤄져 있으며, 사람의 왼쪽 가슴에 위치합니다. 사람 주먹 정도 크기인 심장은 항상 혈액으로 가득 채워져 있습니다. 심장은 중격이라는 근육으로 왼쪽, 오른쪽으로 나뉘며 각각은 다시 판막에 의해 심방과 심실로 구분됩니다. 즉 심장은 총 2개의 심방과 2개의 심실로 이뤄지며, 심방에서 혈액을 받아 아래에 있는 심실로 보내고, 심실에서 몸 전체로 보내는 역할을 합니다.

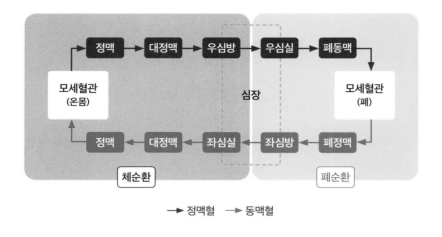

우심실에 있던 혈액은 2개의 허파동맥을 통해 허파로 보내지고, 허파의 모세혈관에서 이산화탄소를 버리고 산소를 받습니다. 이렇게 산소가 풍부해진 혈액이 허파정맥을 통해 좌심방으로 돌아옵니다. 그리고 산소가 풍부한 혈액이 좌심방에서 좌심실로 흐릅니다. 좌심실의 근육의 힘이 강하기 때문에 이곳에서 체순환계를 통해 몸의 모든 기관으로 혈액을 보내는 역할을 합니다.

심장은 1분에 대략 60~80회 정도 뛰는데, 심장근육의 수축과 확장을 통해 심장박동을 일으킵니다. 만약 1분에 약 70회 심장이 뛴다고 했을 때 1시간이면 4,200회, 하루 동안 10만 회 이상을 뛰는 꼴입니다. 심장은 우리가 잠든 밤에도 쉬지 않고 계속 일하면서 하루 7천 리터 이상의 피를 흘려보내 우리 생명을 지켜냅니다. 만약 70세까지 산다고 가정하면 우리 심장은 약 25억 회를 뛰는 것입니다.

심장박동이 수십 년 이상 아무 문제없이 될 수 있는 것은 심장근육의 특별한 구조 덕분입니다. 다른 대부분의 내장 기관은 민무늬근(느리게 움직이지만 쉽게 피로해지지 않는 특성)으로 구성되는데요. 심장근육은 강한 움직임을 가능하게 하는 팔다리를 구성하는 가로무늬근(빠르게 움직이나 쉽게 피로해지는 특성)과 내장 기관을 끊임없이 움직이게 하는 민무늬근의 장점을 모두 지니고 있습니다.

006

혈관은 왜 막히고,
또 터지나요?

젊을 때 건강하던 혈관이 나이가 들고, 또 혈관 건강을 해치는 여러 가지 불건강한 요인으로 인해 점차 막히면서 터지기 직전에 이르는 과정을 차례로 보여주는 혈관 단면 사진을 봅시다. 특히 마지막 단면 사진은 혈관이 터지기 직전의 꽉 막힌 상황을 보여줍니다. 물론 나이가 들면서 자연스럽게 이런 변화가 생길 수도 있지만 개인의 관리 여부에 따라 이런 결과가 좀 더 빨리, 심하게 찾아올 수 있습니다. 다시 말해 어떻게 혈관 건강을 관리하느냐에 따라 변화 속도나 양상은 얼마든지 달라질 수 있습니다. 앞서 한국인의 혈관 건강 악화의 원인으로 당뇨병과 고혈압을 언급했는데요. 그만큼 한국인의 혈관 건강은 당사자의 건강 여부와 밀접한 관계가 있습니다.

실제로 우리는 주변에서 고령의 연세에도 불구하고 대단히 깨끗

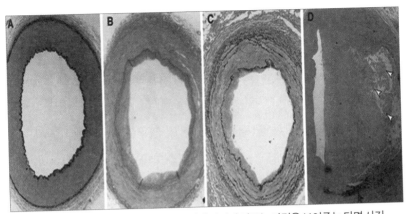

◆ 혈관이 여러 요인으로 점차 막히면서 터지기 직전에 이르는 과정을 보여주는 단면 사진

하고 탄력적인 혈관을 가진 분을 얼마든지 찾아볼 수 있습니다. 가령 70대임에도 20~30대 같은 건강한 혈관, 그리고 투명한 혈액을 지닌 분을 어렵지 않게 만날 수 있습니다. 그것이 결코 자신의 타고난 유전자나 여유롭고 풍족한 생활여건 때문만은 아닐 것입니다.

당뇨병이나 고혈압과 같은 간접적인 원인 외에도 혈관 건강을 좌우하는 대단히 중요한 문제가 있습니다. 바로 혈관벽에 콜레스테롤이 쌓이는 문제입니다. 혈관의 가장 안쪽을 덮고 있는 내막층에 콜레스테롤이 쌓이면 내피세포의 증식이 일어나면서 죽종(Atheroma)이 형성됩니다. 이를 죽상경화증이라고 부릅니다. 반면 동맥경화는 노화나 다른 여러 가지 원인으로 인해 혈관 중간층에 퇴행성 변화가 일어나고 그로 인해 혈관이 딱딱해지고 혈관의 탄력성이 줄어드는 것을 가리킵니다. 죽상경화증과 동맥경화증은 비슷하면서도 다른 점이 있긴 하나 결국은 혈관이 막히는 치명적인 결과를 초래하기 때문에 최근에는 이 두 가지를 합쳐서 '죽상동맥경화증'이라고 부르는 경우가 많습니다.

죽상동맥경화증은 혈관이 좁아지거나 결국 막히게 만들어 혈액순환에 문제를 일으키는 질병입니다. 죽상동맥경화증은 우리 몸의 거의 모든 동맥혈관에서 생길 수 있습니다. 그런데 특히 죽상동맥경화증이 심장에 혈액을 공급하는 관상동맥, 뇌에 혈액을 공급하는 뇌동맥과 경동맥에 생겼을 때는 치명적인 협심증이나 심근경색, 뇌졸중을 일으키면서 우리의 소중한 생명을 위협할 수 있습니다.

앞서 설명했듯이 혈관이 막히는 경우 혈관사고는 크게 두 가지 원인에 의해 일어나는 것입니다. 하나는 혈관 자체에 동맥경화성 협착이 생기면서 좁아진 혈관이 막히는 것이고, 다른 하나는 이미 심장 부정맥이 있어서 심장에서 혈전 찌꺼기가 생기고 어떤 충격에 의해 그것이 심장이나 머리로 날아가서 혈관을 막아버리는 경우입니다.

물론 이렇게 갑자기 혈관이 막힌다면 대단한 응급 상황이 아닐 수 없습니다. 특히 혈관 막힘으로 인한 응급 사고 가운데서도 가장 두려운 것이 바로 심장마비일 것입니다. 심장마비의 주요 원인은 협심증과 심근경색입니다. 이는 혈관에 기름 찌꺼기가 끼면서 좁아지는 죽상동맥경화증이 심장 부위의 관상동맥에서 일어나면서 발생하는 상황입니다. 그중 협심증은 관상동맥이 좁아지거나 막혀서 충분한 산소를 공급받지 못해 흉통을 느끼는 증상이고, 심근경색은 관상동맥이 좁고 딱딱해지면서 혈관이 막히고 혈액을 제대로 공급받지 못하게 되면서 심장근육이 빠르게 괴사하는 질병입니다.

앞서 설명했듯이 동맥경화는 동맥혈관 안쪽에 중성지방이나 콜레스테롤이 긴 시간 쌓이면서 혈관이 점차 좁아지고 딱딱해지면서 결국 막혔을 때 생기는 질환입니다. 흡연, 당뇨병, 고지혈증, 고혈압 등에 의해 동맥경화가 생길 수 있습니다. 동맥경화를 초래하는 여러 원인 가운데 가장 문제가 되면서 최초의 발달이 되는 것이 바로 혈관 염증입니다. 눈에 보이지 않고 증상도 거의 느낄 수 없기 때문에 대단히 간과하기 쉬운 문제입니다.

혈관 염증은 피부나 입속 상처, 호흡을 통해 들어오는 세균과 바이러스가 주요 원인입니다. 이렇게 생긴 혈관 염증은 오래 지속되지 않고 금방 회복됩니다. 하지만 비만이나 나쁜 식습관으로 인해 생기는 소위 '나쁜 콜레스테롤'이라 불리는 LDL 콜레스테롤 수치가 체내에 증가하면서 만들어지는 혈관 염증은 다릅니다. 만성적이고, 지속적이라는 면에서 문제가 됩니다. 나쁜 콜레스테롤이 체내에 쌓이면서 발생하는 만성적인 혈관 염증은 몸 전체를 무차별적으로 공격하는 건강의 최대 적이라고 할 수 있습니다.

여러 이유에서 혈관 내 콜레스테롤 수치가 상승하면 콜레스테롤은 동맥의 내벽으로 스며들게 됩니다. 동맥 내벽에 스며든 콜레스테롤을 없애기 위해 우리 몸은 단핵세포를 혈관벽으로 가져오는데요. 단핵세포는 면역세포의 일종인 거식세포(巨食細胞)로 변하면서 콜레스테롤을 잡아먹습니다. 이 과정에서 우리 몸에서는 다량의 염증이 발생하는데요. 이때 발생한 혈관 염증 때문에 특정 부위의 혈관벽이 두꺼워지며 혈관이 점차 좁아지고, 미처 제거하지 못한 콜레스테롤이 이 부위에 침착되면서 죽상동맥경화를 일으키는 것입니다. 죽상동맥경화를 계속 방치하면 결국에는 혈관이 아예 막히거나 터지면서 치명적인 심뇌혈관 질환까지 발생하는 것입니다.

사람들은 심뇌혈관 질환을 두고서 급작스럽게 생기는 것이라고 착각할 때가 많습니다. 그러나 이는 겉으로 드러난 모습만 그럴 뿐, 그동안 조금씩 그 사람의 혈관에서 일어난 변화를 미처 생각하지 못한 것입니다. 사실 치명적인 혈관사고는 앞서 말한 만성 혈관 염증 단계에서부터 서서히 진행되다가, 혈관 건강이 최악까지 나빠지면서 한순간에 나타나게 됩니다.

이렇게 혈관사고의 시초에는 혈관 만성염증이 있습니다. 앞서 말한 것처럼 혈관 만성염증은 혈관벽에 계속해서 상처를 내면서 혈전을 만들어냅니다. 혈관 만성염증은 마치 못처럼 혈관 내벽에 상처를 입히는 것이라고 할 수 있는데요. 그 상처 부위에서 미처 제거하지 못한 콜레스테롤이 혈액과 만나면 결국 피떡(혈전)이 만들어집니다. 그리고 이 혈전이 혈관을 타고 몸 전체를 떠돌아다니다가 특정 기관(뇌, 심장, 폐)의 주요 혈관을 막아서 치명적인 혈관사고를 일으키는 것입니다. 요약하면 우리 몸을 떠다니는 혈전이 바로 혈관이 좁아져서 생기는 협심증과 혈관을 아예 막아 일어나는 심근경색, 뇌경색, 뇌졸중, 폐색전증 등을 일으키는 원인입니다. 혈전의 뿌리에는 LDL 콜레스테롤의 증가와 혈관 만성염증이 존재합니다.

그렇다면 만성염증을 유발하는 LDL 콜레스테롤을 만드는 주범은 무엇일까요? 그것은 바로 혈액 내의 중성지방입니다. 체내 지방은 우리 몸의 에너지로 쓰이는 중성지방과 유리지방, 세포나 조직을 구성하는 콜레스테롤과 인지질로 구성됩니다. 중성지방은 쉽게 말해 BMI 측정기계로 체질량을 쟀을 때 표시되는 체지방이라고 생각하면 쉬울 것입니다. 왜냐하면 체지방의 90%가 바로 중성지방이기 때문입니다. 육고기나 기름진 식사를 하면 위에서 흡수된 지방이 간으로 옮겨지면서

혈관력

중성지방으로 변합니다. 이렇게 만들어진 중성지방은 혈액을 따라 이동하며 각종 신체대사 에너지로 사용됩니다. 또 중성지방은 피하지방에 저장되어 체온을 유지하고, 내장에 쌓여 장기를 보호하는 역할까지 합니다. 따라서 중성지방은 우리 몸에서 결코 없어서는 안 될 필수요소인 것입니다.

문제는 중성지방이 체내에 너무 많은 것입니다. 정확하게 표현하면 에너지로 사용되지 못하고 남아서 우리 몸을 떠돌거나 쌓이는 중성지방이 문제가 되는 것입니다. 에너지로 사용되지 못한 중성지방은 남성은 주로 내장에, 여성은 주로 하복부에 저장됩니다. 특히 혈관을 타고 흐르는 중성지방은 LDL 콜레스테롤을 만드는 핵심 재료가 되고, 반대로 좋은 HDL 콜레스테롤을 분해해 없애버리는 역할을 합니다. 따라서 혈중 중성지방 수치가 높으면 자연스럽게 나쁜 LDL 콜레스테롤이 높아지고 동맥경화도 심해질 수밖에 없습니다.

즉 중성지방 수치가 높아지면 혈관 내벽에 이상지질이 쌓이는 동맥경화를 유발하고, 심장혈관이나 뇌혈관 등 주요 혈관을 좁고 딱딱하게 만들어 협심증, 심근경색 등 심장혈관 질환이나 뇌혈관 질환을 일으키는 핵심 원인이 될 수 있습니다. 연구에 따르면 혈중 중성지방이 88mg/dL 증가할 때마다 심혈관 질환의 위험도가 22%씩 증가하는 것으로 나타났습니다.

007

혈관이 붓거나 좁아지는 이유가 궁금합니다

혈관이 붓거나 좁아지는 원인은 무척 다양합니다. 혈관이 붓는 것이라고 생각하기 쉽지만, 사실은 혈관과는 전혀 상관없는 원인인 경우도 많습니다. 그러니 몸이 붓는 부종이 생길 때는 여러 가지 원인을 고려해야 합니다. 여러 원인 중 가장 대표적인 것은 혈관 내 판막이 제 역할을 하지 못해 혈액이 역류하거나 혈관 내부에 콜레스테롤, 혈전과 같은 노폐물이 쌓이면서 혈관이 부풀어 오르거나 좁아지는 증상입니다. 앞서 혈관 내부에 콜레스테롤, 혈전이 쌓이면서 혈관이 부풀어 오르거나 좁아지는 이유에 대해서 자세히 설명한 바 있습니다. 여기서는 혈관이 붓는 이유, 정맥부종에 대해서 좀 더 자세히 알아보겠습니다.

중년 이후 밤에 다리가 심하게 부어서 고통 받는 분이 많습니다. 물론 다리가 붓는 원인은 무척 다양할 수 있으므로 섣불리 부종의 원인을 예단해서는 안 될 것입니다. 가령 다리 정맥 질환, 간 기능 이상, 콩팥 기능 이상 등 다양한 원인으로 다리가 부을 수 있습니다. 간혹 음식이나 약물 사용으로 부종이 생길 수도 있고요.

하지만 앞서 언급했듯이 가장 흔하고 일반적인 원인은 혈액순환이 제대로 되지 않아서 생기는 다리 정맥 질환에 있습니다. 손발이 붓는 증상을 부종이라고 부릅니다. 부종은 세포 사이에 체액이 비정상적으로 증가하는 증상을 말합니다. 주로 눈 주위, 또는 양쪽 하지에서 오목 부종 형태로 자주 관찰되는데요. 오목 부종은 부종이 있는 부위를 눌렀다가 뗐을 때, 눌렀던 부위의 조직이 움푹 들어가는 부종을 말합니다.

오목 부종은 주로 혈관 내 삼투압 감소 또는 체액 정체 등으로 혈관 외 간질에 수분이 쌓이면서 생깁니다. 간경화, 심부전, 임신과 같은 전신적 원인에 의한 경우와 심한 정맥류, 혈전정맥염, 곤충 물림 등의 국소적 원인에 의한 경우로 나눌 수 있습니다. 오목 부종은 얼굴과 손, 다리 등에 나타날 수 있습니다. 부종은 크게 몸 전체 수분이 증가하는 '전신부종'과 특정 혈관이나 림프의 순환부전 또는 폐색으로 생기는 '국소부종'으로 나눌 수 있습니다. 그리고 만약 입술과 같은 특정 부위가 붓는다면 알레르기나 자가면역 질환을 의심해볼 수 있습니다. 그런데 몸의 특정 부위가 붓는 부종이 아니라 전신부종 증상이 나타난다면 신장이나 간 기능에 이상이 있거나 비만, 임신, 월경 전 증후군과 같은 다른 질환이 원인일 수 있습니다. 반드시 진료를 통해 정확한 원인부터 찾아보기 바랍니다.

대단히 흔하면서도 혈관 건강과 관련이 있는 대표적인 부종으로 정맥부전이 있습니다. 정맥부전은 정맥이 피를 심장으로 충분히 펌프

질해 보내지 못해서 다리가 붓는 질환입니다. 밤에 다리가 붓고 쥐가 자주 나는 것은 많은 경우 정맥부전이 원인일 수 있습니다. 정맥부전의 원인은 정맥이 넓어지거나 정맥 판막이 손상되어 제대로 혈액을 심장으로 밀어 올리지 못하기 때문입니다. 정맥부전이 생기면 정맥의 혈류 속도는 떨어지는 반면, 정맥의 압력은 증가하게 됩니다. 다시 말해 정맥의 압력은 증가하는데 혈류가 정체되면서 미처 흘러가지 못한 체액이 다리에 쌓이는 것이죠. 그 때문에 해당 부위가 붓고 여러 가지 동반 증상이 나타나게 됩니다. 혈관사고가 생길 위험도 크게 높아집니다. 밤에 쥐가 자주 나고 다리가 많이 붓는다면 뇌졸중이나 심근경색, 심부전의 위험이 있으므로 각별히 주의해야 합니다.

우리 몸에서 정맥은 혈액을 심장을 제외한 신체의 나머지 부위에서 심장으로 되돌려 보내는 역할을 합니다. 그런데 우리 몸의 가장 아래에 있는 다리까지 내려갔던 혈액이 정맥을 통해 다시 돌아오기 위해서는 다리 근육의 수축활동이 원활하게 이뤄져야 합니다. 근 감소나 근력 저하로 다리 근육의 수축활동이 부족하거나 이상이 생기면 혈액이 심부정맥을 통해 심장까지 제대로 올라갈 수가 없습니다.

아래로 내려왔던 혈액을 심장 쪽으로 보낼 때 가장 중요한 역할을 하는 구조물이 판막입니다. 정맥 속의 판막은 혈액이 심장을 향해 계속 위로 흐르게 도우면서 혈액이 역류하는 것을 막아줍니다.

우리 다리에는 정맥 혈액의 역류를 방지하기 위한 판막이 두 다리에 각각 60여 개 정도가 존재합니다. 그런데 이 판막에 문제가 생기면 혈액의 역류를 막지 못하면서 혈관에 피가 몰리게 되고, 혈액에서 수분이 빠져나와 다리가 붓는 부종이 심해집니다. 결국 혈관이 팽창하면서

혈관력

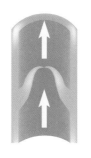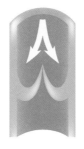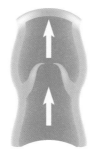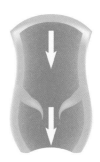

♦ 판막이 혈액의 역류를 막아주는 정상적인 정맥(좌), 판막에 문제가 생겨 역류를 막지 못하는 정맥(우)

혈액순환이 제대로 되지 못하는 결과를 초래합니다.

　건강하던 판막이 손상되는 원인은 다양합니다. 가장 큰 원인으로 꼽히는 것은 여기서도 마찬가지로 혈전입니다. 정맥 내에 생긴 혈전이 정맥의 판막을 손상시키는 것입니다. 고혈압이나 당뇨, 각종 대사 질환 등으로 인해 혈액순환에 문제가 생기면서 혈류가 점차 느려지고 정맥 안에 혈전이 만들어지게 됩니다. 앞서 설명했듯이 혈전은 혈관 속에 피가 굳어진 덩어리를 말하고, 혈전증은 혈전으로 인해 생기는 질환을 말합니다. 혈전 때문에 혈관이 점차 막히면 혈액 공급이 제대로 되지 않으면서 신체 장기에 여러 가지 문제가 생길 수 있고, 때로는 치명적인 응급 상황을 초래할 수 있습니다.

　혈전이 생기는 주요 원인은 혈류 속도가 느려지는 것, 응고인자의 활성화, 혈관 손상이 있습니다. 가령 장기간 누워 있거나 비행기 탑승, 장거리 운전 상황에서 혈액순환이 잘되지 않으면서 혈전이 만들어질 수 있습니다. 이렇게 한 자세로 가만히 오랜 시간 있는 것은 의외로 무척 위험한 행동입니다. 자주 들어봤을 '이코노미 클래스 증후군'은 의학적으로 다리에 발생한 심부정맥혈전증에 해당합니다. 비행기에 장시간 앉아 있을 때 생기기 쉬운 이코노미 클래스 증후군은 극히 좁은 좌석으로 이뤄진 이코노미석에 한 자세로 앉아 있으면서 다리가 붓고 아프고 호흡곤란 등이 생기는 신체 증상입니다. 심한 경우 폐동맥혈전증으로 인해 사망에까지 이를 수 있는 특별히 주의가 필요한 질병입니다.

또 심장 질환, 뇌졸중, 암, 호르몬요법, 피임약 복용의 경우 응고인자가 증가하면서 혈전을 만들 수 있습니다. 비만도 혈전이 잘 생기는 대표적인 원인입니다. 우리가 알고 있는 가장 치명적인 질병 가운데 하나인 폐색전증 역시 가장 중요한 원인이 심부정맥혈전증입니다. 다시 말해 심부 정맥혈관, 특히 다리 정맥혈관에서 만들어진 혈전이 떨어져 나와 돌아다니다가 폐로 흘러가서 폐동맥의 특정 가지 부위를 막아 폐색전증이 생기는 것이 심부정맥혈전증입니다. 폐색전증이 생기면 흉통, 호흡곤란, 객혈 등이 동반되면서 갑자기 땀이 많이 나고 어지럽거나 실신을 하기도 합니다. 심한 경우에는 심정지가 일어나기도 합니다. 이 밖에 떠다니는 혈전이 뇌혈관을 막으면 뇌졸중, 심장으로 흐르는 혈류를 막으면 심장마비를 일으킬 수 있습니다. 따라서 평상시 혈전이 생기지 않도록 예방하는 건강한 혈관 관리가 무엇보다 중요합니다.

다리 정맥의 판막 손상은 다양한 질병으로 생길 수 있습니다. 대표적인 것으로 하지정맥류가 있습니다. 하지정맥류는 다리의 피부 바로 밑으로 보이는 정맥, 표재정맥이 늘어나면서 피부 밖으로 울퉁불퉁한 모양으로 혈관 겉면이 돌출되는 혈관 질환을 가리킵니다. 주로 다리에 나타난다고 해서 하지(下肢)정맥류라고 부릅니다. 그리고 하지정맥류의 가장 중요한 원인은 '정맥 내 판막 손상'입니다. 정맥 판막의 손상,

즉 혈액의 흐름을 제어하는 정맥의 '여닫이문(판막)'이 손상되면서 혈액이 심장 쪽으로 진행하지 못하고 역류해서 나타난 것이 하지정맥류입니다. 하지정맥류가 생기면 피부 긴장도가 떨어지고 하지부종, 피로감, 환부 통증, 경련, 피부 궤양, 피부 경화, 작열감 등이 나타날 수 있습니다. 심장으로 가야 할 혈액이 반대로 흐르는 시간이 0.5초 이상 되면 치료를 해야 하는 하지정맥류로 볼 수 있습니다. 하지정맥류는 남성보다는 여성에게 더 많이 나타납니다.

하지정맥류 초기 단계에는 검붉은색의 핏줄만 보이지만, 혈액 정체가 심해지면서 혈관 직경이 4mm 이상으로 늘어나면 푸른색의 핏줄이 다리에 튀어나오는 상태로 진행됩니다. 그러다가 부종이 심해지면서 양쪽 다리의 굵기가 달라지고 종아리 앞쪽을 손가락으로 누르면 피부가 들어가 원상 복귀되는 데 시간이 걸리는 심각한 부종 상태, 오목 부종이 나타나게 됩니다. 이 상태에서 더 많이 진행되면 피부염, 피부 궤양까지 이를 수 있으므로 특별히 주의해야 합니다. 아직 유관으로 확실하지 않더라도 다리가 자주 저리고 자다가 쥐가 난다면 먼저 하지정맥류를 의심해보고 전문의의 진단을 받아봐야 합니다.

혈전이 심부정맥에 쌓이면 심부정맥혈전증이 생길 수 있습니다. 혈관은 동맥과 정맥으로 구분되고, 또 정맥은 다시 심부정맥과 표재정맥으로 구분할 수 있습니다. 표재정맥에 생기는 것이 하지정맥류라면, 심부정맥에 혈전이 쌓이는 것은 심부정맥혈전증입니다. 심부정맥(深部靜脈, Deep vein)은 말 그대로 피부 깊숙이 위치한 정맥으로, 동맥을 타고 다리로 내려왔던 전체 혈액의 90% 이상을 관장하는 매우 중요한 정맥입니다. 심부정맥은 복재정맥이나 관통정맥 등의 표재정맥의 혈액을 모두 흡수해서 다시 심장으로 보내는 중추적인 혈관입니다. 이 심부정맥에 혈액응고계통의 이상으로 피가 딱딱하게 굳어 덩어리 형태로 변하면서 발생하는 것이 심부정맥혈전증입니다. 심부정맥혈전증 발생 시 심한 부종을 시작으로 보행 시 통증, 피부색 변화, 열감이 매우 강하게 나타날 수 있으며 일상생활이 불가능한 경우가 많습니다.

그리고 자주 생기는 혈관 질환으로 하지동맥폐색증이 있습니다. 일반적으로 동맥경화증은 혈관에 지방이 들러붙어 동맥이 좁아지고 탄력성을 잃는 현상을 말하는데, 동맥경화가 가장 많이 생기는 부위가 바로 다리입니다. 다리는 심장에서 가장 멀리 있고, 직립보행으로 인한 중력의 영향으로 혈액이 아래로 쏠리는 현상이 심하기 때문에 정맥과 동맥 모두에 문제가 생길 수 있습니다. 네발로 다니는 동물들에게서는 다리혈관 관련 질병이 생기지 않지만, 직립보행을 하고 오래 서서 지내는 인간에게는 이 질환이 잘 생깁니다.

동맥이 막히면서 혈액이 통하지 않으면 영양분 및 산소 공급이 차단되면서 피가 통하지 않는 '허혈' 증상이 나타납니다. 하지동맥폐색증은 다리를 지나는 동맥이 막힌 것으로, 초기에는 걷거나 달릴 때만 다리에 통증이나 경련이 생깁니다. 그런데 조금 쉬면 바로 통증이 가라앉기 때문에 문제를 제때 발견하지 못하고 지나치는 경우가 많습니다. 그러나 다리 온도가 차고, 발가락이 검은색에 가깝게 변화하고, 발에 생긴 상처가 잘 아물지 않는다면 하지동맥폐색증을 의심해봐야 합니다. 심한 경우에는 괴사로 인한 다리 절단까지 나아갈 수 있으므로 주의해야 합니다.

혈전은 누구에게나 생길 수 있지만 특히 다음에 해당하는 사람이

혈관력

라면 좀 더 주의를 기울여야 합니다. 앞서 드문드문 설명했던 것을 한데 모아 정리해봤습니다.

1. 몸무게가 많이 나가는 사람
2. 담배 피우는 사람
3. 아기를 가진 여성
4. 피임약 먹는 사람
5. 염증이 있는 사람
6. 앉아 있는 시간이 긴 사람
7. 가족력이나 병력이 있는 사람

008

중성지방은 무엇이고
어떤 영향을 미치나요?

체내 지방은 우리 몸의 에너지로 쓰이는 중성지방과 유리지방, 세포나 조직을 구성하는 콜레스테롤과 인지질로 구성되어 있습니다. 그중 중성지방(TG; Triglyceride)은 체내에서 합성되는 지방 중의 하나로 우리 몸 여러 곳에 존재하고 있습니다. 평소에는 대부분 피부 밑이나 간에 저장해뒀다가 칼로리 섭취가 부족한 경우 저장소에서 빼내서 체내에서 에너지원으로 분해해 사용합니다. 중성지방은 BMI 측정기계로 체질량을 쟀을 때 표시되는 체지방이라고 생각하면 됩니다. 왜냐하면 체지방의 90%가 바로 중성지방이기 때문입니다. 중성지방 수치는 중요한 건강 지표입니다. 체내 중성지방의 양이 많아질 경우 여러 가지 문제를 야기할 수 있습니다. 특히 혈액 내 중성지방 수치가 높아지면 심혈관계 건강이 나빠질 수 있습니다.

혈관 건강에서도 중성지방 수치는 중요합니다. 혈액 속 지질의 양을 측정할 때 총콜레스테롤, LDL 콜레스테롤, HDL 콜레스테롤과 함께 중성지방까지 네 가지 수치를 꼭 확인해야 합니다. 중성지방 수치가 높으면 동맥경화 위험이 증가합니다. 또 음식을 통해 중성지방을 과도하게 섭취할 경우 피하나 내장에 중성지방이 쌓이면서 복부비만과 지방간을 일으킬 수 있습니다. 중성지방이 증가하면 LDL 콜레스테롤이 혈관벽에 쌓이는 것을 촉진하고, HDL 콜레스테롤을 더 많이 분해해서 동맥경화를 일으킬 수 있습니다.

혈액검사를 통해서 중성지방 수치를 측정할 수 있습니다. 흔히 검사 12시간 전부터 금식하고 혈액을 채취해 검사합니다. 혈액검사 결과 중성지방 수치가 150mg/dL 미만이어야 정상입니다. 150~199mg/dL이면 경계 상태고, 200mg/dL 이상이면 위험할 수 있습니다. 이미 당뇨병, 갑상선 기능 저하증, 가족성 이상지질혈증, 지방간, 신부전과 같은 질병이 있다면 수치가 높게 나타날 수 있습니다. 식사나 알코올의 영향으로 수치가 높게 나올 수 있는데요. 그럴 때는 2주 후 재검사를 해서 수치를 다시 확인해야 합니다.

또 중성지방 수치는 운동 부족, 과체중, 흡연, 과도한 알코올 섭취 등으로 높아질 수 있습니다. 육고기나 기름진 식사를 하면 위에서 흡수된 지방이 간으로 옮겨져 중성지방으로 변합니다. 이렇게 만들어진 중성지방은 혈액을 따라 이동하면서 우선 각종 신체 대사 작용의 에너지로 쓰입니다. 중성지방은 피하지방에 저장되어 체온을 유지하고, 내장에 쌓여 장기를 보호하는 역할도 합니다. 우리 몸에 없어서는 안 될 필수 요소인 것입니다. 다만 중성지방이 체내에 너무 많아지면 문제가 됩니다. 정확하게 표현하면 에너지로 사용되지 못하고 남아서 우리 몸을 떠돌거나 체내에 쌓이는 중성지방이 문제입니다. 에너지로 사용되지 못한 중성지방은 남성은 주로 내장에, 여성은 주로 하복부에 저장됩니다.

콜레스테롤 수치란 무엇이고 어떤 영향을 미치나요?

콜레스테롤은 동물이 자체적으로 합성하는 여러 가지 스테롤(Sterol), 즉 스테로이드와 알코올의 조합의 하나로 동물의 세포막 구성에 필수적인 성분입니다. 모든 동물의 세포 안에서 자체적으로 만들어지고 합성됩니다. 콜레스테롤은 스테로이드 호르몬, 담즙산, 비타민D의 전구물질이기도 합니다. 따라서 콜레스테롤이 있어야만 이런 물질들이 만들어질 수 있습니다. 콜레스테롤은 주로 간세포에서 합성됩니다. 주로 혈액을 통해 운반되는데 음식을 통해서도 얻지만 앞서 말한 것처럼 대부분 몸 안에서 합성됩니다.

콜레스테롤은 주로 간, 척수, 뇌와 같이 세포막이 많은 신체기관에서 더 많이 발견되며 우리 몸을 위험에 빠뜨리는 혈전의 주요 성분이 되기도 합니다. 콜레스테롤은 인체의 대사와 기능에 없어서는 안 될 물질이지만 체내에 과도하게 쌓일 때는 혈전을 만들어서 심뇌혈관 질환을 일으키게 하는 중요한 원인으로 작용하기도 합니다. 콜레스테롤 기준치는 정상 성인의 경우 200mg/dL이며, 240mg/dL 이상이면 위험할 수 있습니다. 또한 HDL 콜레스테롤의 정상 기준치는 60mg/dl 이상이고, LDL 콜레스테롤의 정상 기준치는 130mg/dL 이하입니다.

이미 여러분은 만성염증이 많은 병의 주요한 원인이라는 사실을 알고 있을 것입니다. 혈관 건강에서 가장 문제가 되고, 시발점이 되는 것도 만성염증입니다. 만성염증은 혈관에도 대단히 위험한 문제입니다. 몸에 만성염증이 심할 경우 다양한 질병이 생길 수 있고, 암 발병까지도 증가하는 것으로 알려져 있습니다. 만성염증은 질병의 원인이자 주요 증상으로 지목되고 있습니다.

만성염증은 명칭 그대로 급성염증과 달리 경과가 길다는 특징이 있습니다. 또 염증의 일반적인 통증, 발적, 기능 저하, 부종, 열감이 없을 때도 많습니다. 따라서 만성염증이 심해질 때까지 별다른 자각 증상을 느끼지 못할 때가 많습니다. 만성염증은 혈관을 타고 곳곳을 돌아다니며 신체 각 부위를 손상시킵니다. 또 세포에 노화와 변형을 일으키고, 면역 반응을 지나치게 활성화해 면역계를 교란합니다. 비만, 당뇨병과 같은 대사 질환부터 습진, 건선과 같은 피부 질환, 류마티스 관절염, 천식과 같은 자가면역 질환을 유발하는 주요한 원인입니다.

당연히 만성염증이 장기화될 경우 혈관 건강에도 직접적인 피해를 입히며 때로는 치명적인 결과를 초래하는 도화선으로 작용할 수 있습니다. 무엇보다도 혈액 속에 증가한 만성염증은 혈관벽에 계속 상처를 입혀 혈전을 만드는 원인이 됩니다. 만성염증은 마치 몸속에 존재하는 수천수만의 못처럼 혈관 내벽에 상처를 입히는데, 그 상처 부위에서 미처 제거하지 못한 콜레스테롤이 빠져나오면서 혈액과 서로 만나면 '피떡(혈전)'이 생깁니다. 이렇게 만들어진 혈전은 혈관을 타고 몸 전체를 떠돌다가 특정 신체기관(뇌, 심장, 폐)의 주요 혈관을 막아 치명적인 문제를 일으킬 수 있습니다. 즉 주요 혈관이 좁아져서 생기는 협심증, 그리고 혈관이 막혀서 일어나는 심근경색, 뇌경색, 뇌졸중, 폐색전증 등을 일으키는 주요 원인이 만성염증인 것입니다.

그렇다면 만성염증을 유발하는 나쁜 콜레스테롤을 만드는 주범은 무엇일까요? 바로 앞서 설명한 혈액 내 중성지방입니다. 에너지로 사용되지 못하고 남아서 우리 몸을 떠돌거나 체내에 쌓이는 중성지방이 LDL 콜레스테롤을 만드는 핵심 재료가 됩니다. 따라서 혈중 중성지방 수치가 높으면 나쁜 콜레스테롤이 높아지면서 동맥경화의 위험도 크게 높아지는 것입니다.

나쁜 콜레스테롤과 중성지방의 관계, 그리고 만성염증, 혈전의 관계를 잘 이해하고 이들의 수치 관리에 최선을 다해야 합니다. 무엇보다 적정 체중을 유지하며 체지방을 최소화하는 것이 최우선 과제입니다. 건강한 식습관과 자신에게 맞는 운동을 실천하는 것도 놓쳐서는 안 될 원칙입니다.

유전적으로 혈관 건강이
안 좋을 수 있나요?

건강에서 유전이 차지하는 비율이나 영향력을 정확하게 따지기는 어렵지만, 대체로 20% 정도가 아닐까 합니다. 그만큼 건강에서 유전이 차지하는 비율은 크다고 할 수 있습니다. 게다가 어떤 질병은 유전과 밀접한 관련이 있습니다. 질병에 따라서는 유전의 영향도가 매우 클 때가 많습니다. 가령 난청, 근이양증, 윌슨병, 특정 암, 치매, 파킨슨병 등의 경우 유전의 영향이 매우 높은 것으로 알려져 있습니다.

혈관 건강 역시 유전의 영향이 큰 분야입니다. 특정 유전자를 부모에게 물려받은 경우 최대 30% 정도까지 고혈압 발병 위험이 커진다는 연구 결과가 있습니다. 국민건강영양조사에 따르면 부모 모두 고혈압이 있을 경우 성인 자녀의 29.3%가 고혈압이 생기고, 형제자매가 고혈압이 있을 경우 57%가 고혈압이 생기는 것으로 조사된 바 있습니다. 또 급성 심근경색의 경우 유전이나 가족력에 따라서 발병 위험이 40~60%까지도 높아지는 것으로 나타났습니다.

유전의 영향을 이야기할 때 꼭 고려해야 할 사항이 가족력입니다. 유전과 가족력은 공유하는 부분이 많지만 정확히는 서로 구분해야 할 사안입니다. 통상적으로 '유전'은 특정 유전자가 후대로 전해지는 '유전병'과 가족끼리 비슷한 생활습관을 공유해 생기는 '가족력'을 모두 포함하는 개념으로 통용될 때가 많습니다. 그래서 둘을 같은 개념으로 생각하기 쉬우나 엄밀히 말해 다른 것입니다.

질병에서 유전은 특정 유전 정보가 자녀에게 그대로 전달되어 특정 질병이 생기는 것으로 난치성 질병들, 다운증후군, 적녹색맹, 혈우병 등과 같이 검사를 통해 유전 확률을 예측할 수 있지만 예방할 수는 없는 경우를 가리킵니다. 반면 가족력은 3대에 걸친 직계가족 또는 4촌 이내에서 같은 질환을 앓은 환자가 2명 이상인 경우를 말합니다. 가령 어머니와 딸 중 한 사람이 유방암이 있을 때 가족력이 있다고 할 수 있습니다. 가족력은 유전 외에도 생활습관, 환경 등이 복합적으로 영향을 미치는 영역이므로 다각적인 접근이 중요합니다. 연구에 따르면 혈관 건강 분야에 속하는 고혈압, 당뇨병, 심혈관 질환, 치매, 암, 아토피피부염 등은 가족력과 무척 관련이 깊은 것으로 나타납니다.

유전과 건강, 특히 혈관 건강과의 관련성은 갈수록 중요해지고 있습니다. 최근 들어 국내외에서 유전과 건강에 관한 다양한 연구가 발표되고 있는데요. 특히 혈관 질환과 관련된 연구도 활발하게 진행되고 있습니다. 최근 국내 의료진에 의해 고혈압, 당뇨병, 이상지질혈증 환자의 심뇌혈관 질환 발생 위험을 높이는 유전자 변이가 발견되기도 했습니

다. 강남세브란스병원 가정의학과 이지원 교수와 송유현 임상연구조
교수는 질병관리본부 국립보건연구원에서 수행한 한국인유전체역학
조사사업(KoGES)의 코호트 자료를 분석한 결과, 심뇌혈관 질환 관련
유전자 변이를 발견할 수 있었습니다.

연구팀이 분석한 대상자는 고혈압 1만 6,309명, 당뇨병 5,314명,
이상지질혈증 2만 770명 등 총 4만 2,393명입니다. 고혈압 환자에게
는 '17q25.3/CBX8-CBX4' 유전자 영역에서 변이가 있을 경우 심장관
상동맥 질환 위험이 2.6배나 증가하는 것으로 나타났습니다. 또 당뇨병
환자의 경우 '4q32.3/MARCH1-LINC01207' 유전자 영역 변이가 있
을 경우 허혈뇌졸중의 위험이 약 5.6배 증가했고, '17q25.3/RPTOR'에
서 변이가 나타나면 기타 심뇌혈관 질환의 위험이 3.5배 늘어났습니다.
관련 연구가 좀 더 진행된다면 향후 각종 유전자 검사를 통해 혈관 질
환을 예측하는 것이 상당히 쉬워지고 정확해질 것으로 예상됩니다.

반면 특정 유전자가 혈관 질환의 위험성을 낮춘다는 연구도 나온
바 있습니다. 세브란스병원 심장내과 이상학 교수와 성균관의대 삼성
융합의과학원 원홍희 교수 연구팀은 동맥경화를 유발하는 위험요소가
많이 있음에도 상대적으로 혈관이 깨끗한 사람들에서 공통으로 존재
하는 특정 유전자 변이가 있음을 발견했습니다. 심근경색증, 협심증 등
동맥이 좁아지거나 막히는 죽상동맥경화성 심혈관 질환은 고령, 고혈
압, 당뇨병, 고지혈증, 흡연, 유전 등이 대표적인 원인입니다. 한 사람이
이러한 위험요인을 여러 가지 동시에 가지고 있을 경우 대개 질환 발생
확률이 기하급수적으로 증가합니다.

연구팀은 이러한 위험요인을 많이 가지고 있으면서도 혈관 건강이

상대적으로 매우 좋은 사람들, 슈퍼혈관을 가진 사람들과 관련된 변이가 존재하는 유전자자리(Locus) 10개를 발견합니다. 이 유전자자리에는 혈관 생성 등에 영향을 미치는 'PBX1'과 인체 시계에 영향을 주는 'NPAS2' 유전자 등이 포함되어 있습니다. 이 역시 관련 연구가 계속 진행된다면 향후 유전자 검사를 통한 혈관 질환 예측에 큰 도움이 될 것입니다.

그러나 자신이 혈관 질환 유전성이 강하든, 강하지 않든 낙담하거나 안심할 일만은 아닐 것입니다. 오히려 이런 유전 관련성을 예측하고 분석하는 의학기술을 지혜롭게 활용해 자신의 혈관 건강관리에 적극적으로 활용하는 것이 올바른 길일 것입니다.

011

혈관 건강이 악화되면
사망에 이를 수 있나요?

당연한 이야기입니다. 앞서 설명한 것처럼 혈관 건강은 한순간 나빠지지는 않지만, 점진적으로 나빠지는 것을 방치한다면 치명적인 혈관사고와 그로 인한 사망 확률도 빠르게 높아질 수밖에 없습니다. 세계보건기구에 따르면 심혈관 질환은 2019년 한 해에만 약 890만 명이 사망한 사망 원인 1위 질환으로 조사되었습니다. 우리나라에서도 심혈관 질환은 암에 이어 사망 원인 2위에 해당하는 대단히 무서운 질병입니다. 흔히 암을 가장 위험한 질병으로 생각하지만, 사망 원인만 보면 혈관 질환이 훨씬 더 큰 비율을 차지하는 것을 알 수 있습니다.

2021년 사망 원인 통계에 따르면 심뇌혈관 질환 사망률은 인구 10만 명당 135.1명으로 심장 질환 61.5명, 뇌혈관 질환 44.0명, 당뇨병 17.5명, 고혈압성 질환 12.1명이었습니다. 이는 10대 주요 사망 원인 중

두 번째(심장 질환), 네 번째(뇌혈관 질환), 여섯 번째(당뇨병), 열 번째(고혈압성 질환) 원인으로 지목됩니다. 결국 범위를 조금 넓혀서 혈관 건강 전체로 확대해보면 암보다도 혈관 건강 악화로 인한 사망률이 월등하게 높은 것입니다.

012

혈관 질환에 취약한 연령대가 궁금합니다

나이가 들수록 혈관 질환이나 혈관사고도 많이 발생합니다. 30대보다는 40대에, 50대보다는 60대에 훨씬 많이 발병하는 것이 사실입니다. 다만 60대 이후에는 조금씩 발생 비율이 줄어듭니다. 이는 전체 노인 인구가 점차 줄어들기 때문이지 혈관사고의 위험성이 줄어드는 것은 아닙니다. 앞서 설명한 것처럼 중대 혈관 질환의 뿌리 질환이라고 할 수 있는 고혈압, 당뇨병, 이상지질혈증 환자는 나이가 들수록 그 숫자가 증가합니다.

가령 당뇨병 유병률은 2018년부터 꾸준히 증가 추세를 그리고 있습니다. 우리나라 국민 중 30세 이상 당뇨병 유병률은 2018년 13.8%, 2019년 14.5%에서 2020년 16.7%까지 증가했습니다. 현재는 성인 6명 중 1명꼴로 당뇨병을 가진 것으로 조사되고 있습니다. 고령층에서는 당뇨병 유병률이 더욱 심각합니다. 65세 이상 노인의 유병률은 같은 기간 27.6%에서 29%, 30.1%로 증가했습니다. 즉 우리나라 노인 3명 중 한 명이 당뇨병을 가진 셈이 됩니다.

당뇨병 관리 수준(2019~2020년)을 보면 30세 이상 성인의 65.8%만이 당뇨병이 있는 것을 알았고, 치료를 받는 경우는 10명 중 6명에 그쳤습니다. 다시 말해 그만큼 당뇨병을 인지하고 있는 사람이 적다는 것이죠. 치료를 받는 경우에도 25%만이 당화혈색소 6.5% 미만 조절률을 달성했습니다. 당화혈색소가 7.0% 미만으로 조절되는 경우는 절반에 그쳤고 8.0% 이상으로 적극 치료가 필요한 환자는 5명 중 1명꼴 (19.5%)이었습니다. 다시 말해 당뇨병이 생긴 후에 성공적으로 관리하는 사람의 비율도 무척 낮은 것입니다.

또 당뇨 환자 가운데서 고혈압, 고콜레스테롤혈증을 함께 가진 비율은 30세 이상에서 43.6%, 65세 이상에서 50.7%나 되었습니다. 중대 혈관 질환이라고 할 수 있는 협심증, 심근경색, 뇌졸중 등도 나이가 들수록 발병률이 꾸준히 증가하지만 60대 이후 점차 증가세가 둔화됩니다. 이는 노인 인구의 감소와 관련이 깊습니다.

그런데 혈관 질환은 상대적으로 여성보다는 남성에게서 훨씬 많이 발병합니다. 2020년 협심증으로 진료를 많이 받은 남성 환자 수는 60대 13만 9,497명, 70대 11만 7,811명 순이었는데요. 이는 각각 여성의 1.7배, 1.2배였으며, 40대와 30대에서 남성 환자 수가 각각 여성의 3.0배, 2.7배로 높은 것을 알 수 있습니다.

심근경색도 마찬가지입니다. 2020년 심근경색증으로 진료를 많이 받은 남성 환자 수는 60대 3만 1,316명, 50대 2만 5,964명 순이었는데

이는 각각 여성의 5.3배, 10.6배입니다. 특히 40대 환자 수는 남성이 여성의 12.4배로 남성의 비율이 가장 높게 나타납니다. 여성에 비해 건강관리나 음주, 흡연 문제에 취약하기 때문일 것으로 추측됩니다.

심근경색증은 심장근육에 혈액을 공급하는 관상동맥이 동맥경화로 좁아져 발생합니다. 예고 없이 발병해 심장근육을 마비시키는 초응급 질환에 해당합니다. 심근경색증은 우리나라에서 최근 10년간 2배로 급증했습니다. 2010년 6만 6천여 명이던 환자가 2020년 12만 1천여 명으로 늘어난 것입니다. 남자는 60대가 가장 많았고, 50대 후반부터 70대 초반까지 집중적으로 발생했습니다. 여성의 경우에는 발생 수는 적지만 심장을 보호하는 여성 호르몬이 사라지는 폐경기 이후(70~80대)에 대거 발생했습니다.

특이한 것은 OECD 국가 중 우리나라에서만 유일하게 심근경색증 환자가 계속 늘어나고 있다는 점입니다. 1990년부터 2015년까지 25년간의 발생률 변화를 보면 한국은 43% 증가세를 보이는데, 나머지 국가는 모두 발생률이 줄고 있습니다(2019년 OECD 보건통계). 미국, 영국 등 대표적인 서양 국가에서는 50% 이상 감소세를 보이는 것으로 조사되었습니다. 여기에 대한 정확한 분석은 좀 더 연구가 이뤄져야 하겠지만 우리나라의 고령 인구가 크게 늘었고, 서구적인 식습관을 즐기면서 심근경색증 발병이 증가한 것으로 보입니다.

더 큰 문제는 우리나라에서는 심근경색증으로 인한 사망률이 다른 OECD에 비해 크게 높다는 사실입니다. 심근경색증 입원 30일 내 사망률이 OECD 평균은 6.9%인데 한국은 9.6%에 달합니다. 이는 상대적으로 의료 수준이 열악한 칠레(8.2%)보다 높은 실정이며, 의료 선진국에 해당하는 이탈리아(5.4%), 미국(5.0%), 스웨덴(3.9%) 등에 비하면 매우 높은 사망률임을 알 수 있습니다.

미흡한 우리나라의 응급 의료 시스템에도 적지 않은 문제점이 있지만, 개인의 안이한 대처나 필수 의료지식 미비가 큰 원인으로 작용하는 것으로 보입니다. 심근경색증의 경우 통증 발생 후 관상동맥 조영술을 최대한 빨리 받아야만 사망률을 줄이고 후유증도 크게 줄일 수 있습니다. 그런데 환자 대다수가 심근경색증에 대한 의료지식이나 경각심이 부족하고, 발병 이후에 너무 오랫동안 시간을 지체하면서 사망까지 이른 경우가 많습니다. 설마 하는 생각으로 병원에 방문하는 시간이 지체되면서 사망률이 크게 늘어나는 것입니다.

우리나라에서는 심근경색증 환자가 응급실에 도착하는 평균치(중앙값)가 5시간에 가깝습니다. 이는 대단히 긴 시간이라고 할 것입니다. 가령 의료 시스템이 잘 발달하고, 제반 의료교육이 철저하게 이뤄지는 이웃 일본이나 싱가포르는 3시간 정도에 불과합니다. 사실상 응급실에 실려오는 심근경색증 환자의 40% 정도는 심근경색증을 처음 겪는 환자들입니다. 아직도 한국인은 심근경색증이 대단히 무서운 질병이라는 사실을 잘 모르고 있어서 119구급대에 직접 요청해서 응급실로 오는 심근경색증 환자 비율이 30%대에 머물고 있습니다. 나머지는 이송 도중 응급처치가 전혀 없는 자가용이나 택시를 타고 옵니다. 지역에 따라 119구급대 이용률이 20%대인 곳도 존재합니다. 다양한 홍보와 교육을 통해서 반드시 고쳐야 할 문제라고 할 수 있습니다.

여러분도 이 책에서 설명하는 초응급 혈관사고의 전조증상과 대처법을 완벽하게 숙지하셔서, 만약 자신에게 응급한 혈관사고가 생겼다면 최대한 빨리 119구급대를 이용하기 바랍니다. 심근경색증을 제대로 진단하고 치료하려면 병원에 혈관조영술 장비가 있어야 하고, 24시간 대기하는 심장내과 전문의가 여럿 포진하고 있어야 하며, 상황에 따라 응급 수술을 할 흉부외과 전문의가 있어야 합니다. 그래서 심근경색증 발생 초기부터 거리가 멀어도 이런 병원으로 환자를 신속하게 이송시켜야 합니다. 만약 중앙 컨트롤타워가 부재한다면 엉뚱한 병원으로 가서 시간을 지체하는 일이 생길 수밖에 없습니다.

그나마 대형 종합병원이 밀집한 수도권은 응급 이송이 잘되는 편이나 지방에서는 이것이 대단히 어렵습니다. 그렇다 보니 경북, 경남, 충북, 충남, 전남 등은 심근경색증 사망률이 상대적으로 높습니다. 암은 국립암센터, 응급의료는 중앙응급의료센터가 컨트롤타워 역할을 하며 이송체계나 진료지침을 비교적 체계적으로 짜고 있지만 심근경색증은 상황이 열악합니다. 턱없이 부족한 예산으로 운영되는 권역 심뇌혈관센터와 지역 센터만 있을 뿐 전체를 아우르는 국립 또는 중앙센터는 없는 것이 아픈 현실입니다.

최근에는 심장내과 전문의를 하겠다는 의사들의 지원도 크게 줄고 있습니다. 응급 시술이 너무 많아서 업무 강도가 높다는 이유에서입니다. 5~6년 전만 해도 심장내과 지원자(전임의)가 한 해 60~70여 명이었으나 지금은 30명대로 반토막 난 상황입니다. 국가 차원의 대규모 대책과 지원이 부족하다면 앞으로의 상황은 더욱 나빠질 것으로 예상됩니다.

청소년도 혈관이
약할 수 있나요?

소아나 청소년의 혈관 건강은 유전과 같은 선천적인 요인에 의해서도 약할 수 있지만 최근 문제가 되는 것은 생활습관, 식습관과 같은 후천적인 요인에 의한 혈관 건강 악화입니다. 생활 수준이 높아지고 영양결핍과 같은 문제는 사라졌지만 오히려 청소년의 혈관 건강이 점점 나빠지는 것을 여러 지표를 통해 확인할 수 있습니다. 최근 어린이와 청소년의 혈관 건강에 적신호가 켜졌고, 이는 보건당국은 물론 사회적인 문제로까지 부상하고 있습니다. 청소년의 혈관 건강이 나빠진 가장 큰 원인은 비만율의 증가에 있습니다. 이것은 서구적인 식습관의 확산과 열악한 청소년의 건강 환경으로 빚어진 일입니다.

대개 비만율은 자기보고식으로 조사한 신장, 체중을 이용해 산출되는데요. 2007년 소아·청소년 표준 성장도표에서 정한 기준에 따라 체질량지수가 95백분위수 이상이거나, BMI 25 이상인 경우를 비만으로 정의하고 있습니다. 또 과체중은 체질량지수 85백분위수 이상에서 95백분위수 미만으로, 정상 체중은 체질량지수 5백분위 수 이상에서 85백분위 수 미만으로 정의하고 있습니다. 현재 우리나라 청소년의 비만율은 8.8%(남학생 12.0%, 여학생 5.3%), 과체중률은 3.7%(남학생 2.0%, 여학생 5.6%), 정상체중률은 80.5%(남학생 79.5%, 여학생 81.7%)인 것으로 나타났습니다. 물론 다른 나라와 비교했을 때는 여전히 건강한 편에 해당하지만 변화 양상을 고려했을 때는 청소년의 혈관 건강이 계속 나빠지는 것을 확인할 수 있습니다.

제2의 성장기인 청소년기는 급격한 성장과 활발한 신체활동으로 전반적인 영양소 요구량이 증가하는 시기이므로, 이 시기에 형성된 건강 상태는 다음 생애주기 건강에 지대한 영향을 미치게 됩니다. 특히 청소년기의 부적절한 식생활, 운동 부족, 흡연, 음주 등 불량한 건강행태로 발생한 비만, 고지혈증, 고혈압 등은 성인기 만성 질환의 발생 위험률을 크게 높인다는 사실을 여러 연구를 통해 확인할 수 있습니다.

청소년의 비만율 증가와 관련해 가장 문제가 되는 것은 아침식사를 거르는 것입니다. 청소년의 아침식사 결식률은 2005년 27.1%, 2006년 26.7%, 2007년 27.2%, 2008년 25.8%로 조사되었는데요. '국민건강증진종합계획 2010(Health Plan 2010)'의 목표치인 15.0%보다 크게 높은 수치라고 할 수 있습니다. 우리나라 초·중·고 아침식사 결식과 관련된 연구에 따르면 1일 에너지 필요 추정량 중 평균 21.0%를 아침식사를 통해 섭취합니다. 아침식사 결식률이 높을수록 폭식, 잦은 간식 등의 섭취로 전반적인 식사의 질이 불량해질 수 있습니다. 이런 불

혈관력

규칙적인 식습관이 비만이나 다른 건강 분야에도 악영향을 미칠 수밖에 없습니다.

특히 중학생보다 고등학생의 아침식사 결식률이 높게 나타났는데요. 이는 학년이 높아질수록 조기 등교로 인한 아침식사 시간의 부족, 입시에 대한 불안감, 자신의 체형에 대한 왜곡된 인식 증가 등으로 인해 아침을 먹지 않는 학생이 크게 증가하기 때문입니다. 당연히 많은 청소년에게서 아침 결식으로 인한 영양 부족이 나타날 수밖에 없습니다. 2007년 국민건강영양조사 결과에 의하면 우리나라 13~19세 청소년은 칼슘, 철, 리보플라빈, 비타민C, 비타민A 등의 영양소를 평균필요량(EAR) 미만으로 섭취하는 비율이 높았습니다. 이들 영양소는 주로 우유 및 유제품, 채소와 과일 등에 풍부하게 함유되어 있는데요. 청소년 권장식품인 과일, 채소, 우유 섭취율이 15~35% 정도로 매우 낮기 때문에 그렇습니다. 반대로 건강을 해치는 나트륨이나 지방의 섭취는 권장기준 이상을 섭취하는 비율이 높았는데요. 비권장식품인 탄산음료, 패스트푸드, 라면과 같은 불건강 음식의 섭취율이 56~71% 정도로 매우 높기 때문입니다.

같은 조사에서 청소년의 지방 에너지 기여율을 분석한 결과, 불건강 음식(패스트푸드, 라면, 과자 등)의 식품이 청소년의 지방 섭취에 많이 기여하는 것으로 나타났습니다. 이로 유추해볼 때 청소년 비만율이 높아지는 이유는 신체활동 감소 외에도 패스트푸드와 같은 에너지 밀도가 높은 식품, 많은 당분을 함유한 탄산음료 등 불량음식의 섭취 증가 때문일 것으로 판단됩니다. 따라서 청소년이라면 권장식품은 충분히 섭취하고, 비권장식품은 섭취량을 줄일 수 있도록 다양한 방법을 마련할 필요가 있습니다.

청소년의 혈관 건강을 해치는 또 다른 원인은 알코올과 담배의 이용입니다. 알코올과 담배의 독성물질은 체내에 직접적으로 나쁜 영향을 줄 뿐만 아니라 이로 인해 식습관 및 생활습관이 변화되어 영양과 건강 상태를 불량하게 만드는 주요 원인이 됩니다. 청소년건강행태조사 결과에서도 현재음주학생과 현재흡연학생이 무경험학생과 과거경험학생에 비해 아침식사 결식률 및 비권장식품 섭취율이 높은 것으로 나타났습니다. 따라서 청소년의 혈관 건강을 좀 더 선제적으로 보호하고 예방하기 위해서는 식습관 교정이나 비만 교육 외에도 흡연, 음주, 신체활동 등의 종합적인 생활양식에 대한 통합적 접근이 필요합니다.

최근 청소년의 혈관 건강과 관련해 주목해야 할 것이 청소년 고혈압 환자 증가입니다. 흔히 고혈압이라고 하면 대표적인 성인병으로 나이가 들수록 많이 발생하는 것으로 알려져 있는데요. 실제로도 소아청소년기의 고혈압 유병률은 1∼3% 정도에 그칩니다. 그러나 최근 소아청소년 비만 인구가 증가하면서 고혈압 환자 역시 증가하고 있는 추세입니다. 아직 어리다고 해서 안심할 수는 없는 노릇입니다.

교육부가 발표한 '2019년도 학생 건강검사 표본통계'에 따르면 소아청소년의 과체중 이상 비율은 25.8%로 최근 5년 동안 해마다 증가하고 있습니다. 소아청소년기 비만 환자의 80%는 성인이 되어서도 비만을 겪는 것으로 알려져 있으며 고혈압, 당뇨병 등의 합병증을 함께 앓을 위험이 매우 높습니다. 소아청소년기 고혈압의 경우 과거에는 심혈관 질환, 갑상선 기능 항진증, 만성콩팥병 등 혈압 상승의 원인 질환이 있는 이차성 고혈압이 대부분이었으나 최근 사회경제 발전과 더불어 영양 여건 변화로 소아청소년기 비만 등과 관련해서 일차성 고혈압 환자도 빠르게 증가하고 있습니다.

본태성 고혈압이라고도 하는 일차성 고혈압은 고혈압 환자의 90% 이상을 차지합니다. 이는 특별한 원인 없이 고혈압 위험인자로 알려진 비만, 짠 음식 섭취, 흡연, 스트레스, 가족 중에 고혈압 환자가 있는 경우 등 다양한 원인이 있는 것으로 알려져 있습니다. 부모가 모두 고혈압이면 자녀의 46% 이상이 고혈압이 되고, 가족 중에 고혈압 환자가 있을 때도 발생빈도가 상대적으로 높아 각별한 주의가 필요합니다. 고혈압은 초기 증상이 없어 합병증이 발생한 후 진단되는 경우가 많으므로 위험인자가 있거나 혈압이 정상보다 높은 경우 소아청소년 역시 정기적으로 혈압을 측정해 관리해야 합니다.

만 3세 이전이라도 가족력으로 유전성 신장 질환이 있는 경우, 미숙아로 태어난 경우, 신생아집중치료실 입원 경험이 있는 경우, 선천성 심장병이 있는 경우, 반복되는 요로감염, 혈뇨, 단백뇨가 있는 경우, 장기 이식을 받은 경우, 악성종양 진단을 받은 경우, 혈압이 올라가는 약물을 복용 중인 경우 등 특별한 사정이나 병력이 있다면 정기적인 혈압 측정과 관리가 반드시 이뤄져야 합니다. 특히 비만인 청소년은 심장 질환 증후를 보일 수 있으므로 각별히 주의해야 합니다.

브리티시 컬럼비아 대학 연구팀이 평균 연령 13세의 63명 아동을 대상으로 한 연구 결과에 의하면, 뚱뚱한 아이들의 혈관은 중년기 성인들의 혈관과 매우 비슷했습니다. 정상 체중인 55명 아동과 비만인 8명 아동을 비교한 결과, 비만 아동에게서는 초음파 검사상 체내 가장 큰 동맥인 대동맥이 경화되는 증상이 나타났으며 그로 인한 심장 질환이 발병할 가능성도 큰 것으로 나타났습니다. 비만 아동은 고혈압이 심하게 나타나지는 않았지만 혈관사고를 유발하는 동맥경화는 비교적 빠르면서도 심각한 수준으로 진행하는 것을 확인할 수 있습니다.

014

노인은 혈관 건강을 위해
무엇을 해야 하나요?

앞서 나이가 들수록 각종 심뇌혈관 질환의 발병 위험이 커진다는 사실을 확인했습니다. 따라서 나이가 들수록 혈관사고에 대한 치밀하면서도 다각적인, 동시에 선제적이면서도 적극적인 예방 노력이 필요합니다. 혈관 건강 악화에 가장 큰 영향을 미치는 것이 심장 기능의 저하입니다. 노화와 함께 가장 빠르게 기능과 활력이 떨어지는 신체기관이 심장입니다. 나이가 들면서 심장은 여러 가지 노화 현상을 겪게 됩니다. 당연히 이런 변화로 인해 노인의 경우 다양한 심장 관련 질환이 발병할 수 있습니다.

  우선 나이가 들수록 심장은 크기가 커지면서(심장이 비대해지는 것은 심장 기능이 높아져서가 아니라, 대개는 혈액순환에 어려움을 느끼기 때문에 좀 더 크기가 커지는 것), 심벽은 두꺼워지고 심방과 심실도 약간 커집니다. 심장의 크기가 증가하는 것은 개별 심장의 근육세포의 크기가 커지기 때문입니다. 또 심장벽이 두꺼워지면 심장은 더 뻣뻣해지므로 각 심실이 펌프질하기 전에 혈액이 충분히 채워지지 않는 일이 벌어집니다. 심장벽의 경직으로 인해 좌심실이 잘 채워지지 않고 특히 고혈압, 비만, 당뇨병과 같은 다른 질환이 있는 노인의 경우 심부전(확장성 심부전 또는 박출률 보존 심부전이라고 함)을 유발할 수도 있습니다.

휴식기 동안 심박수(1분 내에 심장이 뛰는 횟수)가 약간 느려지는 것을 빼면 노인의 심장 역시 젊은 사람의 심장과 비슷한 방식으로 움직입니다. 또 운동을 할 때도 노인의 심박수는 젊은 사람만큼 많이 증가하지는 않습니다. 노인의 경우 동맥과 세동맥의 벽이 더 두꺼워지면서 동맥 내 공간 역시 약간 확장되는 현상이 나타납니다. 동맥과 세동맥 벽의 탄력적인 조직도 상당 부분 감소합니다. 더불어 이런 변화는 혈관을 더 경직되게 만들 수 있으며, 혈관의 탄력성을 떨어트립니다. 동맥과 세동맥의 탄력성이 떨어지기 때문에 노인은 자리에서 일어섰을 때 혈압을 신속하게 조절할 수 없어 어지러움이 나타나기 쉬우며, 때로는 갑자기 일어섰을 때 실신할 위험도 있습니다.

노인의 동맥과 세동맥은 탄력이 감소하면서, 심장이 박동하는 동안 신속하게 이완되지 못하는 현상이 발생합니다. 그 결과 심장이 수축하는 동안 젊은 사람보다 혈압은 더욱 상승하고 때로는 정상 범위를 넘는 현상이 생기기도 합니다. 심장의 확장기 동안에는 정상적인 혈압을 유지하지만, 수축기 동안에는 비정상적으로 높은 혈압을 보이는 노인이 많습니다. 이러한 이상 증상을 고립성 수축기 고혈압이라고 하며 노인에게 자주 나타납니다.

노인에게서 흔히 나타나는 질병으로 뇌경색증이 있습니다. 뇌는 혈액과 산소 공급에 무척 민감한 기관입니다. 뇌는 우리 몸에서 2.5% 정도밖에 차지하지 않는 신체기관이지만, 혈액은 무려 20%나 공급받는 신체기관입니다. 따라서 뇌에서 혈액순환이 제대로 이뤄지지 않으면 뇌 손상이 일어나 뇌가 괴사할 수 있습니다.

뇌경색증은 노화와 고령이라는 원인 외에도 고혈압이나 당뇨병, 고지혈증 등이 주요한 원인으로 작용하기 때문에 이러한 만성 질환을 앓고 있는 사람이라면 좀 더 주의를 기울여야 합니다. 이 밖에 흡연, 비만, 음주, 수면 등의 생활습관도 뇌경색증을 유발하는 주요 원인입니다. 특히 노년기에 각별한 주의가 필요한 문제입니다. 뇌경색증은 갑자기 어지럽고, 발음이 어눌해지고, 시야가 흐려지는 등 여러 증상이 있습니다. 문제는 이러한 증상이 노인에게는 대단히 흔한 증상이란 점입니다. 심각하지 않은 것으로 치부하고 그냥 지나치기 쉽습니다.

노인의 뇌경색증 문제에 있어서 응급조치가 미흡하거나 지연되는 원인도 상당 부분 이와 관련이 있습니다. 뇌경색증은 빠른 시간 내에 응급의료 기관을 방문해야 치료 범위도 넓어지고 증상 완화에도 도움을 받을 수 있어 조기 발견과 신속한 조치가 무엇보다 중요합니다. 따라서 뇌경색증으로 의심되는 증상이 나타난다면 최대한 빨리 병원에 찾아가 뇌 전산화 단층촬영(CT)이나 자기공명영상(MRI) 등의 검사를 통해 뇌신경 및 뇌혈관의 상태를 파악해보는 것이 좋습니다.

뇌경색증을 예방하기 위해서는 평소 생활습관 관리가 중요합니다. 규칙적으로 혈압이나 당뇨를 관리하고 건강한 식습관을 유지해야 합니다. 일주일에 4일 정도 하루 30분 운동을 하는 것이 바람직하며 고혈압, 당뇨병, 심장 질환 등과 같은 과거력이 있는 분은 주기적으로 병원을 방문해 검사와 관리를 받는 것이 좋습니다.

015

핏줄이 잘 보이면
혈관 건강이 나쁜 건가요?

핏줄이 선명하게 보이는 사람이 자주 질문하는 것이 자신의 혈관이 선천적으로 강한 것인지, 아니면 약한 것인지 하는 질문입니다. 우선 혈액검사의 경우 핏줄이 잘 보이는 사람일수록 채혈이 용이합니다. 그래서 자신의 혈관이 건강하다고 생각할 수도 있습니다. 하지만 이는 혈관 건강과는 무관한 일입니다. 혈관이 선명하다고 해서 반드시 혈관 건강이 좋은 것은 아닙니다. 혈관이 선명하게 보이는 것은 피부색이나 지방층의 과소 여부 등 선천적인 요인 혹은 혈관 건강과는 무관한 다른 원인에 의해 발생하는 경우가 더 많습니다. 물론 채혈할 때 지나치게 혈관이 보이지 않는 사람이라면 혈액순환에 문제가 있을 수 있습니다.

일반적으로 자신의 피부가 희고 지방이 적으면 핏줄이 잘 보일 수 있습니다. 반면 체중이 늘어 지방층이 두꺼워지면 혈관을 찾기 어렵습니다. 또 나이가 들면서 노화로 피부가 얇아지면 혈관이 좀 더 뚜렷하게 보이는 경향이 있습니다. 그런데 특정 질환이 있을 때도 핏줄이 잘 보일 수 있습니다. 가령 혈액 흐름을 조절하는 정맥 내 판막에 이상이 생겨 피가 고이면서 혈관이 부풀어 오르는 하지정맥류나 스트레스 호르몬에 해당하는 코르티솔이 과다 분비되는 쿠싱증후군을 앓고 있다면 피부가 얇아지면서 핏줄이 선명하게 보일 수 있습니다.

특히 하지정맥류는 혈관이 선명하게 보이다 못해 혈관이 피부 위로 돌출하는 질병이므로, 오히려 이런 이유에서 혈관이 선명하게 보인다면 혈관 건강이 몹시 나빠진 것입니다. 반대로 갑자기 혈관이 잘 안보이거나 혈관에 눈에 띄는 변화가 나타난다면 최대한 빨리 병원을 찾아 검사를 받아야만 합니다. 또 때로는 파란 핏줄이 손바닥에 선명하게 보이기도 하는데요. 일반적으로 일시적이거나 생리적인 원인에 의해 나타날 수 있는 증상입니다. 가령 추운 환경에서 손이 오래 노출되거나 찬물에 손을 장시간 담그는 경우 손바닥 혈관이 수축해 색이 선명하게 나타날 수 있습니다. 또 피로가 심하거나 많이 쌓이면 혈액순환이 증가하고 혈관이 확장될 수 있습니다. 그로 인해 핏줄이 선명하게 보일 수 있습니다.

많은 여성이 자주 질문하는 것이 손등의 혈관이 선명해지는 문제입니다. 우선 나이가 들면서 점점 혈관이 도드라질 수 있습니다. 이때 선명하게 보이는 혈관은 정맥입니다. 손등에 정맥류가 나타날 수 있는데 이는 대부분 혈액순환이 잘 되지 않아서 생기는 증상입니다. 노화로 인해 손등 지방이 줄어들고 피부 탄력이 떨어지면서 손등 정맥이 튀어나와 도드라져 보일 수도 있습니다. 또 노화로 혈액순환이 나빠지고 혈액이 손끝에 몰리면서 이런 증상이 나타날 수 있습니다. 때로는 다이어트를 심하게 해서 체지방이 급격히 줄었을 때도 이런 증상이 나타날 수 있습니다.

그러나 손등 정맥류는 단지 미관상 보기 좋지 않을 뿐이지 혈관 건강에는 큰 문제를 일으키지 않습니다. 평소 혈액이 손 쪽으로 몰리지 않도록 수시로 팔을 심장 위로 올리는 스트레칭을 해주거나, 손가락 끝부터 손등을 지나 겨드랑이 방향으로 팔을 쓸어 올려주는 마사지를 해주면 증상을 완화할 수 있습니다. 반대로 악력기를 이용한 운동이나 아령처럼 손에 힘을 많이 주는 운동을 하면 손등 정맥이 더 튀어나올 수 있다는 사실도 잊지 말기 바랍니다. 손등 정맥류가 너무 보기 싫다면 수술을 고려할 수 있지만, 의학적인 문제를 일으키는 것은 아니므로 건강을 위해 수술할 필요는 없습니다.

016

자주 피곤하면 혈관에 문제가 있는 건가요?

우리가 피로를 느끼는 이유는 무척 다양하기 때문에 지금 느끼는 피로의 원인을 정확하게 파악하는 것은 상당히 어려운 일입니다. 숙련된 의사조차도 여러 가지 검사와 면밀한 상담을 통해서 원인을 밝혀내야 할 때가 많습니다. 확실한 사실은 혈관 건강이 악화되면서 피로를 유발하는 경우가 있다는 것입니다.

혈관 건강이 나빠지면 우선 혈관의 탄력성이 떨어지면서 혈액 공급이 원활하지 않게 됩니다. 이 경우 제대로 피로물질이 해독되지 못하고, 제때 영양소가 각 신체기관에 전달되지 못합니다. 또 뇌로 가는 혈액순환에도 문제가 생기면서 피로감을 느낄 수 있습니다. 특히 혈액순환 문제로 생긴 피로는 몸을 조금만 움직여도 피로가 심해질 수 있습니다. 이는 고혈압의 또 다른 원인이 될 수 있습니다. 특히 폐 기능 저하로 인해 혈액으로의 산소 공급이 원활하게 이뤄지지 않으면, 혈액 속 적혈구에 산소가 제대로 전달되지 못하면서 심한 피로감을 느낄 수 있습니다.

또 저혈압 증상이 있을 때도 심한 피로를 느낄 수 있습니다. 일반적인 저혈압 증상으로는 피로, 현기증, 수족냉증, 집중력·지구력 감소, 두통, 어지러움, 이명증, 불면증, 호흡곤란, 식욕 감퇴, 변비, 설사, 복통 등이 있습니다. 갑자기 일어섰을 때 핑 도는 듯이 어지러움을 느끼는 기립성 저혈압을 진단받을 정도는 아니더라도, 혈액순환이 잘 안 되는 경우 뇌로 가는 혈액순환이 원활하지 않아 자주 어지럼증을 동반한 피로를 느낄 수 있습니다.

특히 뇌로 가는 혈액순환이 원활하지 않을 때는 종종 브레인 포그(Brain fog)를 경험할 수 있습니다. 우리말로 풀이하면 '뇌 안개'라는 뜻을 가진 브레인 포그는 머리에 안개가 낀 것처럼 멍한 느낌이 지속되면서 사고력과 집중력, 기억력이 저하되고 피로감과 우울감을 느끼는 현상을 총칭합니다. 다만 브레인 포그 증상은 질병으로 등록되지 않은 증상입니다. 단기간에 일시적으로 생기는 것이 아니라, 지속해서 나타난다면 반드시 병원을 찾아 진짜 원인을 찾아야 할 것입니다.

영국 버밍엄대와 네덜란드 암스테르담대 연구팀의 연구에 따르면 브레인 포그가 체내 염증과 긴밀한 관계가 있다고 합니다. 정확한 원인은 아직 연구가 필요하지만 뇌 신경회로의 특정한 부분이 체내 만성염증의 영향을 받기 때문에 브레인 포그가 심해지는 것으로 추측할 수 있습니다. 또 빈혈이나 갑상선 기능 저하증 등의 질병을 앓고 있는 경우 뇌 혈류 장애가 발생하면서 브레인 포그가 나타날 수 있습니다.

브레인 포그를 방치할 경우 치매의 발생 확률이 높아지기 때문에, 반드시 근본적인 원인을 찾아 적절한 치료와 예방 조치에 힘써야 합니다. 만일 피로가 심하다면 근육이 부족하고, 혈관 경직도가 올라가 있고, 혈액의 염증 수치가 높을 수 있습니다. 또 고혈압, 당뇨, 고지혈증이 있어서 이미 혈관 건강이 많이 나빠진 경우 심한 피로와 어지러움, 브레인 포그 증상을 겪을 수 있습니다.

혈액순환이 제대로 이뤄지지 않으면 혈액 속에는 여러 가지 피로물질이 그대로 남게 됩니다. 흔히 피로물질로 젖산 혹은 젖산염을 지목하는 이들이 있지만 잘못된 사실입니다. 최근 피로물질로 지목되는 것은 젖산이 아니라 수소 이온입니다. 젖산이 젖산염으로 바뀌어 혈액을 타고 돌아다닐 때 근육 안에 존재하는 것이 수소 이온입니다. 이 수소 이온이 혈액이 산성화되는 산성혈증을 유발하고, 근소포체의 칼슘 방출을 막는 것으로 밝혀진 바 있습니다. 최근에는 수소 이온뿐만 아니라 크레아틴 인산의 부족, 무기 인산과 ADP, 근육 온도 증가 등이 근육 피로를 초래하는 원인으로 지목되고 있습니다. 아무튼 이런 혈액 속의 피로물질이 제대로 배출하지 못하면서 이유 없이 피곤하고 무기력한 기분을 느낄 수 있습니다.

반드시 혈액순환 때문이 아니더라도 피로가 지속된다면 그 원인을 찾아서 해결하는 노력이 필요합니다. 흔히 아침에 일어났을 때 몸이 천근만근 무겁고, 아무리 잠을 자도 피로가 잘 풀리지 않을 때 만성피로를 의심하곤 합니다. 특별히 다른 아픈 곳은 없지만 무력감이 들 정도로 피로감이 심해지면 이렇게 자가 진단을 내리는 경우가 많습니다. 그러나 실제로 만성피로 증후군은 일시적인 스트레스에서 오는 흔한 피로와는 분명 구분되는 증상입니다.

정상적인 피로는 대부분 충분한 수면과 휴식을 취하면 사라지지만, 만성피로 증후군은 딱히 피로를 느낄 만한 생활을 하고 있지 않으면서 특별한 질환 없이 6개월 이상 피로가 지속되는 비정상적인 피로를 가리키기 때문입니다. 이런 만성피로 증후군은 아직도 특별한 원인을 찾지 못했고 치료법도 없는 것이 현실입니다. 또 이런 상태가 길게는 4년 이상 유지되기도 합니다. 무엇보다 만성피로 증후군이 다른 2차 질병으로 전이되지 않도록 꾸준히 관리하고 예방하는 노력이 필요합니다.

꼭 만성피로 증후군이 아니더라도 피로가 심하게 느껴지는 경우가 있습니다. 그때는 다른 질병을 의심해 볼 필요가 있습니다. 대표적으로 극심한 피로감이 나타나는 질병에는 간 질환이나 갑상선 질환, 수면무호흡증 등을 꼽을 수 있습니다. 간에 이상이 생기면 피로감이 강해지고 소화 장애가 나타나며 얼굴색이 누렇게 변하기도 합니다. 급성 간염은 소변 색이 샛노랗게 변하며 구역질이 나는 데 비해 만성 간염은 지속적으로 피곤함만 느낄 수 있습니다. 이런 증상이 느껴진다면 일단 충분한 휴식과 금주, 금연을 해보기 바랍니다. 그럼에도 증세가 호전되지 않는다면 병원을 찾아 정밀한 검사와 진단을 받아볼 필요가 있습니다.

피로와 함께 수개월 사이 체중이 늘고 유난히 추위를 탄다면 갑상선 기능 저하증을 의심해볼 수도 있습니다. 갑상선 이상은 상당히 진행되기 전까지는 특별한 증상이 없어 발견이 더디므로 주의 깊게 살펴볼 필요가 있습니다. 코골이가 심할 때 나타나는 수면무호흡증 역시 잠자는 동안 산소를 충분히 공급받지 못하기 때문에 숙면을 취할 수 없어 계속 피곤함을 느낄 수 있습니다. 이 밖에 빈혈이 있는 경우에도 피로를 느낄 수 있습니다.

만성피로 증후군이 혈관 건강과 어떤 관련이 있는지는 충분히 밝혀지지 못했습니다. 다만 만성피로 증후군을 유발하거나 악화시키는 원인들 가운데 당뇨, 고혈압, 심장 질환, 폐 질환 등과 같은 혈관 건강과 관련된 원인이 많기 때문에 상관성을 부인할 수는 없을 것입니다.

혈관 건강이 나빠지는
과정을 알고 싶어요

심뇌혈관 질환의 주요 원인이자 전단계라고 할 수 있는 동맥경화는, 앞서 설명한 대로 혈관에 콜레스테롤이나 중성지방이 쌓이면서 혈관이 점점 좁아지고 딱딱하게 굳으면서 서서히 막혀 터지기 직전까지 이르는 질환을 가리킵니다. 그런데 이 동맥경화는 아직 확실한 치료법이 나오지 않았습니다. 따라서 동맥경화가 발생하면 증상이 악화되거나 합병증으로 나아가지 않도록 막는 것이 최우선입니다.

이미 동맥경화가 발병했다면 이를 관리하거나 되돌리기는 무척 어려운 것이 현실입니다. 따라서 가장 중요한 것은 동맥경화가 발생하지 않도록 적극적으로 예방하는 것입니다. 혈관 건강만큼 예방과 치료가 빠르면 빠를수록 좋은 질병 분야도 없을 것입니다. 반대로 조금만 지체하고 예방과 치료가 늦어도 급격히 나빠지고, 위급한 지경까지 이르게 하는 것이 혈관 건강입니다. 따라서 동맥경화를 막기 위해 무엇보다 중요한 것이 전단계 질환이라고 할 수 있는 고혈압과 당뇨병의 발병이나 진행을 적극적으로 사전에 차단하고 막는 것입니다. 고지혈증 역시 동맥경화증의 중요한 위험인자에 해당하므로 마찬가지로 중요한 저지선입니다.

그런데 이 고지혈증, 다른 말로 이상지질혈증은 대단히 흔한 질병입니다. 고지혈증 혹은 이상지질혈증은 콜레스테롤과 중성지방 등의 지질 성분이 혈관에 과다하게 함유된 상태를 칭하는 질병입니다. 고콜레스테롤혈증, 고중성지방혈증으로도 불리는 고지혈증은 심근경색과 협심증, 뇌졸중 등 여러 심뇌혈관 질환의 발생 위험을 크게 높이는 전단계 질환입니다. 새롭게 마련한 이상지질혈증 진단 기준으로 보면 LDL 콜레스테롤 160mg/dL 이상, 중성지방 200mg/dL 이상, HDL 콜레스테롤 40mg/dL 미만(여성은 50mg/dL 미만) 중 한 가지 이상인 경우를 가리킵니다. 새로운 기준에 따르면 20세 이상 성인 가운데 무려 48%가 이상지질혈증으로 조사되었습니다(이전 기준으로는 40% 정도). 우리나라 성인 절반 가까이가 이상지질혈증을 앓고 있는 것입니다.

앞서 설명한 것처럼 고지혈증은 혈액검사를 통해 쉽게 진단할 수 있습니다. 고지혈증 진단 시 총콜레스테롤, LDL 콜레스테롤, HDL 콜레스테롤, 중성지방을 검사합니다. LDL 콜레스테롤은 130mg/dL 미만이면 바람직한 수준이며, 130~159mg/dL이면 경계 수준, 그리고 160mg/dL이상이면 높은 것으로 판단합니다. 다만 당뇨 환자나 심장병 환자의 경우 LDL 콜레스테롤을 70mg/dL 이하까지 낮춰야 합니다. 바람직한 총콜레스테롤 수치는 200mg/dL 미만이며, 200~239mg/

dL은 경계 수준, 그리고 240mg/dL 이상은 고콜레스테롤혈증이라고 부릅니다. 평소에 총콜레스테롤을 200mg/dL 이하로 유지해야 합니다. 중성지방이 200mg/dL을 넘는다면 고중성지방혈증으로 진단할 수 있습니다. 또 HDL 콜레스테롤이 40mg/dL 이하라면 문제가 될 수 있습니다. 좋은 콜레스테롤인 HDL 콜레스테롤이 낮다면 동맥경화증의 원인이 될 수 있습니다. HDL 콜레스테롤이 낮은 원인으로는 나쁜 식습관, 운동 부족, 비만, 흡연, 스트레스를 꼽을 수 있습니다.

혈청 지질 수치만으로 크게 걱정할 필요는 없습니다. 고지혈증으로 판정되는 콜레스테롤과 중성지방 수치는 식생활 및 생활습관을 바꾸면 쉽게 변할 수 있습니다. 또 고지혈증은 20~30년이라는 오랜 기간에 걸쳐 동맥경화를 진행시키기 때문에 수치가 당장 조금 높다고 해서 바로 동맥경화증이 생기는 것은 아닙니다. 꾸준히 관리에 힘쓰고 예방하면 됩니다.

혈액검사 수치에 지나치게 신경 쓰지 말고 동물성 지방이나 콜레스테롤이 낮은 식단을 섭취해 적극적으로 혈중 콜레스테롤 수치를 관리하는 노력이 필요합니다. 음주나 흡연, 운동 부족과 같은 뿌리 원인을 찾아서 적극적으로 관리해야 합니다. 특히 술을 많이 마시는 사람은 혈액에 중성지방이 높아지기 때문에 주의가 필요합니다.

우리 동맥벽은 3층으로 이뤄져 있는데요. 가장 안쪽에는 얇은 단층의 세포로 구성된 내막(내피세포)이 존재합니다. 중간층에는 평활근세포로 구성된 비교적 두꺼운 층이 있는데 동맥벽의 탄력성은 이 근육층에 의해 만들어집니다. 가장 바깥쪽은 외막인데 동맥을 보호하는 역할을 합니다.

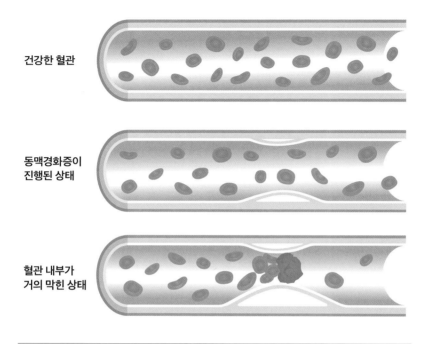

그림은 우리 혈관에서 동맥경화가 진행되는 과정을 자세히 설명한 것입니다. 우선 동맥 내피 세포의 물리적 또는 생물학적인 손상으로 인해 내막층이 갈라지거나 얇아지면서 LDL 콜레스테롤이 내막의 틈을 비집고 들어가 내피 아래로 침투한 뒤, 점차 산화되면서 독성을 지니게 됩니다. 그리고 단핵구(백혈구의 일종)가 그 조직으로 파고 들어가는데, 이 단핵구는 지방분을 잡아먹는 대식세포 역할을 하면서 세포질 속에 끼어들어 거품세포로 변합니다. 그때 증식인자를 분비해 평활근세포

혈관력

와 결체조직세포의 증식을 촉진하기 때문에 동맥벽이 두꺼워지고, 내막이 동맥 안쪽으로 부풀어 오르게 됩니다. 혈소판이 내벽에 달라붙어 증식인자를 분비하는데, 근처 세포를 증식시켜 플라크(Plaque)를 형성하고 마치 모자처럼 도드라지게 됩니다. 플라크는 죽 모양의 덩어리란 뜻으로 동맥 안쪽에 솟아올라서 혈액의 흐름을 막는 혈관 건강 악화의 주범이자 산물이라고 할 수 있습니다.

요약하면 혈관에 콜레스테롤이 쌓이면 이를 없애려고 단핵구가 달라붙는데, 이 단핵구가 터져서 죽으면서 단혈구의 시체가 계속 쌓이고 혈관 근육세포(혈관을 형성하는 핵심 세포)가 섬유질로 변합니다. 이후 단핵구 시체가 쌓인 곳을 감싸면서 플라크는 점차 커집니다. 처음에는 혈관에 여드름이 생긴 정도로 작았던 플라크가 점점 자라면서 혈관을 막다가 나중에는 터지면서 죽상동맥경화를 일으키는 중요한 인자가 되는 것이죠. 즉 플라크의 벽에 균열이 일어나거나 파열되면서 혈전이 만들어지는 것입니다.

그런데 이런 동맥경화는 동맥의 모든 부위에 골고루 생기는 것이 아니라 듬성듬성 발생하게 됩니다. 가령 상행 대동맥의 대동맥 판막 부위, 복부 대동맥, 하지동맥, 경동맥에 주로 발생하며 상지동맥이나 내유동맥에는 거의 발생하지 않습니다. 또 동맥의 분지 부위에 자주 발생합니다.

설명한 바와 같이 동맥경화가 심해지면서 일어나는 치명적인 혈관사고는 절대 한순간에 찾아오는 것이 아닙니다. 혈관의 비후(Thickening), 즉 혈관이 과형성되어 크고 두툼해진 상태가 된 이후에도 혈관의 두께를 20~40% 가까이 좁히기까지 무려 10~20년이라는 긴 시간이 걸리기 때문입니다. 동맥벽이 터져서 완전히 혈관이 막히는 치명적인 혈관사고가 터지는 것은 불과 30분 안팎에 불과하지만, 그 사건이 생기기까지 무려 수십 년이란 기회의 시간이 존재하는 것입니다.

혈관 건강이 나빠지는
원인을 알고 싶어요

혈관 건강이 나빠지는 원인은 다양합니다. 혈관 건강을 해치는 생활습관으로는 과식, 소금 과다 섭취, 음주, 스트레스, 흡연 등이 있습니다. 최근 여러 통계에서 과식이나 운동 부족, 스트레스 등으로 인해 혈관 건강이 나빠지는 사례가 크게 늘고 있는 것으로 나타났습니다. 혈관 건강이 나빠지는 원인이자 전단계 질환 가운데 대표적인 것으로 동맥경화증, 고혈압, 당뇨, 고지혈증이 있습니다. 특히 혈액 속에 콜레스테롤이 많아지면 피의 흐름이 정체되고 막힐 수 있는데요. 이를 이상지질혈증 혹은 고지혈증이라고 부릅니다.

우선 흡연은 대표적인 혈관 건강 악화의 원인입니다. 하루 1/2갑의 흡연을 하는 경우 심뇌혈관 질환 위험이 3배 가까이 증가하며, 간접흡연 역시 뇌심혈관 질환을 2배 가까이 증가시킵니다.

복부비만을 비롯한 비만 역시 혈관 건강 악화의 주요 원인입니다. 특히 복부비만은 내장지방이 쌓이는 것으로, 복부비만이 있을 경우 인슐린 기능을 떨어뜨려 당 및 지질의 대사이상을 초래하고 동맥경화성 심혈관 질환의 위험을 약 2~3배 증가시킬 수 있습니다. 혈관 건강을 지키기 위해서는 규칙적인 운동과 식습관 개선을 통해 표준체중을 유지하는 것이 무엇보다 중요합니다. 또 정기적인 건강검진을 통해 고혈압, 당뇨병, 고지혈증 등을 조기에 발견하는 것도 대단히 중요합니다.

운동 부족 역시 대표적인 혈관 건강 악화의 원인입니다. 여러 연구에서 규칙적인 운동이 심뇌혈관 질병을 예방하는 것으로 밝혀진 바 있습니다. 불건강한 식사 역시 혈관 건강을 해칩니다. 반대로 채소와 과일 그리고 곡물류, 콩류는 다양한 복합 탄수화물, 섬유질, 칼륨, 비타민, 항산화제 등 미세 영양소를 제공해서 혈압을 낮추고, 당 및 지질의 대사를 호전시키고, 심혈관 질환의 발병 위험을 감소시켜줍니다. 염분, 단순 당, 동물성 적색육류, 트랜스지방의 과도한 섭취는 혈관 건강 악화의 주요 원인입니다. 여러 연구를 통해 짜게 먹는 식습관이 고혈압 및 동맥경화증을 촉진시켜 심혈관 질환의 발생을 증가시킨다는 사실이 밝혀졌습니다. 또 과도한 당 섭취는 비만과 이상지질혈증의 직접적인 원인이 됩니다.

포화지방산의 과다 섭취는 동맥경화증의 주요 위험요인으로 평가되는 총콜레스테롤 및 LDL 콜레스테롤 상승의 주요 원인입니다. 따라서 포화지방산이 많이 함유되어 있는 적색육류, 유제품, 팜유, 코코넛유의 섭취를 절제해야 합니다. 생선과 견과류 섭취 부족도 혈관 건강을 나쁘게 하는 원인입니다. 등푸른생선, 견과류 섭취 역시 혈관 건강을 개선하는 효과를 가지고 있습니다. 생선, 특히 등푸른생선에는 다가불포화 지방산이 포함되어 있어서 심뇌혈관 질환을 예방할 수 있습니다. 주 2회(약 230g) 이상 생선을 섭취하는 것이 바람직합니다. 특히 호두, 아몬드, 땅콩 등의 견과류에는 다가불포화 지방산, 섬유소, 비타민E, L-아르기닌 등의 좋은 영양소가 있습니다. 이런 성분은 LDL 콜레스테롤을 낮추고, 항혈전 효과 및 혈관 내피세포 기능을 개선시키고, 심뇌혈관 질환과 당뇨병 예방에 효과가 있습니다.

지나친 음주는 물론이고 소량의 반복적인 음주까지도 혈관 건강을 해치는 중요한 원인입니다. 음주는 체내 중성지방 합성을 증가시켜 혈관에 부담을 주고, 비만을 유발하고, 콜레스테롤 수치에 악영향을 미칩니다. 그로 인해 관상동맥 질환 발생률이 높아지고 뇌졸중, 심부전, 고혈압, 당뇨 등의 질환을 유발하는 주요한 원인이 됩니다. 또 음주는 심장에도 직접적인 영향을 미쳐 호흡곤란, 부정맥, 심근경색 등을 일으킬 수 있습니다. 특히 평소 음주 후 얼굴이 붉어지는 사람은 더 조심해야 합니다. 연구에 따르면 아시아인의 약 50% 정도는 유전적 원인으로 아세트알데하이드 탈수소효소(ALDH; Acetaldehyde Dehydrogenase)가 부족해 음주 이후 혈액 내 알데하이드가 오랫동안 머물면서 음주 관련 질환에 훨씬 취약할 수 있습니다.

음주와 관련된 사망 사고도 각별히 주의해야 합니다. 음주를 통한 사망은 비의도성 손상(29.6%), 암(21.6%), 간경화(16.6%), 심혈관계 질환 및 당뇨병(14.0%) 순으로 나타났는데요. 음주로 인한 사고사도 많지만 만성 질환이나 암 등이 발병하면서 사망할 가능성도 매우 높습니다.

충분한 수면이 부족할 때도 혈관 건강은 나빠집니다. 우선 수면 부족은 동맥과 혈류에 악영향을 미치고 심장에 과부하를 가합니다. 제대로 수면을 취하지 못하면 교감신경이 각성 상태에 놓이면서 혈관이 수축합니다. 따라서 고혈압은 물론 심근경색, 뇌졸중과 같은 심혈관계 질환에 걸릴 위험이 증가합니다. 또 수면무호흡증을 치료하지 않고 방치했을 때 심장과 혈관에 큰 부담을 줄 수 있으며 심혈관계 질환의 발생 위험을 높이는 것으로 알려져 있습니다.

최근 미세먼지와 같은 대기오염이 혈관 건강을 해친다는 사실이 밝혀진 바 있습니다. 연구에 따르면 지속적인 미세먼지 노출은 동맥 내막을 두껍게 만들고, 혈관 및 자율신경계를 손상시키고, 심장마비 등의 심혈관 질환 위험을 증가시키는 것으로 조사되었습니다.

정기적인 건강검진 부족 역시 혈관 건강을 해치거나 혈관사고의 증가를 초래하는 주요한 원인입니다. 대개의 심뇌혈관 질환은 상당히 오랜 기간 무증상의 잠복기를 거쳐서 발생합니다. 일단 혈관사고가 발생한 후에는 회복이 힘든 장기 손상이나 사망까지도 유발할 수 있으므로 평상시 꾸준한 정기검진을 통해서 위험 요소를 조기에 발견해야 합니다. 적극적이고 빠른 예방과 치료에 힘써야 할 것입니다.

019

혈관 건강을 알아보는 방법이 궁금합니다

간단한 설문을 통해 혈관 나이를 어느 정도 가늠할 수 있습니다. 우선 다음 열 가지 항목에 솔직하게 답변하기 바랍니다. 나의 혈관 나이 체크리스트입니다.

1. **운동(일주일 단위):** ① 3회 이상 꾸준히(0점), ② 3회 미만(5점)

2. **나이:** ① 45세 이전(10점), ② 46세 이상(20점)

3. **비만:** ① BMI 23 이하(0점), ② BMI 23~27(5점), ③ BMI 27 이상(10점)

4. **혈압:** ① 130/85mmHg 이하(0점), ② 140/95~160/100mmHg(10점), ③ 160/100mmHg 이상(15점)

5. **식습관(기름진 음식을 즐겨 먹는 횟수):** ① 한 달에 1~2번(0점), ② 일주일에 3번(3점), ③ 거의 매일(5점)

6. **음주**(일주일 단위): ① 3회 이상(5점), ② 3회 미만(0점)

7. **흡연:** ① 안 피운다(0점), ② 1년 미만(5점), ③ 5년 미만(10점), ④ 5~10년(15점), ⑤10년 이상(20점)

8. **콜레스테롤:** ① 200mg/dL 이하(0점), ② 200~240mg/dL(10점), ③ 240mg/dL 이상(15점)

9. **스트레스:** ① 별로 받지 않는다(0점), ② 자주 받는다(5점)

10. **가족력**(성인병에 걸린 가족이 있는지 여부): ① 없다(0점), ② 있다(5점)

총점을 계산해서 네 가지 단계(80점 이상, 60점 이상, 30점 이상, 30점 이하) 가운데 어디에 속하는지 살펴보기 바랍니다.

먼저 80점 이상은 혈관 나이 '55세'입니다. 혈관 노화가 심각하고, 전문의의 진단이 필요합니다. 60점 이상은 혈관 나이 '45세'입니다. 성인병 발병 위험이 크고, 건강 진단이 필요합니다. 30점 이상은 혈관 나이 '35세'입니다. 젊지만 그래도 방심은 금물입니다. 혈관 노화 예방을 위한 노력이 필요합니다. 30점 이하는 혈관 나이 '28세'입니다. 젊은 혈관을 유지하기 위한 노력이 필요합니다. 만약 건강 진단이나 전문의 진단이 필요한 단계라면 빠르고 주기적으로 혈관 건강을 관리해야 합니다. 혈관 질환에 대한 각별한 노력이 필요합니다.

020

어떤 사람이 더 빨리
혈관이 망가질까요?

실제로 진료실에서 60대, 아니 70대임에도 20대만큼이나 건강한 혈관을 가진 사람을 어렵지 않게 만날 수 있습니다. 반면 아직 30~40대임에도 혈관 건강이 크게 나빠져 치명적인 질병까지 걱정되는 사람도 쉽게 만날 수 있는데요. 건강에는 불가항력적인 요소도 있지만, 스스로의 노력과 실천으로 건강을 지킬 수 있다는 희망 역시 분명히 느낍니다. 특히 혈관 건강은 자신의 관리 여하에 따라 크게 달라질 수 있는 분야 가운데 하나입니다. 반대로 몇 가지 불건강한 습관이나 선택으로 쉽게 망가지기 쉬운 것 역시 혈관 건강입니다.

그렇다면 어떤 사람이 늙을 때까지 건강한 혈관을 유지하고, 어떤 사람이 더 빨리 혈관이 망가지는 걸까요? 또 나이가 들어서도 20대처럼 팔팔한 혈관을 유지하기 위해 우리는 어떻게 해야 할까요? 우선 혈관을 늙고 병들게 만드는 주범부터 파악하는 것이 급선무일 것입니다. 사실 나이와 성별, 유전자와 같은 자연적이고 불가항력적인 원인 외에도 혈관을 늙고 병들게 만드는 원인은 무척 다양합니다. 지금까지 과학적으로 명백하게 밝혀진 혈관을 병들게 하는 원인을 살펴보면 다음과 같습니다.

첫째, 담배를 피우거나 간접흡연에 노출된 사람입니다. 우선 흡연자는 심근경색, 뇌졸중에 걸릴 위험이 비흡연자에 비해 2배 정도 높습니다. 금연을 하고 1년만 지나도 심뇌혈관 질환의 위험이 절반 이하로 떨어진다는 조사도 있습니다. 그런데 담배가 술보다 더 큰 문제인 이유는 담배를 피우면 자신의 건강뿐만 아니라, 주변 사람이나 가족까지 나쁜 영향을 미칠 수 있다는 사실입니다. 가족 중에 흡연자가 있으면 가족 구성원이 심혈관 질환에 걸릴 확률은 1.3배, 뇌혈관 질환에 걸릴 확률은 2배 이상 높은 것으로 나타났습니다.

직접 담배를 피우는 것도 아닌데 간접흡연만으로 질병이 생기는 이유는 무엇일까요? 물론 유전이나 생활습관을 공유하는 가족력 때문이기도 하겠지만 간접흡연의 위험성을 간과할 수 없습니다. 간접흡연이란 일반적으로 비흡연자가 흡연자의 담배 연기를 흡입하는 것을 말하며, 비자발적 흡연 또는 환경흡연이라고도 합니다. 설사 바로 옆에서 담배를 피우지 않더라도, 흡연자와 함께 생활하다 보면 그 사람이 내뿜는 호흡을 통해 간접흡연 피해를 볼 수 있습니다. 외부에서 담배를 피우고 집에 들어와 손을 씻고 양치질까지 한 다음에도 당사자의 폐나 호흡기, 몸이나 옷에 묻은 유해물질은 사라지지 않고 간접적인 영향을 미칩니다.

혈관력

흡연자 앞에서 담배 연기를 맡는 간접흡연을 2차 흡연이라고 한다면, 직접 연기를 맡지 않아도 담배의 유해물질에 노출되는 것을 3차 흡연이라고 부릅니다. 담배 연기를 직접 쐬지 않지만 흡연자와 같은 공간에 지내는 것만으로도 담배 유해물질의 영향을 받게 됩니다. 흔히 흡연 후 청결하게 씻으면 냄새와 함께 유해물질도 사라진다고 생각하지만 옷과 몸, 폐에 유해물질은 계속 남아 있습니다. 가령 흡연 후 니코틴은 평균 14분까지 흡연자의 호흡을 통해서 계속 밖으로 배출됩니다. 따라서 담배의 직간접적 피해에서 자신의 혈관을 지키는 노력이 필요합니다.

둘째, 음주를 하거나 적정 음주를 넘어서 술을 마시는 사람입니다. 음주 역시 혈액 내 중성지방 수치를 높이기 때문에 반드시 피해야 할 일입니다. 연구에 따르면 과음과 잦은 음주는 심장이 불규칙적으로 뛰는 부정맥을 유발해서 현기증, 심장마비를 일으킬 수 있습니다. 또 잦은 음주는 혈관의 수축 기능을 망가뜨려 고혈압을 일으킬 수 있습니다. 그리고 부정맥, 고혈압과 같은 질병은 뇌졸중을 일으키거나 증상을 악화시킬 수 있습니다.

술을 먹으면 혈중 지질 성분을 분해하는 효소가 잘 분비되지 않으면서 킬로미크론(Chylomicron)을 제대로 분해하지 못합니다. 킬로미크론이란 혈액 중 분자량이 낮은 지질운반체를 의미합니다. 유럽 심장학회·동맥경화학회가 발표한 가이드라인에 따르면, 이상지질혈증을 가진 사람은 절대 과음을 해서는 안 되며(하루 알코올 섭취량 남성 20~30g, 여성 10~20g), 고중성지방혈증 환자는 완전히 금주해야 한다고 합니다.

셋째, 이상지질혈증이 있는 사람입니다. 국내 30세 이상 성인의 절반 정도인 47.8%가 흔히 고지혈증, 고콜레스테롤혈증으로 불리는 이상지질혈증을 겪습니다. 조사 때마다 30대 이상 성인의 사망 원인 가운데 2~3위를 차지하는 대단히 흔한 질환입니다. 이상지질혈증이 무서운 이유는 심뇌혈관 질환을 일으키는 가장 큰 원인이기 때문입니다. 이미 이상지질혈증이 나타났다면 혈관 건강에 중대한 문제가 생겼다고 생각해도 과언이 아닙니다. 국내 이상지질혈증의 환자 수는 최근 크게 늘었고 그 증가세가 꺾이지 않고 있습니다.

넷째, 비만이 있는 사람입니다. 혈관 건강을 해치는 주요 원인으로 비만이 있습니다. 비만 역시 다양한 연구에서 고혈압, 당뇨병, 이상지질혈증의 위험을 높이는 것으로 나타났습니다. 또 그에 따른 심혈관 질환의 발병이나 사망률도 크게 높입니다. 따라서 적정 체중을 유지하는 것은 혈관 건강뿐만 아니라 만병을 다스리는 절대 원칙입니다.

다섯째, 운동이 부족한 사람입니다. 운동 부족 역시 혈관을 병들게 합니다. 많은 연구에서 유산소 운동이 중성지방을 감소시키며, HDL 콜레스테롤은 증가시키는 것으로 밝혀졌습니다. 운동은 심혈관 질환 예방에 도움이 됩니다. 다만 유산소 운동이 LDL 콜레스테롤 수치를 낮추는지에 대해서는 확실하게 밝혀진 바가 없습니다. 또 근력 운동이 혈관을 건강하게 한다는 확실한 증거는 없습니다. 하지만 운동을 통해 얻는 다양한 건강 유익이 직간접적으로 혈관을 건강하게 한다는 점은 분명합니다.

운동은 심장 질환의 위험을 감소시키는 것으로 알려져 있습니다. 운동을 하지 않는 사람은 운동을 하는 사람에 비해 심장 질환의 발병률이 2배 정도 높습니다. 강도가 약한 정도부터 시작해 중간 정도의 운동을 규칙적으로 하면 심장 질환의 위험을 크게 줄일 수 있습니다. 가

혈관력

령 최근 연구에서는 운동이 혈관 생성을 촉진한다는 사실이 밝혀지기도 했습니다. 스위스 취리히연방공과대학 카트린 데 보크 교수 연구팀은 운동이 근육의 모세혈관 형성을 자극함을 밝혀냈습니다. 특히 걷기와 같은 유산소 운동이 혈관 건강 증진에 도움이 됩니다. 그런데 무작정 계속 걷는 것보다는 달리기와 걷기를 번갈아 하는 '인터벌 운동'이 혈관 건강에 더 좋다는 연구도 발표된 바 있습니다.

여섯째, 스트레스가 심한 사람입니다. 스트레스 역시 혈관 건강을 저해합니다. 스트레스는 우리 몸의 자율신경계의 교감신경을 활성화시킵니다. 교감신경이 활성화되면 혈압이 높아지고 혈관 내 혈당도 함께 상승합니다. 혈당의 상승은 그 자체로 혈관에 가해지는 물리적 스트레스라고 할 수 있습니다. 또 교감신경이 항진되면 혈관이 좁아지고 경직됩니다. 스트레스가 높을 때 분비되는 아드레날린이 혈관을 좁히고, 심장박동을 높여 혈압을 상승시키는 원인이 됩니다. 체내 아드레날린 농도가 높아지면 혈액의 흐름이 빨라지면서 체내 활성산소의 양도 급증합니다. 활성산소 역시 혈관을 노화시키는 주범입니다.

일곱째, 불건강한 식사를 하는 사람입니다. 적정 칼로리의 균형 잡힌 식사를 하지 않는 사람, 그리고 혈관 건강에 도움 되는 식사를 하지 않는 사람을 말합니다. 혈관 건강을 증진하는 식사가 있다면, 혈관 건강을 망치는 식사도 있을 것입니다. 심지어 목숨까지 위협할 수 있는 치명적인 식습관도 존재합니다. 여러 연구에서 건강한 식사를 하는 사람은 그렇지 않은 사람에 비해 혈관 노화를 크게 늦추고, 각종 심혈관 질환의 위험성도 크게 떨어뜨릴 수 있다는 사실이 밝혀진 바 있습니다. 여기에 대해서는 다른 질문에서 따로 설명하겠습니다.

2장

지금 당신의
혈관은?

  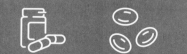

가슴이 자주 답답한데
혈관과 관련 있나요?

누구라도 가슴이 답답한 증상이 나타나면 걱정될 수밖에 없습니다. 그 자체로 불안이 느껴지는 증상이기 때문입니다. 게다가 다른 신체 부위의 통증보다 더 예민하고, 불편을 많이 느끼게 됩니다. 때로는 치명적인 질병이 그 원인일 수 있으므로 이런 증상이 나타났다면 걱정이 이만저만이 아닐 것입니다. 하지만 가슴이 답답하다고 모두 무서운 질병인 것은 아닙니다. 가슴이 답답한 증상은 다양한 원인으로 생길 수 있기 때문입니다. 실제로 가슴 답답함을 일으키는 원인 가운데 가장 많은 비율을 차지하는 것이 위식도역류 질환과 같은 소화기 질환입니다. 심장이나 혈관 부위가 아니라 소화기 질환에 의한 가슴 답답함이 전체의 약 50% 정도를 차지하는 것으로 알려져 있습니다.

소화기 질환에 의한 가슴 답답함은 대개 가슴 정중앙이 타는 듯하고, 트림이 자주 나는 증상이 동반될 수 있습니다. 이런 증상은 주로 역류성식도염으로 생깁니다. 또 이 밖의 소화기 질환(위염, 위궤양, 십이지장궤양 등)에 의해서도 가슴 답답함이 유발될 수 있습니다. 소화기 질환이 아닌 다른 원인으로는 천식, 심장 질환, 폐 질환, 과민성대장증후군, 정신적인 요인, 알레르기 반응, 공기의 질 문제 등이 있습니다. 또 가슴 답답함이나 가슴 통증은 위치와 양상에 따라 식도염, 폐렴, 근육통 등 다양한 원인에 의해 생길 수 있습니다. 임의로 속단할 것이 아니라 반드시 의사의 진료를 통해 정확한 진단을 받는 것이 원칙입니다.

자주 이러한 증상이 나타나는 분이라면 절대 가볍게 넘기지 말고 반드시 그 뿌리 원인을 찾아야 합니다. 일반적인 것은 아니나 심한 경우 위암이나 폐암과 같은 치명적인 질환이 그 원인일 수 있기 때문입니다. 물론 가슴이 답답할 때 가장 많이 걱정하고 의심하는 질병은 역시 심장 질환일 것입니다. 심혈관 질환은 전 세계 사망 원인 1위 질환인 만큼, 만약 자신에게 가슴 답답함 증상이 생겼다면 가장 먼저 심장 질환부터 의심해봐야 합니다.

여러분이 의사가 아니라면 함부로 특정 원인에 의한 것이라고 단정해서는 안 됩니다. 모든 흉통이나 가슴 답답함이 심장 질환에 의한 것은 아니지만, 흉통이나 가슴 답답함은 심장 질환의 주요 증상이기 때문에 반드시 그 원인을 찾아야 합니다. 심장 질환은 치명적인 후유증은 물론, 때로는 갑작스러운 사망의 주된 원인이 될 수 있어 항상 주의를 기울여야 합니다.

심장 질환에 의한 가슴 답답함은 어떤 식으로 나타날까요? 만약 서서히 심해지는 가슴 통증과 함께 숨가쁨, 식은땀, 부종 등이 함께 나타난다면 심장 질환을 의심해야 합니다. 이 밖에 가슴 중앙에서 느껴지는 통증, 메스꺼움, 무력감, 이유 없는 피로감, 팔이 아프거나 무겁다고 느껴짐, 등이 아픈 증상, 소화불량, 심장이 빠르게 뛰는 증상도 함께 나타날 수 있으므로 면밀히 관찰해야 합니다. 심장 질환의 주요 증상을 잘 숙지하고 있다가 유사 증상이 나타났을 때 신속하게 대처하기 바랍니다.

과음이나 과로로 심각한 스트레스를 느낀 이후에도 자주 심장 질환이 발병합니다. 이런 일이 있고 난 후 자신에게 가슴 답답함 증상이 나타난다면 증상이나 병세가 심해지기 전에 빨리 가까운 병의원을 찾아 진단과 응급처치를 받아야 합니다. 또 자신이 60세 이상이거나 고혈압, 당뇨병과 같은 만성 질환이 있다면 발병 위험이 높기 때문에 가슴이 답답하다면 심장 질환부터 의심해볼 필요가 있습니다.

심장 질환 가운데는 관상동맥이 갑작스럽게 막혀 심장근육이 죽어가는 질환, 즉 심근경색이 가장 대표적입니다. 심근경색이 발생하면 앞서 설명한 증상들이 동시다발적으로 일어납니다. 특히 가슴뼈 안쪽이 조이는 것처럼 통증이 느껴지고 통증이 턱, 어깨, 목, 팔과 같은 다른 부위로 점점 퍼지면서 증상이 심해진다면 심근경색일 가능성이 큽니다. 심근경색은 대부분 딱딱해진 혈관을 혈전(피떡)이 막아서 발병합니다. 이 경우 가슴 답답함이나 흉통이 쉽게 사라지지 않고 심부전으로 나아갈 수 있습니다. 따라서 비슷한 증상이 나타난다면 즉시 병원을 찾아 빠른 진단과 응급처치를 받아야만 합니다. 아직 병증이 초기라면 혈전을 녹이는 약물을 사용하거나, 관상동맥을 확장하는 시술 등을 통해 쉽게 치명적인 상황에서 벗어날 수 있습니다. 언제나 빠르고 빈틈없는 대처가 무엇보다 중요합니다.

그러나 확률적으로 심근경색에 의한 가슴 답답함이 나타날 확률은 매우 낮습니다. 해당 증상은 앞서 제시한 다른 원인에 의한 때가 대부분입니다. 물론 앞서 제시한 원인과 전혀 상관없이 가슴 답답함이 생길 수도 있습니다. 가슴 답답함을 동반하는 대표적인 질병으로 저혈압과 공황장애가 있습니다. 우선 자신에게 저혈압이 있다면 가슴 답답함이 나타날 때가 많습니다. 저혈압은 수축기 혈압이 100mmHg 이하, 확장기 혈압이 60mmHg 이하인 경우입니다. 저혈압은 대개 증상이 없지만 심한 경우 때로는 실신에 이르기도 합니다.

저혈압이 생기면 심장근육에 공급되는 혈액이 줄면서 가슴이 답답해지고 숨쉬기가 힘들어질 수 있습니다. 저혈압이 있을 때는 현기증, 수족냉증, 두통, 피로감, 맥박의 불규칙함과 같은 증상이 동반할 수 있습니다. 현재 느끼는 가슴 답답함이 저혈압 때문인지 혹은 다른 원인에 의한 것인지 분별할 수 있어야 합니다. 평소 저혈압 증상을 가지고 있다면 높은 비율로 여기에 해당할 가능성이 큽니다.

또 다른 가슴 답답함의 원인으로 공황장애가 있습니다. 공황장애가 있는 경우 심한 불안과 함께 갑작스럽게 여러 신체 증상이 나타날 수 있습니다. 공황장애 증상이 나타나면 때에 따라 극심한 공포심을 느끼고, 가슴이 답답해지거나 호흡이 어려워지는 증상이 나타날 수 있습니다. 공황장애가 있는 사람들 상당수는 현재 느끼는 가슴 답답함을 심장 질환 때문이라고 착각하기가 쉽습니다. 가슴 답답함과 함께 죽을 것 같은 공포, 심한 불안, 초조감이 느껴진다면 공황장애일 가능성이 큽니다. 평소 불안장애나 다양한 정신증을 지니고 있다면 공황장애가 가슴 답답함의 원인일 수 있습니다. 이 역시 위중한 질병이므로 미루지 말고 가까운 병의원이나 전문의를 찾아서 질병 여부나 원인을 찾아야 합니다.

이런 증상이 나타났다가 잠시 소강상태가 되거나 조금 사라졌다고 해서 방심해선 안 됩니다. 만약 자신에게 비슷한 증상이 나타났다면 증상이 줄었다고 가볍게 여기거나 무시하지 말고 반드시 의사의 진단을 받고 그 원인이 저혈압인지, 공황장애인지, 아니면 다른 원인에 의한 것인지 확인해야만 합니다. 좀 더 중한 질병이 그 원인일 수 있으니 가슴 답답함 증상에 대해 항상 경각심과 신중한 태도를 가지는 것이 중요합니다.

빈혈이 생기면 혈관에 문제가 있는 건가요?

빈혈이라고 하면 흔히 피가 모자란 증상 정도로 생각하지만 빈혈은 종류도 다양하고 원인도 제각각입니다. 때로는 치명적인 질병이 빈혈 증상의 원인일 수 있으니 절대 간과하거나 무시해서는 안 됩니다. 우선 가장 흔한 경우 체내에 철분이 부족해서 생기는 '철 결핍성 빈혈'이 있고, 또 엽산과 비타민B12 부족으로 생기는 '비타민 결핍성 빈혈', 류마티스성 관절염 등으로 인한 '만성 질환 빈혈', 자가면역 질환인 '재생불량성 빈혈' 등이 있습니다. 때로는 몸에 특정 암이 생기면서 그것이 원인이 되어 빈혈 증상이 나타나기도 하므로 가볍게 넘겨서는 안 됩니다. 따라서 빈혈이 있을 때는 반드시 의사에게 진찰을 받고 정확한 원인을 찾아야만 합니다. 같은 빈혈이라도 발생 원인에 따라 증상이나 예후, 치료법이 제각각이고 경과가 달라질 수 있어 주의를 기울여야 합니다.

빈혈의 원인은 다양하지만 가장 흔한 원인은 철분 결핍에 의한 빈혈입니다. 간혹 비타민B12나 엽산의 부족, 용혈 등이 그 원인이 되기도 합니다. 고령 환자는 조혈계의 양성 또는 악성 질환에 의한 빈혈이 생길 수 있으므로 철분 결핍에 의한 빈혈이 아니라면 반드시 빈혈의 원인을 찾는 정밀검사를 진행해야 합니다. 철분 결핍의 경우 위궤양, 대장 용종, 치질 출혈 등에 인한 만성 출혈 때문일 수 있고 여성은 과다한 월경량 등에 의해 빈혈이 나타날 수 있습니다. 위장 또는 소장 수술을 했거나 소장의 염증성 질환 등으로 인해 철분 흡수가 저해되면서 빈혈이 생길 수도 있습니다. 철 결핍성 빈혈의 원인을 찾기 위해서는 내시경 검사를 통해 위장 또는 대장 질환의 유무부터 확인해봐야 합니다. 여성은 산부인과 검진을 통해 자궁근종이나 자궁내막증 등의 질환이 있는지 확인해야 합니다.

비타민B12나 엽산 결핍의 경우 이러한 영양소의 결핍을 일으키는 원인 질환이 다양하기 때문에 원인에 알맞은 치료가 이뤄져야 합니다. 용혈성 빈혈 역시 용혈의 종류에 따라 치료가 달라질 수 있습니다. 또 신부전, 심부전, 자가면역성 질환 등의 전신 질환에 의한 빈혈 역시 꼭 원인을 찾아 맞춤 치료를 진행하는 것이 원칙입니다.

여기서는 일반적인 빈혈 증상에 한정해 알아보도록 하겠습니다. 빈혈은 산소를 운반하는 성분인 헤모글로빈이 부족한 상태를 말합니다. 그런데 철분은 적혈구 내의 헤모글로빈을 구성하는 중요 성분입니다. 따라서 체내에 철분이 부족하면 헤모글로빈의 생산과 골수에서의 적혈구 생산이 줄어들 수밖에 없습니다. 그 결과 폐에서 산소와 결합할 헤모글로빈의 수가 부족해지므로 각 조직으로 산소를 원활하게 공급하지 못하는 일이 발생합니다. 혈액검사를 통해 혈색소 수치나 적혈구 수 또는 이 두 가지 모두가 정상치보다 떨어질 때 빈혈로 진단될 수 있습니다.

소아 환자의 경우 저장 철이 정상치보다 떨어진 수치를 보인다면 철 결핍 빈혈이라고 진단할 수 있습니다. 정상 혈색소 수치는 연령에 따라 조금씩 달라집니다. 6개월에서 6년까지는 평균 12g/dL고, 7세에서 12세 사이는 평균 13g/dL이며, 그 이상은 남자가 16g/dL, 여자가 14g/dL입니다. 각자의 정상치는 보통 하루에 필요한 철이 투여된 상태에서의 혈색소 수치를 의미하기 때문에, 정밀한 검사를 통해 개인의 하루 필요량을 판정할 필요가 있습니다.

빈혈로 인해 혈관 건강이 더욱 나빠질 수 있습니다. 빈혈은 혈액이 신체에 필요한 산소를 충분히 공급하지 못해 저산소증을 초래하는 질환입니다. 이와 같은 증상이 나타나는 가장 큰 이유는 혈액 속에 산소를 실어 나르는 적혈구가 부족하기 때문입니다. 장기간에 걸쳐 철 결핍성 빈혈을 방치되면 심장과 혈관에도 악영향을 미칠 수 있습니다. 빈혈이 계속 방치되면 우선 부정맥, 즉 빠르고 불규칙한 심장박동 증상을 초래할 수 있습니다. 또 빈혈 상태에서는 심장이 혈액 내 산소 부족을 보충하기 위해 보다 많은 양의 혈액을 방출하므로, 울혈성 심부전(심장이 신체 조직이나 기관에 필요한 혈액을 제대로 공급하지 못하는 상태)을 일으킬 수 있습니다. 또 체내 철분이 부족해지면 헤모글로빈 생산이 감소하는데요. 폐에서 산소와 결합하는 헤모글로빈이 부족해지면 각 조직으로 산소가 충분히 공급되지 못해 피로감, 무기력, 어지럼 등이 나타날 수 있습니다. 산소 공급이 줄어들면 이런 증상을 보완하기 위해 심장박

혈관력

동이 증가하고, 이러한 증상이 방치되면 심장에 지속해서 부담이 가해지면서 심장비대증, 심한 경우 심부전증으로 이어질 수 있습니다.

우리 신체에서 철분은 적혈구 내의 헤모글로빈을 구성하는 대단히 중요한 영양 성분입니다. 만약 철분이 혈액에 부족해지면 헤모글로빈의 생산과 골수에서의 적혈구 생산이 줄어들고 맙니다. 그 결과 폐에서도 산소와 결합할 헤모글로빈의 수가 부족해지므로, 각 신체 조직으로 산소가 원활하게 공급되지 못하는 상황에 이를 수 있습니다. 이때 가장 타격을 받는 장기가 바로 심장과 혈관일 것입니다. 실제로 빈혈 증상으로 인해 심혈관 질환의 위험이 현저하게 커진다는 조사 결과가 있습니다.

세계보건기구가 적혈구 내 헤모글로빈(혈색소) 농도를 통해 정한 성인 빈혈 기준치는 남자 13g/dL 미만, 여자 12g/dL 미만입니다. 중앙대병원·서울대병원 건강증진센터 공동 연구팀에 따르면 2년 동안 헤모글로빈 수치가 정상 범위를 벗어난 경우 10년 뒤 급성 심근경색, 뇌졸중, 뇌혈관 질환 등 심뇌혈관 질환 발생 및 사망 위험이 전체적으로 높아지는 것으로 나타났습니다. 특히 관찰 기간 헤모글로빈 농도가 기준치 이상으로 증가한 사람은 10년 후 급성 심근경색과 뇌졸중 위험이 각각 50%, 10% 가까이 상승하는 것으로 조사되었습니다. 따라서 평소 빈혈 증상에 대한 적극적인 관리와 치료가 심뇌혈관 질환의 예방과 치료에서 매우 중요한 부분이라고 하겠습니다.

023

콜레스테롤은 어떻게 혈관 질환을 일으키나요?

사람의 몸에는 다양한 지질이 존재합니다. 지질은 우리 몸을 구성하는 주요 성분인 동시에 몸을 건강하게 유지하는 핵심 영양소입니다. 지질에 해당하는 영어가 바로 우리가 잘 아는 콜레스테롤(Cholesterol)입니다. 따라서 지질과 콜레스테롤은 거의 같은 말이라 생각해도 무방합니다. 콜레스테롤은 스테로이드와 알코올의 조합, 즉 스테롤 가운데 하나로 모든 동물세포의 세포막에서 발견되는 지질입니다. 주로 혈액을 통해서 운반됩니다. 식물세포의 세포막에도 소량의 콜레스테롤이 존재하지만 대부분 동물성 음식과 동물의 세포에 존재합니다.

콜레스테롤은 세포의 피부라 할 수 있는 세포막을 형성하고, 여러 호르몬을 합성하는 데 주로 쓰입니다. 우리 몸이 생명을 유지하기 위해서는 여러 영양소가 필요한데요. 그중 가장 중요한 3대 영양소가 탄수화물, 지방, 단백질입니다. 지질은 이 중 지방에 해당하며 인체의 구성과 회복, 항상성 유지를 위해 반드시 필요한 무척 중요한 영양소 가운데 하나입니다. 지질은 내 몸이 자체적으로 만들 수도 있지만 많은 양은 음식을 통해 외부에서 받아들이게 됩니다.

지질은 우리 몸에서 다양한 기능과 역할을 수행합니다. 우선 지질은 세포와 세포막을 구성하는 주요 성분이 되고, 스테로이드 호르몬의 재료가 되며, 담즙의 원료가 됩니다. 따라서 지질은 생명 유지에 꼭 필요한 영양소라고 할 수 있습니다. 또 음식을 통해 섭취한 지질은 몸에서 호르몬을 합성하는 데 쓰이거나 뇌 성장이나 유지 등과 같은 여러 가지 대사 과정에도 폭넓게 활용됩니다. 콜레스테롤의 정상치는 140~200mg/dL 정도이고 평균적으로 약 180mg/dL입니다.

잘 알려진 지질 가운데 중성지방 역시 우리 몸의 여러 조직과 세포의 에너지로 쓰입니다. 지질은 음식을 통해 들어오기도 하며 식사와 상관없이 간에서 만들어지기도 합니다. 혈액 속 지질의 양을 측정할 때는 총콜레스테롤, LDL 콜레스테롤, HDL 콜레스테롤과 함께 중성지방까지 총 네 가지 수치를 함께 확인해야 합니다. 이때 중성지방 수치가 정상치 이상으로 높으면 동맥경화 위험도가 커집니다. 체내에서 합성되는 지방의 한 형태인 중성지방은 음식 섭취를 통해 에너지로 쓰이는 칼로리의 섭취가 몸에 부족한 경우 스스로 분해되어서 에너지원으로 사용됩니다. 적절한 콜레스테롤과 중성지방의 수치는 이상지질혈증 진단 기준을 살펴보기 바랍니다.

혈액은 대부분 물로 이뤄져 있으므로, 콜레스테롤이나 중성지방과 같은 지질이 자유롭게 혈액을 떠다닐 수는 없습니다. 지질이 혈액 속을

🔍 이상지질혈증 진단 기준

분류		단위(mg/dL)
총콜레스테롤	높음	≥240
	경계치	200~239
	적정	<200
중성지방	매우 높음	≥500
	높음	200~499
	경계치	150~199
	적정	<150
HDL 콜레스테롤 (높을수록 좋음)	높음	≥60
	낮음	<40
LDL 콜레스테롤	매우 높음	≥190
	높음	160~189
	경계치	130~159
	정상	100~129
	적정	<100

* LDL 콜레스테롤 조절 목표는 동반 질환과 건강 상태에 따라 다를 수 있음

자유롭게 떠다니기 위해서는 콜레스테롤이나 중성지방이 단백질이나 다른 물질에 싸여서 지질단백질이라는 입자로 변해야만 합니다. 이렇게 단백질로 싸인 입자 알갱이인 지질단백질(지단백) 덩어리 가운데서 저밀도지단백(LDL) 콜레스테롤은 간에서 만들어져 각 조직과 세포로 콜레스테롤과 중성지방 등을 실어 나르는 역할을 합니다. 또 고밀도지

단백(HDL) 콜레스테롤은 조직과 세포에서 쓰고 남은 지질을 청소차처럼 쓸어 담아 간으로 운반하는 역할을 합니다.

HDL 콜레스테롤 수치가 높으면 죽상경화증에 걸릴 확률이 낮아집니다. 흔히 HDL 콜레스테롤을 좋은 콜레스테롤이라고 부르는 이유도 여기에 있습니다. LDL 콜레스테롤은 입자가 너무 많아서 각 조직과 세포로 배달되기 전에 혈관에서 흘러넘칠 경우 혈관에 지질이 쌓이면서 혈관이 좁아지는 증상이 나타납니다. 또 남은 지질을 쓸어 담아야 할 HDL 콜레스테롤 입자들이 모자랄 경우 혈관 청소가 제대로 이뤄지지 않아 혈관이 좁아질 수 있습니다.

중성지방은 그 자체로만 보면 인체에 해로운 물질은 아니지만 체내에 그 양이 지나치게 많아졌을 때 문제를 일으킬 수 있습니다. 우리 몸의 중성지방 수치가 높은 상태에서는 앞서 말한 대로 몸에 해로운 LDL 콜레스테롤을 많이 만들어내게 됩니다. 그로 인해 혈전이 만들어지고, 혈관에 염증이나 상처를 만들어내고, 혈관이 막히거나 터지는 혈관사고와 심뇌혈관 질병을 초래할 수 있습니다. 이처럼 지질은 몸에 꼭 필요한 성분이지만 지나치게 많으면 혈관에 지단백이 쌓이고, 결국 혈관이 막히면서 심장과 뇌 등의 기능이 떨어지거나 멈추는 심각한 문제를 일으킬 수 있는 위험한 물질이기도 합니다.

혈액에 콜레스테롤이 지나치게 많은 증상을 고콜레스테롤혈증이라고 부르는데, 고콜레스테롤혈증을 장기간 방치할 경우 콜레스테롤이 혈관벽에 쌓이면서 동맥폐색을 초래할 수 있습니다. 또 이렇게 막힌 동맥은 심장마비, 뇌졸중, 다리의 순환 부전(말초동맥 질환)을 유발하는 중요한 원인이 됩니다. 또 장시간 LDL 콜레스테롤 수치가 높은 상태에서는 동맥의 경화(죽상경화증)를 유발하게 됩니다. 중상경화증은 동맥이 콜레스테롤, 지방 및 다른 물질로 막히게 되는 증상을 말합니다. 이렇게 막힌 혈관에서는 혈액이 원활하게 흐를 수 없게 되고, 때로는 막힌 혈관 부위에 혈전까지 만들어지면서 혈액의 흐름이 완전히 차단되는 색전증(Embolism)이 나타날 수도 있습니다. 색전증은 혈관 안에서 액체 상태로 흘러야 할 피가 고체인 피떡으로 굳어져서 혈관을 막아버리는 질환을 가리킵니다. 즉 색전증은 색전(Embolus)에 의해 혈관이 완전히 막히는 증상을 가리킵니다.

색전은 원래 있던 장소에서 떨어져 나와 혈류를 타고 체내의 이곳저곳으로 옮겨다니는 덩어리를 부르는 총칭입니다. 색전을 구성하는 성분으로는 혈전(Thrombus), 공기나 가스 성분, 출산 시 발생하는 양수(Amniotic Fluid), 고형의 콜레스테롤, 고름 등 그 종류가 무척 많습니다. 어쨌든 혈액 속을 떠다니던 색전이 특정 혈관 부위를 완전히 막아버리는 색전증이 생기면 여러 가지 증상이 함께 나타나게 됩니다. 이환된 사지에서 맥박이 잡히지 않거나, 혈색이 창백해지거나, 피부가 얼룩덜룩해지면서 그물 모양을 띠거나, 괴저(세균 증식으로 인한 생체조직의 괴사) 증상이 나타나거나, 근육의 힘이 빠질 수 있습니다.

특히 위험한 것은 심장 바로 옆의 정맥인 심부정맥을 막는 심부정맥 색전증입니다. 이는 많은 양의 피가 지나는 심부정맥이 피떡으로 막혀서 심장 기능에 문제를 일으키는 질환입니다. 이를 심근경색이라고 통칭합니다. 심장으로 가는 정맥이 막히면 생명을 위협하는 심장마비가 나타날 수 있습니다. 갑자기 죽음을 맞이하는 돌연사의 대부분은 심장마비로 인한 돌연사입니다. 2017년 통계에 따르면 급성 심장마비 발생자 가운데 61%(1,203명)는 빠르게 심폐소생술을 받아 생존했지만 39%(776명)는 사망했습니다. 응급의료 인력이 부족해지고, 노령화가 가속화되면서 앞으로 심장마비로 인한 돌연사 비율은 가파르게 증가할 전망입니다. 심장마비와 같은 방식으로 뇌로 가는 혈액의 흐름이 차단되면 뇌졸중이 생기게 됩니다.

그렇다면 고지혈증, 즉 고콜레스테롤혈증이 생기는 원인은 무엇일까요? 먼저 유전적인 원인이 있습니다. 어떤 사람은 섭취하는 음식과 상관없이 지나치게 많은 콜레스테롤이 몸에서 만들어지는 체질을 지니고 있습니다. 주변에 뇌심혈관계 질환자가 많다면 유전적 소인이나 가족력을 의심해볼 수 있으므로, 미리 다양한 검사나 진단을 받아보고 자신의 혈관 건강에서의 취약점을 확인해둘 필요가 있습니다.

물론 가장 흔한 원인은 지방이나 콜레스테롤이 높은 음식을 지나치게 많이 먹는 것입니다. 현재 당뇨나 당뇨 전단계 상태에 있다면 고지혈증이 쉽게 동반할 수 있습니다. 평소 신체활동이 부족한 사람, 과도하게 알코올을 섭취하는 사람에게도 쉽게 나타날 수 있습니다. 특정 약물을 장기간 복용한 때도 고콜레스테롤혈증이 생길 수 있습니다.

포화지방 및 콜레스테롤이 높은 음식에는 다음과 같은 것이 있습니다. 버터, 크림 또는 포화지방 및 기름, 소시지, 편육, 핫도그, 내장고기, 돼지갈비, 계란 노른자, 지방이 있는 종류의 소고기, 양고기, 돼지고기, 파이, 케이크, 도넛, 고지방 쿠키 및 크래커 등 가게에서 구매한 베이킹 제품, 전유, 크림, 전유 요구르트, 고지방 유제품, 코코넛유, 야자유, 라드, 베이컨 지방 등입니다. 포화지방이 높은 음식은 혈관 건강을 위해 가장 우선적으로 삼가야 할 음식입니다.

과체중일 때 혈관에
문제가 될 수 있나요?

수년 전 비만한 사람이 그렇지 않은 사람보다 심부전 질환에 걸렸을 때보다 오래 생존한다는 사실이 밝혀지면서 의학계가 발칵 뒤집힌 일이 있습니다. 이를 두고 비만한 사람이 상대적으로 혈관 질환에 걸리지 않았다고 해서 '비만의 역설'이라고까지 부르게 되었는데요. 그런데 이후 여러 연구를 통해 이것이 거짓임이 밝혀졌습니다. 비만의 역설은 심부전 질환 발병 이후 과체중 또는 비만한 사람이 저체중인 사람보다 예후가 좋은 역설적 상황을 가리키는 말이었습니다. 단 당시 연구에서 체질량지수(BMI)가 아주 높은 환자는 여기에 해당하지 않았습니다.

해당 연구에서 비만이 있는 심부전 환자의 심부전 발병 후 예후를 조사했더니 BMI가 높거나 허리 둘레, 삼두근 피부 두께 등이 두꺼운 환자가 정상 체중 환자보다 생존율이 근소하게 높게 나타났는데요. 이를 두고 연구자들은 심부전 이후 환자가 자신이 위험에 처했다고 생각하면 보다 적극적으로 약물치료를 받고, 또 몸속에 존재하는 각종 지방이 신경호르몬, 염증성 사이토카인, 아디포카인 생리 등을 변화시키면서 보호 효과가 나타난 것이라는 잘못된 해석을 내놓았습니다. 하지만 후속 연구에서 이는 모두 틀린 사실로 판명되었습니다.

최근 비만의 역설을 뒤집는 연구들이 연이어 발표되고 있는데요. 우리나라 국민건강보험공단에 따르면 1992년 건강검진을 받았던 평균 연령 39세의 공무원과 교직원 105만 3,901명의 체질량지수(BMI)와 사망률의 상관관계를 분석한 결과, BMI가 높을수록 사망률 역시 올라가는 것이 확인되었습니다. 10·15·20년의 추적·조사에선 그 차이가 그리 두드러지지 않았으나 25년간 추적했더니 이런 결과가 확인되었습니다.

10년 추적 땐 BMI 정상(23~23.9)인 사람의 사망률은 3.1%였고, 비만(27~27.9)인 사람도 3.1%였습니다. 즉 정상인과 비만인 사람 사이에 차이가 거의 없었습니다. 고도비만(30 이상)인 사람은 4.2%로 올라갔지만 이 역시 차이가 그리 크지 않았습니다. 그러나 20년 이상 추적 관찰했을 때는 사정이 달라졌습니다. 정상인의 사망률은 12.3%인 반면, 비만인 사람은 14.4%로 크게 올라갔습니다. 10년 추적 때와는 그 양상이 완전히 달라진 것입니다. 특히 고도비만인 사람은 사망률이 수치가 17.6%까지 올라갔습니다.

비만의 역설은 정상 체중과 비만 집단의 사망률 차이를 충분히 반영하기엔 추적기간이 짧았고, 그로 인해 왜곡된 해석이 퍼지면서 생긴 해프닝에 가깝습니다. 장기간 추적했을 시 비만인 사람의 사망률이 확연히 올라가는 것을 다시 한번 확인할 수 있습니다. 비만이 혈관을 해치는 핵심 원인이라는 점은 변함없는 진리입니다. 비만은 혈중 중성지방을 증가시키고, LDL 콜레스테롤을 높이고, HDL 콜레스테롤을 낮추는 핵심 원인입니다. 따라서 정상 체중인 사람에 비해 이상지질혈증의 위험이 2배 가까이 높습니다. 또 이상지질혈증은 심혈관 질환 발병 위험을 높이는 주요 원인입니다. 비만 전단계 또는 비만 상태에서 우리 몸은 혈관을 막을 수 있는 혈전을 더 많이 만들고 혈전 형성을 촉진합니다.

비만한 사람은 심장벽이 두꺼워지는 비후성 심근증 발생 위험도 커집니다. 비후성 심근증이란 특별한 원인 없이 좌심실 벽이 두꺼워지는 심장 질환으로 대동맥판막협착증, 고혈압, 심부전을 동반하는 위험 질환입니다. 고지혈증, 고혈압, 동맥경화증 등 혈액순환에 지장을 주는 질환의 발생률이 올라가며, 심근경색 등의 허혈성 심장 질환과 뇌경색, 뇌출혈 등과 같은 뇌혈관 질환의 발병 빈도를 높입니다.

비만이 이와 같은 문제를 일으키는 이유는 과도한 혈전 생성과 관련이 있습니다. 비만인 경우 체내에 과다해진 지방조직에서 유리지방산이라는 지질이 만들어지고 이는 혈액을 통해 간에 전달되어 당, 중성지방, 초저밀도지단백질(VLDL)을 만들어냅니다. 동맥경화증 예방을 도와주는 HDL 콜레스테롤의 생성을 막아서 동맥경화를 악화시킵니다. 비만으로 인해 만들어진 유리지방산은 근육에서의 인슐린 기능을 억제해 당이 에너지로 이용되는 것을 줄이고, 당을 글리코겐에 저장하는 것까지 방해해 혈당 상승을 초래합니다.

비만으로 혈당이 상승하면 췌장에서 인슐린 분비가 증가하고 혈중 인슐린 농도도 함께 높아집니다. 이로 인해 신장에서 나트륨 흡수가 늘어나고, 체액량 증가와 함께 교감신경 기능이 항진됩니다. 그 결과 심박출량이 증가하고 혈관 저항(혈압)이 상승합니다. 우리 혈압은 심장에서 혈액을 방출하는 정도, 즉 혈액량 및 혈관의 저항과 관련이 깊은데요. 비만은 이들 모두에 관여하면서 혈압이 더욱 상승하게 만듭니다. 정상 체중을 가진 사람에게 인슐린은 혈관을 확장시키는 역할을 하지만, 혈중 인슐린 농도가 높은 상태에서 이런 혈액 저항성이 생기면 혈관 확장 기능은 사라지고 신장에서 나트륨 흡수가 증가합니다. 이는 혈압 상승으로 이어집니다.

지방산 자체가 혈관을 수축시키는 작용을 하면서(혈압 상승), 인슐린 저항성이 있을 때도 인슐린에 의한 교감신경계 활성 상태가 지속될 수 있습니다. 이로 인해 심박출량과 말초혈관 저항이 증가하며 결과적으로 혈압이 높아집니다. 또 인슐린은 혈관벽 평활근의 비대를 가져오기 때문에 혈관 저항이 증가하고, 혈관 내경이 좁아지면서 혈압 상승을 더욱 가속화합니다. 따라서 비만한 사람이 고혈압까지 있을 때는 이와 같은 다양한 혈압 상승 원인을 초래하게 됩니다. 비만한 사람이라면 가장 먼저 비만 치료, 즉 살을 건강하게 빼야 합니다.

025

마른 비만, 저체중도
문제가 될 수 있나요?

자신의 체중이 정상에 있다고 해서 방심할 것은 아닙니다. 최근 현대인에게 특히 문제가 되는 것이 소위 '마른 비만'이기 때문입니다. 마른 비만은 체중은 정상이거나 비만 수치가 아닌데 몸에 지방세포가 비만 수준으로 들어차 있는 것을 말합니다. 달리 표현하면 근육량은 부족하고 체지방이 복부나 피하지방에 많이 분포하는 상태입니다. 마른 비만이 문제가 되는 쪽은 남성보다는 여성입니다. 여성 중에서도 젊은 여성에게서 좀 더 많이 나타납니다. 통계에 따르면 젊은 여성 10명 중 3명이 마른 비만에 해당합니다.

마른 비만 여부를 알아보기 위해서는 체중만 측정해서는 안 되고 인바디 검사를 통해서 체지방률을 확인해야만 합니다. 남자의 경우 체지방률 25% 이상, 여자의 경우 체지방률 30% 이상일 때 마른 비만이라고 할 수 있습니다. 대개 마른 비만인 남성은 팔다리는 가는데 배만 '볼록' 나온 이른바 올챙이 체형이 많습니다. 반면 여성은 엉덩이나 허벅지에 지방이 집중되기 쉽습니다.

남녀 모두 특히 위험한 것이 배가 볼록 나오게 하는 내장지방입니다. 복부 지방은 피부 바로 밑 피하지방과 장기 사이의 내장지방으로 나뉩니다. 혈관질환에는 내장 비만이 피하지방보다 더 위험합니다. 내장에 쌓인 지방은 혈액에 잘 녹기 때문에 동맥경화의 주범입니다. 내장지방은 혈중 콜레스테롤과 중성지방 수치를 높여 고지혈증, 동맥경화를 일으키고 결국 혈관을 약하게 만들고 말기 때문입니다. 또 내장지방은 협심증이나 심근경색과 같은 각종 심혈관 질환까지 유발하는 주요 원인입니다. 내장지방이 쌓이면 인슐린과 같은 생체대사를 조절하는 호르몬의 기능에 이상이 생기면서 당뇨병이 생길 수 있고 혈액순환도 저하됩니다.

마른 비만의 위험성은 여러 연구를 통해 확인되고 있습니다. 미국의 한 연구에 따르면 마른 비만에 해당하는 성인은 고혈압, 고지혈증 등 대사증후군 발생 위험이 체지방률이 정상인 성인보다 4배나 높았습니다. 또 대한비만학회의 조사에 따르면 체중은 정상이지만 허리 둘레가 비만인 경우 당뇨병 발생 위험은 2.1배, 고혈압은 1.4배 높았습니다.

그런데 비만이나 마른 비만만이 문제는 아닙니다. 저체중인 사람 역시 심혈관 질환에 취약하기 때문입니다. 세브란스병원과 서울백병원 의료진의 연구에 따르면 관상동맥을 넓히는 스텐트 시술 후 저체중 환자가 정상 체중, 비만 환자보다 심혈관 합병증 발생률이 더 높은 것으로 나타났습니다. 왜냐하면 저체중 환자는 관상동맥 석회화 비율이 높게 나타났기 때문입니다. 혈관 석회화는 칼슘이 다른 노폐물과 함께 혈관벽에 쌓이는 증상으로 혈관을 좁게 만들어 결국 동맥경화를 유발하는 원인이 됩니다. 이 밖에 저체중 환자의 경우 영양 섭취가 불균형해 정상 체중, 비만 환자보다 전신 건강이 떨어질 수밖에 없습니다. 또 저체중을 초래하는 암이나 자가면역 질환 등 각종 동반 질환이 심혈관 질환의 발병률을 높였을 가능성이 큽니다.

당뇨병이 혈관에도
영향을 미치나요?

한국인의 당뇨 발병률은 빠르게 증가하고 있습니다. 2012년 11.8%였던 당뇨병 유병률은 2015년 11.4%로 잠시 떨어졌지만 이후 증가세로 돌아서 2020년에는 16.7%까지 높아졌습니다. 특히 남성 유병률은 19.2%로 30세 이상 성인 남성 5명 중 1명이 당뇨병 환자인 것으로 나타났습니다. 따라서 만약 자신이 30세가 넘었다면 반드시 주기적으로 혈액검사와 함께 혈당을 측정해서 당뇨병 여부를 확인해야 합니다.

당뇨병은 치명적인 후유증을 가져오는 무서운 질병입니다. 특히 당뇨 합병증은 가장 고통스러운 질병군에 속합니다. 당뇨병의 초기 증상은 인슐린이 당을 세포로 전달하지 못해서 생깁니다. 우선 혈당이 높아지면 소변으로 포도당이 빠져나가고 맙니다. 포도당이 많은 양의 수분을 끌고 나가기 때문에 소변을 많이 보게 되고(다뇨), 그로 인해 몸에 수분이 모자라게 되면서 갈증이 생기고 물을 많이 마시게 됩니다(다음). 또 섭취한 음식물이 에너지로 전환되지 않기 때문에 피로를 쉽게 느끼고 음식을 더 많이 먹으려고 합니다(다식). 아무리 먹어도 우리 몸의 세포로 에너지가 전달되지 못해 체중은 줄고 체력이 약해지는 상황에 이릅니다.

비록 당뇨병 초기에는 별다른 증상이 나타나지 않지만, 당뇨병이 계속 진행되면 본격적으로 크고 작은 혈관 질환을 일으킵니다. 당뇨병이 진행되면 큰 혈관과 작은 혈관을 동시에 망가뜨리는데요. 큰 혈관 합병증으로는 심장병, 뇌혈관 질환, 족부궤양 등이 나타날 수 있습니다. 작은 혈관 합병증으로는 만성신부전, 당뇨성 망막증, 모세혈관 질환 등이 나타날 수 있습니다. 앞서 말했듯이 대단히 고통스러운 증상이므로 삶의 질 저하를 초래하는 중대 질병에 해당합니다.

당뇨병은 심혈관 질환을 일으키는 가장 큰 원인 가운데 하나입니다. 당뇨병 전단계부터 심혈관 질환의 발생이 증가하는데, 제2형 당뇨병이 진단되는 시점에는 약 50%에서 대혈관 합병증이나 미세혈관 합병증을 동반합니다. 또 당뇨병을 오래 앓는 경우 당뇨 쇼크나 암과 같은 치명적인 질환까지도 일으킵니다.

나이가 들면 혈당을 재는 것이 가장 기본적인 건강 실천이라고 할 것입니다. 당뇨병은 혈액의 혈당 수치를 측정해 진단하게 됩니다. 미국당뇨병학회(ADA)의 진단 기준이 흔히 사용되는데요. 다음의 세 가지 중 하나라도 해당되면 당뇨병으로 진단하도록 정하고 있습니다.

1. 적어도 8시간 동안 아무것도 먹지 않은 상태에서 측정한 혈당(혈중 포도당 농도)

혈관력

이 126mg/dL 이상

2. 다음(多飮), 다뇨(多尿), 이유 없는 체중 감소가 있는 사람에게 아무 때나 측정한 혈당이 200mg/dL 이상

3. 75g 포도당을 먹은 후 2시간 후에 측정한 혈당이 200mg/dL 이상

세 가지 중 하나라도 관찰되고, 이후 재측정 시 같은 결과가 나온다면 당뇨병으로 진단할 수 있습니다. 특히 8시간 금식 후에 측정한 혈당이 적어도 100mg/dL 미만이었을 때 정상이라고 할 수 있습니다. 그러나 공복혈당이 100mg/dL 이상, 당화혈색소 6% 이상이면 이미 정상 범주를 벗어난 것입니다. 자신의 공복혈당이 100~125mg/dL에 해당하면 '공복혈당장애(Impaired Fasting Glucose)'라고 해서 시간이 지나면 당뇨로 진단될 가능성이 큰 당뇨 전단계에 해당합니다. 이때부터는 전문적인 의료적 관리가 필요하게 됩니다.

혈당을 측정했을 때 공복혈당이 100mg/dL 이하, 당화혈색소 5.5% 이하라면 안전한 단계입니다. 물론 그 수치 역시 가급적 낮을수록 좋은 것입니다. 혈관에 혈당이 하나도 남지 않는 것이 가장 건강합니다. 만약 자신의 인슐린 기능이 활성화되어 있다면 공복 시에는 혈당이 낮을수록 좋습니다. 그리고 공복혈당이 126mg/dL을 넘는다면 당뇨병으로 진단할 수 있습니다.

공복혈당과 함께 알아봐야 하는 것이 당화혈색소(Glycated Hemoglobin, HbA1c) 수치입니다. 당화혈색소는 혈액 내 산소를 운반하는 적혈구의 색소를 말합니다. 검사를 통해 혈액이 얼마나 당화(糖化)되었는지 알 수 있습니다. 검사 수치가 6%를 넘는다면 최근 수개월

사이 혈액 내 혈당이 정상 범위를 벗어나 높게 유지되었음을 미루어 짐작할 수 있습니다. 공복혈당과 당화혈색소 수치를 통해서 당뇨병 여부를 쉽게 판별할 수 있습니다.

당뇨병이 생기면 우리 혈관과 심장에는 어떤 일이 벌어질까요? 이를 위해서는 우선 인슐린 호르몬의 기능과 역할부터 알아봐야 합니다. 흔히 인슐린 호르몬이 장수를 결정한다는 말을 합니다. 그만큼 인슐린 호르몬은 우리 몸에서 중요한 역할을 차지합니다. 성장 호르몬이 회춘을 결정한다면 인슐린 호르몬은 장수를 결정하는 호르몬에 해당합니다.

인슐린의 첫 번째 역할은 섭취한 탄수화물을 포도당으로 분해해 세포에 에너지를 공급하는 일입니다. 이 인슐린이 제 기능을 하지 못하는 것이 당뇨병이며, 당뇨병이 생기면 섭취한 음식물에서 만들어진 당이 에너지로 전환되지 못해 앞서 말했듯이 늘 배고프고, 허기지고, 기운이 떨어지는 증상에 시달리게 됩니다.

인슐린의 두 번째 역할은 우리 몸의 혈당을 조절하는 일입니다. 혈액 속에 존재하는 혈당은 너무 높거나 낮으면 여러 문제가 생기기 때문에 이를 자동적으로 조절해 적정 수준을 유지하게 하는 것이 핵심 역할입니다. 그런데 인슐린이 제 기능을 하지 못하면 혈관에 혈당이 쌓이면서 각종 혈관을 망가뜨립니다. 혈당은 그 자체로 혈관에 독소로 작용하는데요. 당뇨가 심한 경우 당이 각 혈관과 신체기관을 망가뜨려 망막질환, 신장 질환, 혈전이 생겨 손발이 썩는 끔찍한 괴사 질환까지 일으킬 수 있습니다.

이 밖에 인슐린은 우리 몸에서 여러 가지 기능과 역할을 담당하고 있습니다. 혈액 속 혈당 농도가 높아지면 인슐린 분비가 늘어나는데,

인슐린은 성장 호르몬과 서로 대항 작용을 합니다. 다시 말해 인슐린의 농도가 높으면 성장 호르몬의 분비를 억제합니다. 따라서 당분을 과다하게 섭취하면 성장 호르몬 분비가 최소한 2시간 정도 정지됩니다. 인슐린 분비가 적을수록 장수한다는 말은 성장 호르몬 분비를 인슐린 호르몬이 좌우한다는 측면을 반영한 말이기도 합니다. 또 인슐린은 아미노산의 세포 내 유입을 촉진해서 단백질 합성을 증가시켜줍니다. 지방 생성을 촉진해서 지방의 축적이 일어나게 하며 에너지 생산을 위한 지방 분해와 케톤 형성을 억제합니다.

인슐린은 에너지원으로 이용하기 위해 포도당의 세포 내 유입을 자극하며, 근육이나 간세포에서 포도당을 글리코겐 형태로 저장하도록 만듭니다. 또 간이나 근육의 글리코겐이 분해되어 포도당을 생산하는 것을 억제합니다. 아미노산과 같은 비탄수화물에서 포도당이 합성되는 것도 억제합니다.

서양인에 비해 한국인은 인슐린 기능이 선천적으로 약한 편입니다. 인슐린은 췌장, 그중에서도 베타세포라는 곳에서 나오는데요. 서양인에 비해 동양인의 베타세포는 크기가 절반밖에 되지 않습니다. 그래서 만약 식습관이 서구적으로 바뀌게 되면 상대적으로 인슐린 기능이 약한 아시아인의 인슐린 기능이 더욱 빨리 망가질 수 있습니다. 아시아인이 당뇨병에도 걸리기 쉬운 것입니다. 우리나라의 비만 증가율에 비해 당뇨병 증가율이 가파르게 오르는 것도 유전적 차이에 의한 측면이 있습니다.

혈관에는 혈당이 가급적 남아 있지 않아야 합니다. 인슐린이 제 할 일을 잘해서 혈관 속 혈당을 빨리 제거해 제자리로 돌려보내야 합니다.

같은 원리로 인슐린도 많이 떠다니지 말아야 합니다. 그런데 혈관 내에 인슐린이 계속 남아도는 일이 생기기도 하는데요. 이렇게 혈관에 인슐린 농도가 증가한 상태를 고인슐린혈증(Hyperinsulinemia)이라 부릅니다. 고인슐린혈증은 췌장에서 비정상적으로 인슐린이 많이 분비되는 상태입니다. 즉 인슐린이 체내에 많이 분비되어야만 겨우 에너지 변환을 할 수 있는, 인슐린의 비효율성이 점점 커지는 인슐린 저항성 상태와 궤를 같이 합니다. 이는 인슐린이 제대로 기능하지 못하는 것을 의미합니다.

인슐린 저항성이 커지면 체내에서 더 많은 인슐린이 분비되어도 받아들인 음식을 효율적으로 에너지로 변환시키지 못하게 됩니다. 즉 인슐린 저항성은 혈당을 낮추는 인슐린의 기능이 떨어져 세포가 포도당을 효과적으로 연소하지 못하는 상황입니다. 인슐린 저항성이 높을 경우 뇌는 세포의 혈당 부족 사태를 인지하고 췌장에서 더 많은 인슐린을 만들어내라고 지시합니다. 반면 세포들은 역설적이게도 혈관에 있는 포도당을 잘 흡수하지 못해 에너지난에 빠지고 마는 상황에 이르게 됩니다. 인슐린 기능 저하로 인해 내 몸에 심각한 불균형이 생기는 것입니다.

이런 상태가 계속되면 췌장은 점점 기능을 상실하고, 결국 인슐린을 분비할 수 없는 지경에 이릅니다. 당뇨 전단계를 거쳐 돌이키기 힘든 당뇨병이 찾아오는 것입니다. 당뇨병은 좀처럼 회복하기 힘든 영구적인 장애를 가져다줄 수 있습니다. 이미 망가진 췌장은 이식 수술로도 쉽게 교체하기 힘든 소중한 장기입니다.

인슐린 기능의 손상, 고인슐린혈증, 인슐린 저항성은 다른 질병의

혈관력

전초 기지가 될 수 있습니다. 특히 인슐린 기능이 쇠퇴하는 과정에서 발생하는 인슐린 저항성은 고혈압, 당뇨, 고지혈증, 지방간 등의 성인병을 만드는 줄기 메커니즘으로 작용하게 됩니다. 그래서 최근에는 만병의 근원으로 인슐린 저항성이 지목되고 있습니다.

인슐린 저항성의 첫 번째 부작용이 바로 각종 혈관 질환입니다. 인슐린 저항성으로 인해 혈당이 조절되지 않으면 우리 몸 전체에서 동시 다발적으로 혈관 질환이 발생합니다. 혈당은 사실 설탕물과 유사합니다. 핏속에 설탕물이 분해되지 못하고 고혈당 상태로 있으면 피가 끈적끈적해지게 될 것입니다. 그러면 자연히 혈관에는 여러 가지 나쁜 문제가 발생합니다. 특히 큰 혈관에 문제가 생기는 뇌졸중이나 뇌출혈 등의 뇌혈관 질환, 심근경색이나 심부전 등의 심장혈관 질환이 있습니다. 그리고 작은 미세혈관들의 손상으로는 눈의 망막에 혈전이 생기면서 실명에까지 이르는 당뇨망막증, 신장의 작은 미세혈관이 막힌 신장 질환이 연쇄적으로 나타나게 됩니다.

인슐린 저항성의 두 번째 부작용은 비만입니다. 앞서 설명했듯이 인슐린은 흔히 지방 호르몬이라고 불릴 정도로 지방과 밀접한 관련이 있습니다. 인슐린이 부족해도 혈당이 조절되지 않아 문제가 생기지만, 많이 배출되어도 지방이 과도하게 축적되는 문제가 생깁니다. 고혈당으로 인해 인슐린 양이 과다하게 증가하면 오히려 인슐린이 복부에 지방을 쌓게 됩니다.

인슐린 저항성의 세 번째 부작용은 노화입니다. 인슐린이 필요 이상으로 과다하게 분비되면 우리 몸의 세포를 빨리 노화시켜 죽게 만듭니다. 인슐린의 기능이 떨어지는 인슐린 저항성 상태가 되면 필요 이상으로 분비된 인슐린이 세포를 빨리 늙게 만들어서 세포가 자기 일을 할 새도 없이 죽게 만드는 것입니다. 이 때문에 피부와 우리 몸의 장기들까지 빨리 노화하게 됩니다. 인슐린을 장수 호르몬이라고 하는 이유입니다. 좀 더 정확하게 표현하면 인슐린 기능이 계속 유지되면서 최대한 아껴서 썼을 때 우리는 장수할 수 있습니다.

인슐린이 우리의 노화와 어떤 연관이 있는지에 대한 연구는 여전히 진행 중이지만, 인슐린 저항성은 노화의 중요한 증상 가운데 하나로 꼽히고 있습니다. 비만, 지방세포, 인슐린, 만성염증은 서로 밀접한 연관을 맺으면서 우리를 더 빨리, 더 많이 늙게 만듭니다. 최근 서울대학교 자연과학대학 생명과학부 김재범 교수 연구팀은 비만이 있을 때 내장지방에서 지방세포 노화 현상이 매우 빠르게 유도됨을 발견했습니다. 이렇게 축적된 노화지방 세포는 지방조직의 염증반응 및 인슐린 저항성을 일으킴으로써 대사성 질환을 유발한다는 사실을 밝혀냈습니다.

지난 수십 년간 이뤄진 다양한 연구들, 꼬마선충과 초파리부터 생쥐와 영장류에 이르기까지 다양한 동물 실험에서 칼로리를 제한하면 수명을 연장하는 효과가 있음이 확인된 바 있습니다. 칼로리를 줄이면 체중과 함께 혈압, 염증이 줄고 혈당 조절 기능이 향상됩니다. 따라서 칼로리 제한으로 세포와 유전자의 노화 속도를 늦출 수 있는 것입니다.

여러분이 아직 당뇨병을 진단받지 않았다고 해서 방심해서는 안 됩니다. 당뇨 전단계이거나 여러 검사에서 계속해서 혈당 수치가 높게 나오고 있다면 특히 조심해야 합니다. 당뇨 전단계 상태에 들어섰다면 매우 신중한 주의가 필요합니다. 당뇨 전단계는 아직 혈당이 당뇨병을 진단할 정도로 높지는 않으나 정상 혈당보다는 높은 경우를 가리키는

혈관력

말입니다. 당뇨 전단계는 공복혈당만 정상 혈당보다 높은 경우도 있고, 식후 혈당만 정상 혈당보다 높은 경우도 있습니다. 당뇨병 수준은 아니나 공복혈당, 식후 혈당 모두 정상 혈당보다 높은 경우도 있습니다.

당뇨 전단계라고 할 수 있는 정상 혈당과 당뇨 수준 혈당 사이에 놓인 사람 중 25~40% 정도가 5년 이내에 당뇨병이 진행되는 것으로 알려져 있습니다. 특히 수치가 높고, 나이가 많고, 고혈압과 비만 등 다른 기저 질환이 있다면 그 가능성은 더욱 커집니다. 이미 당뇨 전단계에 들어섰다면 당뇨와는 달리 본인의 노력 여하에 따라 어느 정도 개선이 가능하므로 빠르고 전문적인 대처가 꼭 필요합니다.

027

손발이 차고 팔다리가 저리면
문제가 있는 건가요?

체온은 신체 부위에 따라 차이가 납니다. 귀나 겨드랑이는 정상 체온인 36.5도 정도로 일정하게 나타나지만 손과 발처럼 신체 말단 부위는 이보다 낮을 때가 많습니다. 그런데 유독 자신의 손발이 차갑다고 하는 분이 있습니다. 손발이 차가운 증상, 즉 수족냉증은 물론 상당히 좋지 않은 신체 증상이라고 할 수 있습니다. 우선 손발이 차갑다고 호소하는 분에게서 나타나는 몇 가지 공통적인 증상이 있습니다. 손발이 차갑다 못해 시리고, 시린 증상 때문에 잠을 설칠 정도이고, 종아리에서 자주 쥐가 난다고 합니다. 이와 함께 무기력하고, 기운이 없어서 일을 하기 힘들고, 조금만 일하고도 오래 쉬어야 한다고 호소하는 경우도 많습니다. 체질적인 경우를 제외하면 수족냉증은 남성보다는 여성에게, 청년보다는 중년 이상에게, 특히 갱년기에 있거나 갱년기를 지난 중년 여성에게서 자주 나타납니다.

왜 심부 체온과 손발의 말단 부위 체온에서 차이가 생기는 것일까요? 이유는 간단합니다. 혈액순환이 제대로 되지 않기 때문입니다. 다른 원인도 여기에 일정 부분 영향을 미칠 수 있지만 혈액순환 장애만큼 큰 이유를 찾기는 어렵습니다. 무엇보다 심장에서 나가는 혈액이 손발과 같은 말단 쪽까지 제대로 전달되지 않기 때문에 수족냉증이 생기는 것입니다. 당연히 심장에서 나가는 혈액은 따뜻합니다. 그리고 반대로 돌아오는 피는 차갑습니다. 따뜻한 피가 신체 말단까지 잘 전달될 때 우리는 혈액순환이 잘된다고 말합니다.

몸의 중심부에서 37도까지 데워진 동맥혈은 온도가 낮은 피부로 흘러가서 열을 잃고 차가운 정맥혈로 변해 다시 심장으로 돌아옵니다. 그런데 혈액순환이 잘되지 않을 때는 동맥혈이 제대로 몸 전체로 퍼지지 못하면서 사지 말단 부위의 체온이 낮아지기 쉽습니다. 혈액순환이 잘되면 심장, 폐, 간 등 여러 심부 장기에서 생성된 열이 몸의 말단 부위까지 잘 이동할 수 있습니다. 덕분에 심부 온도 역시 너무 뜨겁지 않게 일정하게 유지됩니다. 만약 더위나 운동 등으로 심부 체온이 높아지면 이를 낮추기 위해 우리 몸은 열을 더 많이 발산하는데요. 이때 혈액의 순환량 역시 증가하게 됩니다.

겨울에도 손이 따뜻하게 유지될 수 있는 것 역시 피부 온도가 바깥 환경에 의해 결정되는 것이 아니라, 피부 아래로 흐르는 혈액량에 의해 결정되기 때문입니다. 반면 혈액순환이 잘되지 않을 때는 손과 발과 같은 말단 부위까지 피가 제대로 전달되지 않아 차가워지고, 피가 모자라 자주 쥐가 나는 증상이 나타날 수 있습니다. 우리 몸이 일정한 체온,

36.5도 내외를 유지하기 위해서는 몸의 체온 조절 기능이 열 소실과 발생 사이에서 균형을 잘 맞추고 적정 체온을 유지해야 합니다.

체온 조절은 주로 시상하부의 체온 조절 중추와 신경계에 의해 이뤄집니다. 더운 환경에 노출되면 피부혈관이 확장되고 땀을 내어 열을 발산하고, 반대로 추운 환경에서는 평소 열을 밖으로 발산하는 기능은 줄이고 열을 발생시키는 기능은 활발하게 만듭니다. 즉 혈관이 수축하고 근육의 떨림에 의해 열을 내어 체온을 일정하게 유지하는 것입니다. 근육의 떨림도 체온을 높이지만 보일러 온수 역할을 하는 혈액이 체온을 높이는 것보다는 훨씬 적은 부분을 차지합니다. 보일러인 심장이 활발하게 움직여야 온몸이 정상 체온을 유지할 수 있습니다. 따라서 가장 중요한 것은 혈액순환이 원활하게 이뤄져서 심부 체온과 말단의 체온 차이가 크게 벌어지지 않도록 일정 온도를 유지하는 것입니다. 반대로 혈액순환이 제대로 되지 않으면 이 둘 사이의 온도가 크게 벌어지게 됩니다.

손발이 차다, 시리다고 말하는 사람은 혈액순환이 나빠지면서 혈액이 정체되고 그 때문에 열 생산이나 열 공급이 제대로 이뤄지지 않은 것입니다. 이는 근본적으로는 자율신경의 하나인 교감신경 반응이 예민해지는 것과 관련이 깊습니다. 즉 손과 발 부위의 말초신경에 혈액 공급이 제대로 되지 않으면서 이에 반응해 우리 뇌가 좀 더 심하게 냉기를 느끼는 것입니다. 신경이 날카로워져 차가움을 보다 심하게 느끼고, 손발이 차가워지면서 교감신경을 더욱 날카롭게 하는 악순환이 반복됩니다.

물론 수족냉증이 특정 질환 때문일 수도 있습니다. 만약 손발이 유

혈관력

독 차가운 사람이라면 레이노 증후군을 의심해봐야 합니다. 레이노 증후군은 외부 날씨나 스트레스 등에 의해 순간적인 자극으로 혈관이 오그라들었다가 다시 제 모습으로 돌아가는 일이 반복되는 허혈 발작 증상입니다. 레이노 증후군일 경우 피부가 창백해지고 청색증, 발적의 변화를 보이면서 통증과 손발 저림 등의 감각 변화가 나타날 수 있습니다. 유병률이 전체 인구의 약 10% 정도나 되는 매우 흔한 질환입니다. 이미 레이노 증후군 단계에 이르렀다면 초기에 치료하는 것이 중요합니다. 레이노 증후군은 류마티스 관절염과 관련이 크기 때문에 의사의 진단을 통해 전문적인 치료가 이뤄져야 합니다.

근육 부족이 수족냉증의 또 다른 원인이 될 수 있습니다. 손발이 차가운 사람은 허벅지나 종아리 근육이 다른 사람에 비해 부족한 경우가 많습니다. 혈액을 순환시키는 중요한 신체기관 중 하나인 종아리 근육이 부실해지면서 혈액순환에도 어려움이 생기게 되고 그로 인해 손발이 차가워지는 것입니다. 허벅지, 종아리 근육은 우리 몸에서 제2의 심장에 해당합니다. 나이가 들거나 근육 소실로 인해 이 두 부위의 근육이 줄어들면 심장 혼자서 온몸에 피를 흘려보내야 하고, 그로 인해 심장은 더욱 큰 부하와 하중에 시달리게 됩니다. 종아리 근육, 허벅지 근육이 튼튼해야 심장도 그 역할이 한결 수월해지고 온몸의 혈액순환도 원활하게 이뤄질 수 있습니다. 또 근육이 부족하기 때문에 근육에서 발생하는 근육 열도 부족하게 됩니다.

손발 저림이 있는 경우 흔히 혈액순환의 문제라고 생각하기 쉽습니다. 실상은 전혀 그렇지 않습니다. 손발 저림의 원인은 무척 다양하기 때문에 지레짐작하고 혈액순환에만 신경 쓸 것이 아니라, 해당 분야

의사에게 진료를 받는 것이 먼저입니다. 손발 저림은 대부분 뇌나 척수보다는 말초신경의 이상에 의해 생기기 쉽습니다. 손 저림의 가장 흔한 원인으로 손목터널증후군이 있습니다. 손목터널증후군은 손끝과 손바닥이 저리고 밤에 저림 증상이 심해집니다. 주방 일이나 청소처럼 손을 많이 사용하는 일을 하거나 임산부, 류머티즘성 관절염 환자, 갑상선 기능 저하증 환자, 당뇨병 환자, 투석을 받는 환자라면 이런 증상이 자주 발생합니다. 또 다발신경병에서 나타나는 손발 저림은 양쪽 발끝에서 저림이 시작해서 점차 발등, 발목으로 저림이 올라오면서 양쪽 손끝까지 저리는 특징을 보입니다. 다발신경병은 당뇨병이 가장 흔한 원인이고, 알코올·항암 치료 등에 의해서도 생길 수 있습니다.

손발 저림 역시 대단히 주의해야 할 질병의 전조 증상입니다. 다양한 원인에 의해 손발 저림이 나타날 수 있습니다. 질병에 의한 손발 저림의 종류는 다음과 같습니다. 자신에게 손발 저림이 있다면 다음과 같은 원인 때문은 아닌지 알아봐야 합니다.

1. **신경근육 질환:** 근육과 근육을 둘러싼 신경에 생기는 질환
2. **자가면역 질환:** 면역체계가 스스로 공격해서 생기는 다양한 질환
3. **전해질 불균형 질환:** 우리 몸에서 물에 녹아 이온으로 된 상태로 전류가 흐르는 물질인 전해질이 부족하거나 과다해서 생기는 질환
4. **갑상선 질환:** 갑상선 부위의 각종 질환

이 밖에 뇌졸중이나 디스크, 알코올 장애, 손목터널증후군, 당뇨 신경병, 요독성 신경병 등으로 인해 손발 저림이 나타날 수 있습니다. 모

두 방치해서는 안 될 위중한 질병이므로 신속한 대처가 무엇보다 중요할 것입니다. 다음에 자세히 기술하겠지만 뇌졸중에 의해서도 손발 저림이 나타날 수 있으므로, 손발 저림 증상이 나타났다면 뇌졸중부터 의심해보고 신속하게 대처해야 할 것입니다.

부종도 혈관과 연관이 있나요?

몸이 부어 있는 상태를 부종이라고 합니다. 부종이 있으면 아침에 손이 잘 쥐어지지 않거나, 앞정강이 부분을 눌렀을 때 자국이 남거나, 눈 주위가 붓는 것과 같은 증상이 나타날 수 있습니다. 여성에게서 주로 생기는 원인을 모르는 특발성 부종도 있지만 대부분은 특정 질환에 의해 2차적으로 부종이 생깁니다. 따라서 부종이 있다면 대증요법보다는 그 원인 질환부터 치료하는 것이 우선입니다. 단 폐부종(폐 간질에 물이 찬 경우)의 경우 호흡곤란을 유발하는 응급상황이므로 원인 질환 치료보다 부종 치료가 선행되어야 합니다.

부종은 어떤 원인에 의해 세포외액이 증가하는 것인데, 특히 혈관 내액이 혈관 밖으로 빠져나와 간질조직에 고이면서 생깁니다. 우리 몸의 약 50~60%는 물로 이뤄져 있는데요. 물은 각 구획(세포내외)에 잘 나뉘어 존재합니다. 그런데 어떤 원인에 의해 혈관내액이 감소하면 콩팥은 우리 몸에 물이 부족하다고 생각하고 각종 호르몬을 분비해 염분과 물의 배설을 줄이기 때문에 부종이 더욱 심해질 수 있습니다.

부종은 크게 전신부종과 국소부종으로 나뉩니다. 전신부종은 간 질환, 신장 질환, 심장 질환, 갑상선 기능 저하 및 항진 등의 내분비 질환, 영양 결핍과 부신피질호르몬제, 비스테로이드성 진통제(아스피린, 사리돈, 게보린 등), 에스트로겐, 일부 항고혈압 약제 등에 의해 생길 수 있습니다.

신증후군은 몸이 심하게 붓는 대표적인 질환으로 심한 경우에는 평소 몸무게보다 10kg 이상 증가하게 됩니다. 갑자기 부종이 생기면서 소변에 거품이 나오는 경우 의심해볼 수 있습니다. 이미 간염이 있거나 과도한 음주를 한 경우 간경화증이 발생할 수 있고 간 기능 이상, 황달, 복수 등과 함께 전신부종이 나타날 수 있습니다.

울혈성심부전은 심장병 환자에게 자주 나타나는데 다리 부종이 심해지고, 심 잡음, 경정맥 팽창, 간 비대 등이 동반될 때 의심해볼 수 있습니다. 이 밖에 갑상선 기능 저하증, 당뇨병 초기, 부신피질자극호르몬 생산 이상에 의해서도 전신부종이 나타날 수 있습니다.

반면 국소 부종은 신체의 일부분에만 나타나는 부종으로 수술 후나 염증, 종양 등으로 정맥이나 임파선이 폐쇄된 경우 나타날 수 있습니다. 감염에 의한 봉와직염은 그 부분만 빨갛게 되면서 누르면 아파 부종과 구별됩니다. 또 특발성 부종은 젊은 여성이나 중년 여성에게 많이 나타나는데 특별한 이유 없이 붓는 경우를 말합니다. 주로 아침에 일어나면 눈 주위가 붓고, 저녁에 다리가 붓지만 가끔 붓지 않을 때도 있습니다. 정확한 인과관계는 아니나 에스트로겐 분비가 증가하는 생리 전에 부었다가 생리 후에 소실되는 생리 전 증후군과 서서 일하는 직업을 가진 경우 이런 부종이 많이 나타납니다. 또는 피임약, 진통제, 항고혈압제 등 일부 약에 의해서도 생길 수 있습니다.

심하지 않은 부종으로는 염분 저류에 의한 일시적인 부종이 있습니다. 저녁에 라면과 같은 짠 음식을 먹었을 때 그다음 날 얼굴이나 다른 부위가 붓는 증상이 여기에 해당합니다. 이는 특별한 문제가 없는 체질 문제로 걱정할 필요는 없지만, 아침에 이런 증상이 심하다면 저녁에 짠 음식을 삼가는 것이 바람직합니다.

다른 사람이 느낄 정도의 부종은 근본적으로 원인을 규명해 치료하는 것이 필요합니다. 자신이 하는 일이 장시간 서서 일을 하는 업무라면 혈액순환 장애와 혈관 부종을 조심해야 합니다. 이런 직군에서 하지정맥류와 같은 혈관 질환 발병률이 현저히 높기 때문입니다. 오래 서서 일하는 경우 심장의 판막에 과부하가 걸려 이와 같은 질병이 생길 수 있습니다. 오래 서서 일하는 사람 역시 적어도 1시간에 한 번 이상 스트레칭, 걷기를 하기 바랍니다. 또 누울 수 있는 공간을 마련해 하루에 여러 차례 다리를 심장 위로 들어주는 스트레칭이나 체조를 하는 것이 바람직할 것입니다.

부종이 심한 상태인지 알아보려면 종아리나 정강이 위쪽을 손가락으로 꾹 눌러서 들어간 부위가 쉽게 돌아오는지 확인해보면 됩니다. 부종이 없는 분은 누르자마자 바로 되돌아오지만, 부종이 심한 분은 눌렀을 때 찰흙을 누른 것처럼 계속 자국이 남게 됩니다.

얼굴이 자주 붉어지는데 혈관 문제인가요?

부쩍 얼굴이 붉어진다고 걱정하는 사람이 많습니다. 그런데 이를 질병으로까지 생각하지 않고 넘기는 경우가 많은데요. 얼굴이 자주 붉어지는 것을 안면홍조증(Hot flush)이라고 부릅니다. 주로 얼굴, 목, 상흉부 등에 일시적으로 홍반이 나타나는 것을 말합니다. 안면홍조증이 있을 때 해당 부위를 꾹꾹 눌러주면 쉽게 안면 홍조가 사라지는 것을 확인할 수 있습니다. 갱년기 여성에게서 자주 나타나는데요. 호르몬 변화와 그로 인한 혈액순환 장애로 흔히 생기는 증상 가운데 하나입니다. 기본적으로 모세혈관을 지배하는 신경계통이나 혈관의 수축과 이완 작용의 이상으로 모세혈관이 늘어나면서 발생하게 됩니다.

홍조는 일시적인 혈관 확장으로 생깁니다. 자율신경이나 혈관 활성 물질에 의해 혈관 평활근이 확장하며 생기는 것입니다. 또 이때는 땀샘도 같이 활성화되기 때문에 발한이 동반되는 것이 일반적입니다. 단 혈관 활성물질에 의해 생긴 것이라면 발한까지는 동반되지 않습니다. 홍조는 이 밖에 여러 가지 다른 원인에 의해 생길 수 있는데요. 히스타민이나 타이라민이 포함된 발효식품이나 식품첨가제, 일부 약물 등이 알코올과 만날 때 홍조를 일으킬 수 있습니다. 또 뜨거운 음료, 치즈, 초콜릿 등의 음식과 매운 음식으로도 홍조가 생길 수 있습니다. 심리적 원인이 홍조를 일으키기도 합니다. 불안이나 긴장, 스트레스나 분노의 감정은 홍조를 유발합니다.

갱년기나 폐경이 홍조의 원인이 되기도 합니다. 중년 여성의 경우 폐경과 관련이 있을 수 있으므로 에스트로겐 수치 감소를 확인해야 합니다. 난포자극호르몬의 혈청 내 수치를 측정해보면 홍조증의 원인을 알 수도 있습니다.

안면홍조증이 심한 경우 주사(Rosacea)로 발전할 수 있습니다. 일명 딸기코라고 불리는 주사는 주로 코와 뺨 등 얼굴의 중간 부위에 발생합니다. 붉어진 얼굴과 혈관 확장이 주요 증상이며 저절로 없어지지 않을 때가 많습니다.

홍조증은 피로감, 신경과민, 불안, 우울증 등이 동반될 수 있습니다. 그로 인해 불면증이 생길 수도 있으며 집중력 저하의 원인이 되기도 합니다. 또 홍조 증상이 생겼다가 사라질 때는 대개 차갑고 끈적끈적한 불쾌한 느낌이 생기기 쉽습니다.

안면 홍조의 원인으로는 장기간 햇빛 노출로 인한 피부 노화, 각종 피부염, 스테로이드 약물의 장기 사용 등이 있습니다. 그리고 폐경기 여성의 80%가 안면 홍조가 나타나는데 발한 증상과 함께 나타나기 쉽습니다. 안면 홍조는 시간이 흐를수록 심해지는 경우가 많기 때문에 처음 발견했을 때 조기에 피부과 진료를 받아서 치료하는 것이 바람직합니다.

안면 홍조는 원인에 따른 치료가 중요합니다. 중년 여성이 겪는 안면 홍조는 혈액순환을 돕고, 호르몬 문제를 개선하는 것으로 치료하면 됩니다. 갱년기 폐경이 원인이라면 여성 호르몬인 에스트로겐 투입이 가장 효과적인 치료법이다. 아울러 모세혈관을 자극하지 않는 환경을 가급적 피하는 것도 중요합니다. 주변 온도 역시 혈관을 수축하게 해주는 서늘한 온도가 좋습니다. 또 사우나나 찜질방 등과 같은 큰 온도 변화가 생기는 활동은 피하는 것이 바람직합니다. 안면 홍조 예방과 개선을 위한 가장 기본적인 수칙은 다음과 같습니다.

1. 외출 시 UVA와 UVB를 모두 차단해 줄 수 있는 자외선 차단제를 반드시 사용한다.
2. 뜨거운 목욕탕이나 사우나에 오래 있거나 추운 겨울에 찬바람을 맞는 등 심한 온도 변화를 피한다.
3. 술, 담배, 카페인이 함유된 음료나 자극적이거나 뜨거운 음식은 삼간다.
4. 피부에 자극을 유발할 수 있는 화장품이나 비누의 사용을 피한다.
5. 의사의 처방 없이 약국에서 피부연고를 구매해서 장기간 도포하지 않는다.
6. 규칙적인 생활, 스트레스 예방, 적당한 운동에 힘쓴다.

030

기온이 혈관에
영향을 미치나요?

외부 온도와 우리 혈관은 밀접한 관련이 있습니다. 우리 몸에는 외부 온도에 반응해 체온을 올리고 낮추는 체온 조절 메커니즘이 존재합니다. 가장 단순한 체온 조절 메커니즘은 잘 아시다시피 날씨가 더우면 혈관을 확장시키고, 반대로 날씨가 추우면 혈관을 수축시키는 것입니다. 더운 날씨로 인해 체온이 정상 범위를 넘으면, 교감신경은 혈관을 확장해 혈액순환을 늘려서 열을 방출함으로써 체온을 낮춥니다. 반대로 체온이 떨어지면 혈관을 수축해 체온을 높입니다. 두 경우 모두 혈관이 취약해지는 순간입니다. 따라서 지나치게 무더운 날씨, 지나치게 추운 날씨는 혈관 건강에는 무척 취약한 환경입니다.

실제로 건강보험심사평가원 자료에 따르면 심뇌혈관 질환으로 병원을 찾는 환자는 더위가 심한 7월에 가장 많이 발생합니다. 미국심장학회는 기온이 2도 이상 올라가면 뇌졸중 환자는 66%, 심근경색 환자는 20% 증가한다고 말합니다. 반대로 환절기에 접어드는 10월과 1~2월은 혈관 수축으로 인한 뇌혈관 질환이 많이 발생합니다. 건강보험심사평가원 자료에 따르면 12월에 심근경색이 가장 많이 발생하는 것으로 나타났습니다. 기온 1도가 떨어질 경우 심혈관 질환으로 인한 사망률이 1.72% 늘어난다는 연구 결과도 있습니다.

특히 기온이 떨어지는 겨울에는 혈관이 더욱 민감하게 반응합니다. 흔히 뇌졸중, 심근경색 등 심뇌혈관 질환은 보통 겨울에 잘 발생한다고 생각하기 쉽지만, 앞서 통계에서 보았듯이 기온이 크게 올라가는 여름에 심뇌혈관 질환이 더 많이 발생합니다. 더운 여름철에 심뇌혈관 질환이 많이 발생하는 이유는 고온 다습한 날씨로 땀을 많이 흘리면서 혈액에서 수분이 빠져나가기 때문입니다. 그 결과 혈액 농도가 높아지고, 피가 끈적해집니다. 많은 양의 수분이 땀으로 배출되기 때문에 혈액 농도가 높아지면서 혈액이 굳는 혈전도 생기기 쉽습니다. 이 혈전이 혈관을 막아 뇌졸중, 심근경색, 동맥경화와 같은 심뇌혈관 질환을 일으키거나 재발할 위험이 커집니다.

기온이 올라가면 우리 몸은 체온을 유지하기 위해 열을 발산하는데, 이때 말초신경을 활성화하고 땀을 흘리면서 혈압을 떨어뜨립니다. 그러면 심장이 보다 원활한 혈액 공급을 위해 무리하게 되고, 그로 인해 심뇌혈관 질환이 생기기 쉬운 것입니다. 여름철에는 기온이 한창 높아진 낮이나 오후 시간대에 실외활동이나 운동을 가급적 피하는 것이 바람직하고, 서늘한 아침이나 저녁 시간대에 운동하는 것이 바람직합니다.

겨울에 날씨가 추워지면 우선 손이 파랗게 변하는데, 이는 손에 있는 혈관이 체온을 유지하기 위해 수축되면서 피가 제대로 흐르지 않기 때문입니다. 체온을 높이고 체열 손실을 최소화하기 위한 방법입니다. 혈관이 수축하면 피부 표면으로의 혈류가 감소하므로 체열이 방출되는 것을 막을 수 있습니다. 이렇게 혈관이 수축되면 혈류 압력은 높아지게 됩니다. 동맥과 정맥을 통해 각 신체기관에 혈액과 산소를 공급하기 위해서는 좀 더 압력을 높일 수밖에 없습니다. 이렇게 날씨가 추워지면 혈관이 수축하는데, 기온이 1도 내려갈 때마다 수축기 혈압은 1.3mmHg 정도 올라가고 확장기 혈압은 0.6mmHg 정도 올라갑니다. 계산해보면 기온이 10도만 내려가도 혈압은 13mmHg 올라가게 됩니다.

만약 고혈압이 있다면 평소보다 무려 혈압이 10~20mmHg 정도 올라가는 꼴이 됩니다. 이렇게 혈압이 상승하면서 혈관이 터지는 혈관 사고의 위험도 높아지는 것입니다. 따라서 고혈압 환자라면 추운 날씨에 야외활동이나 운동을 할 때 각별히 유의해야 합니다. 평소 혈압이 잘 조절되지 않는 사람이라면 추운 날씨에 노출되지 않는 것이 중요합니다. 겨울에는 실내 운동으로 전환하는 것이 바람직할 것입니다.

031

카페인이 혈관에
영향을 미치나요?

관련 논쟁이 오랫동안 이어지고 있지만 여전히 커피는 논란의 대상입니다. 안식과 즐거움을 위해 커피를 마시는 사람이 많지만 건강을 위해 커피를 마시지 말아야 한다는 주장도 있기 때문입니다. 커피에는 암을 유발할 수 있는 아크릴아마이드가 들어 있지만 반대로 암을 예방하는 폴리페놀이나 각종 항산화 물질도 들어 있습니다.

합성 물질 아크릴아마이드는 커피를 볶는 과정에서 만들어집니다. 이는 탄수화물이 든 음식을 고온으로 가열하면 생기는 물질입니다. 노릇노릇 구워진 빵의 갈색 껍질에는 다량의 아크릴아마이드가 존재하죠. 하지만 몇 잔에 불과한 커피 속에 든 아크릴아마이드로 인해 암이 생길 가능성은 극히 낮을 것입니다. 이 둘 사이에 거의 인과성이 존재하지 않는다고 봐도 괜찮은 수준입니다. 아크릴아마이드가 문제가 된다면 우리가 평소에 먹는 다른 음식부터 주의해야 합니다. 빵, 감자튀김, 과자 등에 훨씬 많은 아크릴아마이드가 들어 있습니다. 평소에 이런 음식을 자주 섭취하지 않는다면, 커피에 들어 있는 소량의 아크릴아마이드를 지나치게 걱정할 필요는 없습니다.

물론 자신은 조금의 아크릴아마이드도 허락하지 않겠다고 하는 사람이라면 커피를 멀리해야 할 것입니다. 하지만 커피를 마시지 않는다면 커피가 주는 다양한 이득도 놓칠 수 있습니다. 가장 큰 이득은 심리적 안정과 휴식의 제공입니다. 확정하긴 어렵지만 커피가 건강에 이로울 수도 있습니다. 최근 커피와 관련된 연구에서 하루 2~3잔의 커피를 마시는 사람이 그렇지 않은 사람보다 건강하다는 결과가 계속해서 쏟아지고 있습니다. 심지어 말기 대장암 환자 1,171명을 대상으로 한 연구에서는 하루 한 잔 커피를 마신 사람이 안 마신 사람보다 생존율이 11% 높은 것으로 나타나기도 했습니다.

커피의 효과는 다양합니다. 커피 속 카페인은 각성 효과를 일으켜서 피로를 해소하고 에너지를 높여줍니다. 또 카페인은 신진대사를 높이고 지방 연소를 증가시킵니다. 제2형 당뇨병 위험까지 감소시킬 수 있습니다. 커피를 마시는 사람은 알츠하이머병에 걸릴 위험이 최대 65%까지 낮아집니다. 커피는 간경변 위험을 낮춰줍니다. 심지어 하루 4잔 이상의 커피를 마신 여성은 우울증에 걸릴 위험을 20% 낮출 수 있습니다. 간암 위험도 최대 40%까지 낮아질 수 있습니다. 이 밖에 커피를 마시면 심장병 위험이 낮아지고, 뇌졸중 위험을 줄일 수 있습니다. 이렇게 커피 섭취가 오히려 혈관 질환을 예방한다는 연구 결과까지 있습니다.

단 커피의 효능에 관한 연구는 직접 갈아 내린 커피에 한정된 연구입니다. 인스턴트커피는 다를 수 있습니다. 인스턴트커피는 권장할 만한 식품은 아닙니다. 인스턴트커피를 하루 3잔 이하로 마셨을 때 심뇌혈관 질환 사망 위험이 낮아진다는 연구 결과까지 있기 때문입니다. 물론 과학적으로 따졌을 때 커피가 건강에 미칠 해는 극히 미미할 것으로 판단됩니다. 평소보다 10분만 더 운동해도 그 위험은 대부분 해소될 수 있기 때문입니다.

단 커피에 담긴 '카페인'은 우리 혈관에 적잖은 영향을 미칠 수 있습니다. 카페인은 섭취 시 중추신경계에 영향을 주어 정신을 흥분시키는 각성 물질 가운데 하나입니다. 장기간 과다 섭취할 경우 카페인 중독을 일으킬 수도 있습니다. 카페인은 혈관 건강에 나쁜 영향을 미칠 수 있다는 연구가 많습니다. 적당량의 카페인 섭취는 각성 효과로 인해 집중력을 높이고 피로를 해소하지만, 과다 섭취하게 되면 혈관이 수축하면서 혈액의 흐름이 나빠질 수 있습니다.

카페인 과다 섭취로 인한 혈액순환 장애를 예방하기 위해서는 적정 수준 이하로 커피를 마시는 것이 바람직합니다. 건강한 성인이라면 하루 400mg의 카페인 섭취는 문제가 없는 것으로 알려져 있습니다. 이는 커피 2~3잔 정도에 해당하는 양으로, 카페인에 민감한 사람은 더 적은 양으로도 동일한 효과를 느낄 수 있어 섭취량 조절이 필요합니다. 만약 카페인이 문제가 된다면 커피뿐만 아니라 카페인이 함유된 각종 음료, 식품, 약물부터 주의해야 합니다. 따라서 평소에 커피를 즐긴다면 다른 카페인이 담긴 음료, 식품, 약물 섭취를 제한하는 지혜가 필요합니다.

음주와 혈관 건강은
서로 연관이 있나요?

술을 마시면 술에 든 알코올이 식도, 위, 소장을 거쳐 흡수되는데요. 알코올이 가장 잘 흡수되는 부위는 상부 소장입니다. 약 10% 정도의 알코올은 위장에서 흡수되고, 나머지 90%는 소장에서 흡수됩니다. 소장에서 흡수된 알코올은 혈류를 타고 간으로 이동하는데, 간에서 나오는 두 효소에 의해 대사됩니다. 먼저 알코올 탈수소효소(ADH)는 알코올을 아세트알데히드(Acetaldehyde)로 바꿉니다. 이 아세트알데히드는 아세트알데히드 탈수소효소(ALDH)에 의해 아세트산으로 바뀝니다. 이렇게 바뀐 아세트산은 이후 이산화탄소와 물로 변해서 몸 밖으로 배출됩니다.

그런데 알코올 대사 과정에서 만들어지는 아세트알데히드는 대단히 위험한 물질입니다. 세계보건기구는 아세트알데히드를 2군B 물질,

즉 인체 발암 가능성 물질(Possibly carcinogenic to humans)로 규정한 바 있습니다. 우리가 마시는 술 역시 암을 일으키는 1군 발암물질이기 때문에 술을 마시는 행위는 이중의 발암 공격을 받는 일입니다. 특히 아세트알데히드는 알코올보다 독성이 강하므로, 이 물질이 체내에 축적되면 다양한 건강 문제를 일으킬 수 있습니다. 과음은 간에 간경화, 간염, 간암을 유발하고 장기적으로 DNA를 손상시켜 암세포를 만들어 냅니다. 또 두경부암, 식도암, 위암, 간암, 췌장암, 유방암 등의 암 발생 위험을 10배 이상 높입니다.

이 밖에 다양한 건강상의 위험을 초래하는데요. 특히 근육을 파괴하는 가장 중요한 원인입니다. 술은 GABA 수용체를 활성화해서 근육을 약화시키고 근육 생성 물질을 분해해 근육 손실을 초래합니다. 또 면역력을 손상시키고 혈압 조절을 방해합니다. 정신적인 문제도 다양하게 유발하는데요. 사고력과 기억력 감퇴, 정서 장애, 소뇌 장애로 인한 운동 실조, 치매, 말초신경염 등을 일으킬 수 있습니다. 알코올은 뇌세포 크기를 줄이고, 기능을 떨어뜨려 뇌 크기가 줄어들게 만들고, 다양한 정신 작용을 방해해 인지 기능에 악영향을 미칩니다.

음주는 전 세계 사망 원인의 3.8%(남자 6.2%, 여자 1.1%)를 차지하며, 15~59세 남자 사망의 주요한 원인 가운데 하나입니다. 한국은 세계 평균보다는 다소 낮은데 2021년 알코올 관련 사망자 수는 4,928명으로 전체 사망자 31만 7,680명 가운데 1.5%에 해당하는 수준입니다. 음주와 관련된 사망은 질환별로는 비의도성 손상(29.6%), 암(21.6%), 간경화(16.6%), 심혈관계 질환 및 당뇨병(14.0%) 순입니다. 대부분 장기간의 음주로 인한 만성 질환으로 사망에 이릅니다.

술을 우리 혈관에도 치명적인 악영향을 미칩니다. 과도한 음주는 심장과 혈관에 나쁜 영향을 미칩니다. 고혈압, 불규칙한 심장박동, 심장 근육 약화, 심장 질환 및 뇌졸중 위험 증가로 이어질 수 있습니다. 과음과 잦은 음주는 심장이 불규칙적으로 뛰는 부정맥을 유발해서 현기증, 심장마비를 일으킬 수 있습니다.

우선 음주는 고혈압을 일으키는 주요 요인이 됩니다. 하루 평균 남성 31g 이상(약 소주 3잔), 여성 21g 이상(약 소주 2잔) 알코올 섭취를 한 경우 고혈압 발생 위험이 급격히 증가합니다. 음주자는 음주량에 상관없이 비음주자나 금주자와 비교했을 때 고혈압이 생길 위험이 컸으며, 소량의 음주도 추후 고혈압의 진단 확률을 높였습니다. 소량의 음주일지라도 고혈압 발생의 위험을 크게 증가시킵니다.

소량의 음주는 심부전 발생 위험률을 낮추지만 다량의 음주는 심부전 발생 위험률을 높일 수 있습니다. 그리고 술은 혈관의 수축 기능에 관여해 고혈압을 일으킬 수 있습니다. 또 부정맥, 고혈압과 같은 질병은 나중에 뇌졸중을 일으키거나 증상을 악화시키는 원인이 됩니다.

술과 관상동맥 질환의 상대위험도를 보면 J자 형태의 상관관계를 보이고 있습니다. 단 하루 1~2잔 정도의 음주는 HDL 콜레스테롤 증가, 피브리노겐 수준 감소, 혈액 응고 억제, 혈소판 응집 억제, 인슐린 감수성 증가 등을 통해 관상동맥 질환의 위험을 낮출 수 있습니다. 그렇지만 과도한 음주는 관상동맥 질환의 위험을 높이는 주요 원인으로 작용합니다. 소량의 음주라도 고혈압, 암을 유발할 수 있으므로 음주 자체는 건강에 해로운 일입니다.

적당량의 술 섭취가 허혈성 뇌졸중 위험을 낮춘다는 연구가 있지

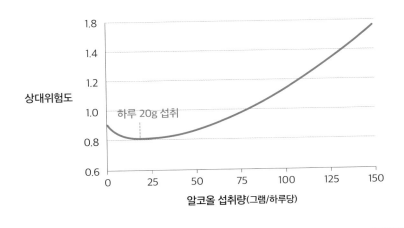

만, 과음을 했을 때는 역시 J자 형태로 발생 위험이 증가합니다. 출혈성 뇌졸중의 경우는 이와 달리 음주량이 증가함에 따라 비례적으로 위험이 증가하는 선형 도표를 보여줍니다.

　하루 60g의 알코올을 섭취했을 때 전체 뇌졸중·허혈성 뇌졸중·출혈성 뇌졸중 위험이 각각 1.6배, 1.7배, 2.2배 높아지는 반면, 하루 12g 미만의 알코올 섭취는 허혈성 뇌졸중 위험을 20% 낮춘다는 연구 결과가 있습니다. 다시 말해 하루 1~2잔의 음주는 혈관이 좁아지거나 막혀서 생기는 허혈성 심뇌혈관 질환의 예방에 도움이 될 수 있으나 과한 음주는 오히려 위험을 증가시킨다고 볼 수 있습니다. 한 번에 6잔 이상을 마시는 남자는 음주를 하지 않는 사람에 비해 전체 뇌졸중과 출혈성 뇌졸중으로 인한 사망 위험이 각각 1.9배, 3.4배 정도 높았고, 다른 연구에서도 고혈압이 있는 남자가 한 번에 6잔 이상을 마시는 경우 정상 혈압이면서 음주를 하지 않는 사람에 비해 심혈관계 질환으로 인한 사망 위험이 4.4배 높았습니다.

한국인은 음주율이 높을 뿐만 아니라 월간폭음률, 고위험 음주율도 높습니다. 2017년 기준 우리나라의 1인당 알코올 소비량은 8.7리터입니다. 남자와 여자의 월간 음주율(최근 1년 동안 한 달에 1회 이상 음주한 분율)은 각각 74.0%와 50.5%이며, 여성의 월간 음주율은 꾸준히 증가하는 추세입니다. 최근 1년 만 19세 이상 인구 중 남자는 7잔 이상, 여자는 5잔 이상 월 1회 이상 음주한 사람의 비율을 월간폭음률이라고 합니다. 2017년 월간폭음률은 39.0%였으며, 남성(52.7%)은 여성(25.0%)보다 2배 이상 높게 나타났습니다.

고위험 음주율은 1회 평균 음주량이 남자는 7잔 이상, 여자는 5잔 이상이면서 주 2회 이상 음주하는 것으로 정의됩니다. 최근 6개월 내 음주한 사람 중 고위험 음주 비율은 57.3%이며, 남성(59.7%)이 여성(54.8%)보다 고위험 음주 비율이 높았습니다. 연령대별 고위험 음주 경험 비율은 30대(66.3%), 20대(63.5%), 40대(59.4%), 50대(52.6%), 60대(48.5%) 순으로 나타났으며, 20~30대의 고위험 음주 경향이 높았습니다.

이렇게 빈번하게 많은 음주를 한다면 갑자기 목숨을 잃을 수도 있습니다. 술은 돌연사의 주요한 원인입니다. 음주로 인한 각종 사고사도 여기에 해당하지만 과음으로 인해 우리 몸은 생명을 위협하는 치명적인 상태에 이를 수 있습니다. 흔히 돌연사라고 하면 심장 질환으로 인한 돌연사를 떠올리지만 술에 의한 사망도 상당한 비율을 차지합니다.

100% 순수 알코올을 체중당 5~8g 정도 단시간에 먹는 경우 사망에 이를 수 있습니다. 체중이 60kg이라면 소주 4병과 양주 2병 정도에 해당하는 양입니다. 술에 의한 돌연사는 술만 마시고 식사를 하지 않았을 때 생기는 저혈당 상태에서 자주 발생합니다. 다른 약물을 복용하고 있는 경우 사망 확률은 높아집니다. 또 과음 상태에서는 작은 흉부외상이나 충격에도 쉽게 돌연사를 일으킬 수 있습니다.

술에 취한 상태에서는 알코올이 가진 열량 때문에 더위를 느끼기 쉬운데요. 이 때문에 실외에서 잠을 자거나 쓰러져 있는 경우 체온 조절이 이뤄지지 않으면서 동사나 심장마비에 이르기도 합니다. 또 과도한 음주로 심한 구토를 하게 될 때 간, 위, 심장, 뇌에 심한 충격이 가해지면서 돌연사에 이를 수 있습니다.

서양인에 비해 동양인은 아세트알데히드 대사능력이 떨어지기 때문에 이런 돌연사의 위험은 높아집니다. 특히 술을 마셨을 때 얼굴이 빨개지는 사람이라면 아세트알데히드 대사능력이 떨어진다는 신호이므로 음주에 좀 더 주의를 기울여야 합니다. 이런 사람은 같은 양을 마시더라도 일반인보다 암에 걸릴 확률이 높습니다. 언제나 자신의 주량을 넘지 않는 적당한 음주를 하도록 제한하고, 음주 시 각종 안전 문제에 좀 더 신경을 써야 합니다.

적당한 음주의 기준도 존재합니다. 나라별로 주로 마시는 주류의 종류, 알코올 함량, 제공하는 잔의 크기 등이 달라 표준잔에 관한 기준과 음주에 관한 지침은 조금씩 차이가 있습니다. 표준 1잔의 알코올 함량은 미국 14g, 영국 8g, 호주 10g이며 미국의 경우 맥주 12온스(340cc, 5% 알코올), 포도주 5온스(142cc, 12% 알코올), 양주 1.5온스

(43cc, 40% 알코올)를 표준 1잔으로 규정하고 있습니다. 이를 기준으로 '미국인을 위한 식생활 지침(DGA)' '뇌졸중 1차 예방을 위한 지침'에서는 남자는 하루 2잔, 여자는 하루 1잔 이하로 마실 것을 권고하고 있습니다.

우리나라는 표준잔에 관한 기준이 명확하지 않지만 일반적으로 소주 1잔을 기준으로 합니다. 보건복지부 '한국인을 위한 식생활지침'에 따르면 남자는 하루 2잔, 여자는 1잔 이상 마시지 않도록 권고하고 있으며, 질병관리본부 '심뇌혈관 질환 예방과 관리를 위한 9대 생활수칙'에서도 하루 1~2잔 이하로 줄일 것을 권고합니다. 그러나 일단 술자리가 시작되면 이 권고를 지키기 어렵기 때문에, 아예 술자리나 음주 기회를 회피하는 것이 최선입니다.

혈관력

033

비행기, 차로 장시간 이동해도 문제가 될 수 있나요?

가장 나쁜 자세는 가만히 한 자세를 유지하는 것입니다. 사실 운동보다 더 중요한 것이 한 자세로 오래 서 있거나 앉아 있지 않는 습관을 들이는 것입니다. 오랜 시간 앉아 있는 사람 가운데, 저녁에 하체가 많이 붓는 사람은 하체 혈액순환이 잘 이뤄지지 않는 증거라고 생각하면 됩니다. 세계보건기구에서는 오래 앉아 있는 것 자체가 건강에 심각한 악영향을 미친다는 의미에서 '의자병(Sitting Disease)'으로 지칭하고 있습니다. 의자에 한 자세로 오래 앉아 있으면 소화불량, 하지정맥류, 척추 및 심장 질환, 골다공증, 당뇨병 등이 생기고 혈액순환도 나빠집니다. 특히 허벅지와 종아리 근육이 약해져 수축과 이완을 하지 못해 혈류가 원활해지지 않으면서 혈관 건강이나 심장이 급격히 나빠질 수 있습니다.

한 자세를 오래 유지하면 종아리 근육 내 정맥 흐름의 정체를 일으키고, 이것이 종아리 근육의 부종이나 염증을 악화시킵니다. 이때 정체된 혈액에서 체액이 새어 나와 부종이 심해지면 종아리 근육 혈관의 혈액 흐름이 악화하고, 이어서 종아리 근육이 약해지는 악순환에 빠지고 맙니다. 한 자세로 오래 앉아 있는 사람은 종아리 근육 경련이나 당기는 증상, 다리 부종 등을 경험하기가 쉽습니다. 이를 막기 위해서는 적어도 1시간에 한 번 이상 자리에서 일어나 스트레칭을 하거나 틈틈이 걸으며 혈액순환을 돕는 것이 바람직합니다. 또 하체 근육이 약해지지 않도록 꾸준히 운동을 병행해야 합니다. 스마트폰에 1시간마다 알람이 울리도록 해두고, 그때마다 미루지 말고 스트레칭이나 가벼운 걷기를 실천하는 것이 좋겠습니다.

부지불식간에 한 자세를 오래 유지하는 때도 있지만, 강제로 한 자세를 오래 유지해야 하는 경우도 있습니다. 바로 장시간 비행기를 타게 될 때입니다. 타보신 분은 잘 알겠지만 비행기의 이코노미 클래스석은 무척이나 좁고 거동이 불편한 좌석입니다. 가까운 거리를 비행기를 이동할 때는 괜찮지만 장시간 이코노미 클래스석을 타고 이동하는 것은 앞서 말한 한 자세를 오래 유지하는 것의 가장 나쁜 사례라고 할 것입니다. 간혹 이코노미 클래스를 타고 장시간 이동하는 여행객 중에는 이코노미 클래스 증후군을 겪는 경우도 있습니다.

이코노미 클래스 증후군은 장시간 좁은 공간에서 같은 자세를 유지하면서 발생하는 심부정맥 혈전증을 가리킵니다. 이는 다리 근막 아래 심부정맥의 혈액이 정체되어 혈전이 생기면서 생기는 일련의 증상을 지칭합니다. 심부정맥혈전증이란 하지정맥에서 혈액 일부가 굳어 혈전이 생기면서 정맥이 막히는 것을 말합니다. 심부정맥혈전증이 생기면 다리가 붓고 저리며 발목을 위로 젖혔을 때 종아리에 근육통이 느껴집니다. 증상이 심해질 때는 가슴 통증을 유발하거나 피부색이 변화할 수 있으며, 혈전이 폐의 혈관으로 이동할 경우 폐동맥 혈전색전증으로 사망할 수도 있습니다.

이코노미 클래스 증후군이 생기면 다리에서 열감이 느껴지거나, 다리가 평소보다 많이 붓고 저리는 증상이 나타날 수 있습니다. 심한 경우 부종, 가슴 통증, 호흡곤란 증상, 폐색전증까지 생길 수 있습니다. 특히 임산부, 고령자, 흡연자, 비만 환자, 과거 혈전이 발생했던 사람, 동맥경화, 고혈압, 고지혈증 환자, 여성 호르몬제 복용자 등에게서 이코노미 클래스 증후군이 생기기 쉽습니다. 정맥 혈전은 콜레스테롤보다는 혈액의 정체가 주된 원인입니다. 오랫동안 움직임 없이 한 자세를 유지하면 다리 혈액을 심장으로 보내는 힘이 약해지면서 주로 종아리나 허벅지 정맥에서 문제가 발생할 수 있습니다. 한 자세로 오래 앉아 있으면 시간과 장소를 불문하고 혈전증이 생기기 쉽습니다. 비행기 탑승뿐만 아니라 장시간의 자동차 운전, 책상 업무 등에 의해서도 생길 수 있습니다. 혈전증을 제때 진단해서 치료하지 못하면 위험한 합병증을 일으킬 수 있습니다.

심부정맥 혈전증의 경우 처음에는 증상이 경미합니다. 다리가 붓고 저린 증상이 나타나고, 가만히 있어도 다리 통증을 느끼거나 다리에서 열감을 느끼게 됩니다. 발목을 위로 젖혔을 때 종아리 근육에서 통증을 느끼기도 합니다. 처음 이와 같은 증상이 나타났을 때 정확한 혈전의 위치 및 상태를 파악해 빨리 진단과 치료에 임하는 것이 중요합니다.

이코노미 클래스 증후군을 예방하기 위해서는 장딴지 근육을 반복적으로 수축시킴으로써 정맥 순환을 돕고 정체를 막는 것이 중요합니다. 시간을 확인하며 일부러 일어나 통로를 걸어다니고, 발목을 위아래로 움직이는 스트레칭을 하고, 다리를 주물러주는 것이 예방에 도움이 됩니다.

앞서 말한 발병 가능성이 높은 쪽에 속한다면 장시간 여행이나 한 자세로 있어야 할 때 미리 대비하는 습관을 들이기 바랍니다. 우선 장거리 여행 시 압박스타킹을 신는 것이 도움이 됩니다. 또 수분을 충분히 마시는 것은 혈전 발생의 위험을 줄여줍니다. 카페인은 혈관을 수축시키고 이뇨 작용으로 탈수를 일으킬 수 있으니 커피보다 이온음료나 물을 자주 마셔서 수분을 보충하기 바랍니다. 또 옷을 입을 때도 전체적으로 혈액순환을 방해하는 꽉 끼는 옷보다는 편안하고 혈액순환이 잘되는 옷을 입는 것이 바람직합니다.

034

뜨거운 물로 목욕하면
혈관에 무리가 가나요?

42~45도의 뜨거운 물에서 목욕하는 것을 고온욕이라고 부릅니다. 여러 이유에서 고온욕을 즐기는 사람이 많은데요. 고온욕은 이득만큼 건강을 해치는 단점도 많기 때문에 신중하게 접근하거나, 자신에게 맞는 목욕법을 찾는 것이 바람직합니다. 물론 여러 연구에서 고온욕의 건강 증진 효과가 검증된 바 있습니다. 연구에 따르면 뜨거운 물로 목욕함으로써 운동하는 것과 같은 효과를 얻을 수 있습니다.

영국 코번트리대학 연구진은 30분간 40도 물에서 목욕한 사람과 같은 시간 동안 적당한 강도로 사이클을 탄 사람의 생리적 반응을 비교한 결과, 동맥 혈류량과 심박수 등이 유사하게 나타나는 것을 확인했습니다. 운동을 할 수 없는 경우라면 뜨거운 물에 몸을 담그거나 사우나를 하는 것이 대안이 될 수 있는 것입니다.

2019년 텍사스대학 연구팀은 잠자리에 들기 몇 시간, 몇 십분 전에 하는 따뜻한 목욕이나 뜨거운 샤워가 수면의 질을 높인다는 사실을 발표한 바 있습니다. 따뜻한 물로 목욕하면 몸의 체온 조절 시스템을 자극해 혈액순환을 원활하게 해주고, 그 때문에 체온이 좀 더 떨어져 빨리 잠에 들 수 있습니다. 잠자리에 들기 최소 10분 전에 따뜻한 물로 목욕하면 신체의 일주기 리듬을 자극해 자연스럽게 수면할 수 있고 깊게 잠들 수 있습니다.

고온욕 시 우리 몸의 대사와 순환이 빨라지면서 피로가 쉽게 풀리고, 통증을 줄이거나 근육을 이완하는 효과를 얻을 수 있습니다. 단 너무 오래 뜨거운 물속에 있으면 에너지 소모가 심해 오히려 피로를 유발할 수 있으니 43도에서는 8분 이내, 45도에서는 5분 이내에 욕탕에서 나오는 것이 바람직합니다. 우리 몸의 에너지 소모는 41도에서 약 25%가 증가하고, 43~45도에서 50% 이상 증가합니다. 이로 인한 피로를 회복하는 데는 건강한 사람도 1~2시간 걸립니다. 그래서 잠들기 1~2시간 전에 40~42도의 물로 목욕하면 평균 10분 정도 빨리 잠에 들 수 있는 것입니다. 우리 몸은 잠에 들 때 중심체온이 약 0.3도 감소하는데, 목욕으로 중심체온을 조절하면 수면 주기에 긍정적인 영향을 미칠 수 있습니다.

그런데 고온욕은 모두에게 적합한 목욕법은 아닙니다. 특히 고혈압, 심장병 환자, 술을 마신 사람은 고온욕을 하지 않는 것이 바람직합니다. 고온욕에서 가장 문제가 되는 점은 맥박과 혈압이 빠르게 상승한다는 것입니다. 42도 전후의 욕탕에서는 말초혈관이 확장되어 혈류의 양이 증가하고 맥박수도 빨라집니다. 목욕 후에는 맥박이 분당 120회 정도까지 빨라지고, 5~6분 후에는 170회 정도까지 증가합니다. 또 혈압은 45도의 고온욕에서는 목욕 직후 10~20mmHg 상승하고, 시간이 지나면서 30~40mmHg까지 올라가기도 합니다.

고령층, 고혈압 환자, 심장병 환자라면 따뜻한 물로 목욕을 마친 후 체온 유지에 각별히 신경 써야 합니다. 따뜻한 물에서 나왔을 때 갑자기 차가운 공기에 노출되면 혈관이 수축하고, 혈압이 빠르게 상승합니다. 자칫 치명적인 결과를 초래할 수 있습니다. 찬물과 뜨거운 물을 반복해서 오갈 경우 혈압이 급격하게 변화하면서 고혈압이나 심장 질환이 악화될 수 있습니다. 따라서 고령층, 고혈압 환자, 심장 질환 환자는 고온욕보다는 36~39도 정도의 미온욕을 하는 것이 바람직합니다. 또 실내를 충분히 데운 후 목욕을 해서 욕실과 욕실 밖을 오갈 때 급격한 체온 변화가 생기지 않도록 주의해야 합니다. 목욕을 마친 후에는 빨리 몸을 말리고 옷을 입어서 체온이 떨어지는 것을 막아야 합니다. 심장, 혈압 등에 문제가 있다면 고온욕보다는 미온욕을 하는 것이 좋습니다.

특히 술을 마시고 2시간 이내에는 고온욕을 하지 말아야 합니다. 음주 자체가 맥박과 혈압을 상승시키는데, 여기에 고온욕까지 하게 되면 혈압과 맥박이 걷잡을 수 없이 상승하게 됩니다. 심장에 큰 부담을 줄 수 있죠. 음주와 고온욕 후 혈압과 맥박을 더욱 높이는 성행위까지 하게 될 경우는 치명적인 심뇌혈관 질환을 일으킬 수도 있습니다. 음주 후 2시간 이상 시간이 지났다면 미온욕을 해서 알코올 배출을 돕고 숙취를 해소하는 것도 나쁘지 않습니다. 단 자칫 목욕 중 의식을 잃거나 잠에 든다면 익사 사고를 초래할 수 있으니 항상 각별한 주의를 기울여야 합니다.

고온욕, 미온욕, 반신욕과 마찬가지로 냉수 샤워도 다양한 건강 증진 효과가 있지만 심장이나 혈압에 문제가 있는 사람이라면 이 역시 권할 만한 방법은 아닙니다. 냉수 샤워는 피부 미용, 혈액순환, 집중력 향상, 우울감 해소, 면역력 증진과 같은 다양한 효과를 지니고 있지만 심장이나 혈압에 문제가 있는 사람이나 병력이 있는 사람이라면 각별한 주의가 필요합니다. 냉수 샤워를 할 때는 심장에서 먼 신체 부위부터 물을 뿌려 온도에 적응할 수 있도록 해서 심장에 무리를 주지 않아야 합니다.

야간 샤워를 규칙적으로 하는 것은 수면의 질을 높이고 스트레스를 완화하는 데 도움이 될 수 있습니다. 다만 잠자리에 들기 전에 목욕을 너무 오래 하는 것은 오히려 피로를 가중하고 교감신경을 자극해 수면의 질을 떨어뜨릴 수도 있습니다. 목욕이나 샤워는 20분 이내에 할 수 있도록 합시다.

미세먼지가 혈관에도
영향을 미치나요?

미세먼지는 새롭게 등장한 최대 건강 위협 요인입니다. 머지않은 미래에 운동을 충분히 하는 것보다 더 중요한 건강 원칙이 미세먼지를 막는 일이 될 수도 있습니다. 미세먼지가 우리 몸에 미치는 악영향은 셀 수 없이 많지만 혈관과 폐, 심장에는 일차적이고 직접적인 해를 가합니다.

미세먼지는 지름이 10마이크로미터(1마이크로미터=1천 분의 1mm) 이하인 먼지로 'PM10'으로 지칭되는 물질입니다. PM(Particulate Matter)은 입자성물질이란 뜻으로, 미세먼지는 주로 자동차나 공장의 배출 가스에 의해 만들어집니다. 우리나라의 경우 중국의 황사나 심한 스모그로 인해 공기 중의 밀도가 높아집니다. 미세먼지 중에서 입자의 크기가 더 작은 것을 초미세먼지라 하는데요. 지름이 2.5마이크로미터 이하인 것을 가리킵니다. 초미세먼지가 미세먼지보다 좀 더 위험한 이유는 우리 호흡기의 가장 깊은 곳까지 침투해 직접 혈관으로 유입되기 때문입니다.

미세먼지가 체내에 들어오면 여러 장기에서 활성산소를 발생시키고 세포 노화 및 염증 반응을 촉진합니다. 이는 조직 손상의 직접적인 원인이 됩니다. 이러한 작용은 혈액순환에 의해 전신에서 일어납니다. 호흡기를 거쳐서 폐 등에 침투하기도 하고, 혈관을 따라 체내로 구석구석까지 들어가 인체에 악영향을 미칩니다. 몸에 들어온 미세먼지는 혈관 등을 자극해 심근경색과 부정맥, 뇌졸중 등 심혈관 질환자의 증상을 악화시킵니다. 초미세먼지 농도가 10마이크로그램/m^3 증가할 때마다 뇌혈관 질환으로 인한 사망 발생 위험도는 80%, 뇌졸중은 20%까지 높아집니다. 심혈관 질환 연관 사망률은 최대 76%까지 증가한다는 연구 결과까지 있습니다.

2013년 세계보건기구 유럽지구 보고서에 따르면 수개월 이상 초미세먼지에 노출되면 농도가 10마이크로그램/m^3 증가할 때마다 심장 질환과 폐 질환으로 인한 사망률이 최대 13% 증가하는 것으로 나타났습니다. 또 초미세먼지에 의해 매년 80만 명 정도가 평균수명을 채우지 못한 채 사망하고, 전 세계 사망 원인의 열세 번째에 해당한다고 보고된 바 있습니다.

미세먼지는 영향을 받는 부위나 정도에 따라 다양한 증상과 질환을 유발하거나 악화시킬 수 있습니다. 특히 직접적으로 자극하는 호흡기, 피부, 안구 등에 이상 증상이 나타날 수 있으며 혈관과 폐, 심장에 영향을 미쳐 가슴 압박감, 가슴 통증, 호흡곤란 등의 증상을 유발할 수 있습니다. 특히 혈관에 대한 영향은 매우 중요한데요. 2004년부터

2014년까지 관상동맥 질환이 의심되는 약 1만 명을 대상으로 한 연구에서는 미세먼지에 장기간 노출되었을 때 관상동맥 연축 위험이 증가했으며, 일시적인 ST 분절(심실이 탈분극과 재분극 사이에 있을 때 전압이 같은 시기) 상승이 나타났습니다. ST 분절 상승은 경우에 따라 심근경색을 의미합니다.

미세먼지는 혈관 건강을 악화시킬 뿐만 아니라 다양한 질병을 초래하며, 장기간 노출될 때는 암까지 유발할 수 있습니다. 최근 대두된 강력한 발암물질이 미세먼지, 초미세먼지입니다. 2013년 세계보건기구는 미세먼지를 1급 발암물질로 분류한 바 있습니다. 세계보건기구 산하 국제암연구소(IARC)는 정밀 조사 결과, 미세먼지를 비롯한 대기오염이 폐암의 주요 원인이며 방광암 발병 위험을 높인다는 사실을 발표한 바 있습니다. 또 한국생명공학연구원 연구진에 따르면, 미세먼지는 암세포 전이를 증가시킵니다. 연구진은 미세먼지에 노출된 폐 대식세포 배양액을 암세포와 반응시키면 암세포의 EGFR(표피생장인자수용체)가 활성화되면서 이동성이 증가한다는 사실을 발견했습니다.

덴마크 연구팀은 유럽 9개 나라 30만 명의 건강 자료와 2,095명의 폐암 환자를 대상으로 초미세먼지 농도가 폐암 발생 위험에 미치는 영향을 조사했습니다. 그 결과 초미세먼지 농도가 5마이크로그램/m³ 높아질 때마다 폐암 발생 위험이 18%씩 증가하고, 미세먼지(PM10)는 10마이크로그램/m³ 높아질 때마다 폐암 발생 위험이 22% 증가하는 것으로 나타났습니다.

네덜란드 연구팀은 서유럽 13개국 36만 7천 명을 대상으로 한 역학연구에서 초미세먼지 농도가 5마이크로그램/m³씩 높아질 때마다 조기 사망 확률이 7%씩 증가한다는 사실을 알아냈습니다. 특히 세계보건기구의 권고 가이드라인 농도인 25마이크로그램/m³에 해당하는 10~30마이크로그램/m³ 구간에서 폐암 발병이 크게 증가하는 것으로 나타났습니다.

미세먼지를 포함한 오염된 대기는 체내에 들어와 DNA 손상 또는 변이, 염증 반응, 면역체계 손상, 암 발생의 초기 단계인 산화성 스트레스 반응, DNA 메틸화와 같은 문제를 유발합니다. 오염된 대기 속에는 미세먼지 외에도 각종 발암물질이나 유해물질이 포함되어 있습니다. 오염된 대기 속에는 디젤 매연, 솔벤트, 유해 중금속, 미세먼지 등 다양한 유해물질이 포함되어 있습니다.

미세먼지, 초미세먼지, 대기오염 물질처럼 직접적이지는 않으나 어류나 해조류 등의 섭취와 같은 여러 경로로 몸속으로 들어오는 미세플라스틱 역시 심각한 건강 위험요인입니다. 미세플라스틱은 1마이크로미터~5밀리그램 사이의 작은 플라스틱 조각을 말하며, 처음부터 작게 만들어진 것도 있지만 페트병이나 비닐봉지와 같은 플라스틱 제품이 시간이 지나면서 작아져서 생기기도 합니다. 미세플라스틱은 생선과 같은 수산물에서도 발견되지만 수돗물, 생수, 맥주 등에서도 쉽게 발견됩니다. 아직까지 미세먼지에 비해 미세플라스틱이 인체에 미치는 영향은 많이 연구되지 않았지만, 장기간 인체에 축적되면 미세먼지와 마찬가지로 다양한 건강 문제를 일으킬 수 있습니다. 미세플라스틱은 호흡기와 소화기를 통해 몸에 흡수되어 조직 염증, 세포 증식, 괴사, 면역세포 억제 등을 일으킵니다. 그리고 연쇄적으로 심혈관계, 내분비계, 염증 체계, 산화 과정, 생식계 등에 다양한 독성 반응을 일으키고 미

혈관력

세먼지와 마찬가지로 암을 유발할 수 있습니다.

한국원자력의학원 방사선의학연구소 연구팀은 체내에 흡수된 미세플라스틱이 암세포의 성장과 전이를 가속화하고 항암제 내성까지 일으킨다는 사실을 밝혀냈습니다. 연구팀은 각종 일회용품에 널리 사용되는 폴리스티렌을 직경 10마이크로미터 크기의 미세플라스틱으로 만든 뒤 위암 환자에게서 얻은 위암 세포주에 4주 동안 노출시켰습니다. 그 결과 폴리스티렌 미세플라스틱이 위암을 악화시키는 것을 확인합니다. 미세플라스틱에 노출된 위암 세포는 그렇지 않은 위암 세포보다 74% 더 빨리 자랐고 전이도 3.2~11배 많았습니다. 또 암세포가 인체 면역체계를 회피하기 위해 생성하는 면역억제 단백질도 4.2배나 늘어났습니다. 미세플라스틱에 노출되어 증가한 암 줄기세포 유전자는 전이성 위암 표적치료제를 포함한 다양한 항암제에서 내성을 가지는 것도 확인되었습니다.

미세먼지와 미세플라스틱을 피하기 위해서는 각별히 안전 원칙을 지키는 자세가 합니다. 먼저 미세먼지가 나쁜 날은 가급적 야외활동을 자제하고, 외출 시에는 반드시 마스크를 착용하고, 집이나 사무실에 공기정화기를 설치해 잘 관리하고, 공기 정화 식물을 많이 키우는 등 다양한 방법을 실천해야 합니다. 이 밖에 해산물을 섭취할 때는 안전 여부를 반드시 살피고, 페트병이나 일회용 제품과 같은 미세플라스틱이든 각종 공산품의 사용을 줄이는 노력도 필요합니다.

건강기능식품,
효과가 있나요?

건강기능식품에 대한 찬반이나 효과 논쟁이 여전히 분분하지만, 주변에서 건강기능식품을 지혜롭게 활용하는 사람도 얼마든지 찾아볼 수 있습니다. 시중에는 헤아릴 수 없이 많은 건강기능식품이 있습니다. 그중 별다른 효과를 볼 수 없는 것도 있지만, 자신에게 맞는 건강기능식품을 잘 활용한다면 다양한 건강 이득을 챙길 수 있습니다.

예를 들어 요즘 많은 사람이 찾는 유산균은 여러 연구를 통해 그 효과가 검증된 바 있습니다. 그래서 저명한 학술지 '미생물학 프런티어(Frontiers in Microbiology)'에서도 프로바이오틱스를 '적절한 양을 투여했을 때 사람 등 숙주에게 건강상의 이익을 주는 살아 있는 미생물'이라고 정의하고 있습니다. 유산균 제제를 만들고 개발하는 기술 역시 날로 발전하고 있으니 유산균 제제를 먹어야 하는 이유도 점점 늘어날 것입니다. 이런 이유에서 교육과 경제 수준이 높을수록 건강기능식품을 많이 복용한다는 조사 결과도 있습니다.

사람들이 계속 건강기능식품을 찾는 가장 근본적인 이유는 분명 건강기능식품을 통해 건강 증진 효과를 경험했기 때문일 것입니다. 건강기능식품의 정의 역시 여기에 기반하고 있습니다. 건강기능식품이란 일상적인 식사를 통해 섭취하는 영양소 가운데 인체에 유용한 기능을 가진 원료의 복합물이나 특정한 기능을 가진 성분(기능성 원료)을 사용해 제조한 식품을 뜻합니다. 우리나라 식품의약품안전처에서는 인비트로, 동물시험, 인체적용시험 등 과학적 근거로 평가해 기능성을 인정받은 기능성 원료로 만든 제품을 건강기능식품으로 지정합니다. 또 기능성에 초점을 두고 영양 기능 정보를 표시해야 하며, 건강기능식품 마크를 통해 다른 제품과 구분하도록 법령으로 정하고 있습니다.

2023년 고시된 기능성 원료는 96개, 개별 인정 원료는 327개입니다. 또 이 숫자는 현재 계속 늘어나고 있습니다. 기능성 원료는 말 그대로 건강에 도움이 있는 기능이 해당 부처에서 공식적으로 인정된 원료입니다. 개별 인정 원료는 신청자가 원료의 안전성, 기능성, 기준 및 규격 등의 자료를 제출해 평가를 통해 기능성 원료로 인정받은 원료입니다. 대개 신청자(업체)가 개별 인정 원료로 인정을 받은 후에 건강기능식품을 제조해 판매하게 됩니다.

건강기능식품을 크게 세 종류로 나눕니다. 우선 영양소 기능은 인체의 성장·증진 및 정상적인 기능에 대한 영양소의 생리학적 작용이고, 생리활성 기능은 인체의 정상기능이나 생물학적 활동에 특별한 효과가 있어 건강상의 기여나 기능 향상 또는 건강 유지·개선 기능을 말합니다. 또 질병 발생 위험 감소 기능은 식품의 섭취가 질병의 발생 또는 건강 상태의 위험을 감소하는 기능을 말합니다. 이 중 심혈관계과 관련해서 도움이 되는 기능은 생리활성 기능에 해당하는데요. 세부적으로 혈행 개선, 혈압 강하, 콜레스테롤 감소, 중성지방 감소에 관여하는 건강기능식품이 존재합니다.

앞서 한 차례 설명했지만 혈중 중성지방은 식사로부터 들어오는 지방이나 간에서 합성되는 지방이 혈액 속에 있는 형태로, 혈중 지방 중 가장 많은 비중을 차지합니다. 정상 수준의 중성지방 농도는 150mg/dL 이하이며, 200~399mg/dL이면 경계 수준, 400mg/dL 이상이면 고위험군으로 인체에 나쁜 영향을 미칠 수 있습니다. 혈중 중성지방은 혈관 건강에 나쁜 콜레스테롤의 생성을 돕고, 좋은 콜레스테롤의 분해를 촉진하므로 혈중 중성지방 수치가 높아지면 동맥경화의 위험이 높아집니다. 따라서 혈중 중성지질의 수치가 높으면 심장병, 뇌졸중 등 혈관 질환이 발생하지 않도록 주의해야 하며 특히 당뇨병 환자는 혈중 중성지방 수치가 높아지지 않도록 유지하는 것이 중요합니다.

중성지방 수치를 줄이는 대표적인 건강기능식품으로는 어류에 함유된 EPA가 있습니다. 흔히 오메가3라고 불리는 불포화지방산에는 리놀렌산, EPA, DHA가 있습니다. EPA, DHA는 청어, 고등어, 정어리, 참치, 연어 등에 많이 들어 있습니다. 이들은 간에서의 중성지방 합성을 감소시켜 혈중 중성지방 농도를 낮추며 혈소판이 뭉쳐서 굳는 것을 억제해 혈전 생성을 방지하는 효과가 있습니다.

섬유소는 당질과 지방의 소화와 흡수를 억제해 체지방 감소에 도움을 줄 수 있습니다. 수용성 섬유소는 음식물이 위에서 장으로 배출되는 것을 느리게 하고, 장에서의 음식물 이동시간을 증가시키고, 혈당이 급격히 상승하는 것을 막아주고, 혈중 중성지방을 저하시키는 작용을 갖고 있습니다. 음식이 장에 머무는 시간에 변화를 주어 몸에 해로운 콜레스테롤이 담즙산과 결합해 배설되도록 하는 작용을 돕고, 재흡수되지 않도록 함으로써 혈중 중성지방의 농도에 영향을 줍니다. 혈중 중성지방 개선에 도움을 주는 건강기능식품 기능성 원료로는 EPA 및 DHA 함유 유지, 난소화성말토덱스트린, 글로빈 가수분해물, 식물성 유지 디글리세라이드(DG), 정제오징어유 등이 있습니다.

콜레스테롤은 지방의 일종으로 인체의 기능을 정상적으로 유지하는 데 필수적인 성분입니다. 콜레스테롤은 혈액을 돌면서 필요한 곳에 쓰이거나 담즙의 원료로 이용되고 장으로 배출됩니다. 그러나 여러 이유로 조절능력이 떨어지거나, 동물성 지방이나 지방이 많은 가공식품을 많이 섭취할 경우 콜레스테롤이 여러 기관(특히 혈관)에 쌓이며 건강을 해칩니다. 콜레스테롤은 인체에 필요한 필수 영양소로 체내에서 합성되지만 너무 많아지면 건강을 해칩니다. 혈액 속 콜레스테롤 농도가 높아지면 동맥경화, 협심증, 심근경색증(허혈성 심장병) 등의 심장 질환과 뇌졸중, 고혈압 등의 뇌혈관 질환이 생길 수 있습니다.

콜레스테롤 개선에 도움을 주는 건강기능식품의 기능성 원료로는 감마리놀렌산 함유 유지, 구아검, 귀리, 곤약, 녹차, 레시틴, 마늘, 스피루리나, 옥수수 식이섬유, 이눌린, 치커리추출물, 차전자피 식이섬유, 클로렐라, 키토산, 홍국 등이 있습니다. 개별 인정형 기능성 원료로는 베타글루칸추출물, 보이차추출물, 식물스타놀 에스테르, 씨폴리놀, 감태주정추출물, 아마인, 적포도발효농축액, 창녕양파추출액, 폴리코사놀, 홍국쌀 등이 있습니다.

혈압 조절에 도움을 주는 건강기능식품 기능성 원료로는 코엔자임 Q10이 있고, 개별 인정형 기능성 원료로는 L-글루타민산 유래 GABA 함유 분말, 가쯔오부시 올리고펩타이드, 나토균배양분말, 서목태(쥐눈이콩), 연어펩타이드, 오가피열매추출물, 올리브잎주정추출물, 정어리펩타이드, 카제인가수분해물, 포도씨효소분해추출분말, 폴리코사놀, 해태올리고펩티드 등이 있습니다.

또 혈행 개선에 도움이 되는 기능성 원료로는 EPA 및 DHA 함유 유지, 감마리놀렌산 함유 유지, 영지버섯자실체추출물, 은행잎추출물, 홍삼이 있습니다. 개별 인정형 기능성 원료로는 HK나토배양물, L-아르기닌, 멜론추출물, 나토균배양분말, 상황버섯등추출복합물, 정제오징어유, 카카오분말, 피크노제놀 등이 있습니다.

혈관력

탄산음료가 혈관 건강과 관련이 있나요?

미국 터프츠대학 연구팀은 미국심장협회 저널에 실린 논문에서 하루에 탄산음료 한 잔을 마시면 이상지질혈증 위험이 커진다는 연구 결과를 발표했습니다. 연구팀은 40대 성인 약 6천 명을 12년 동안 추적 관찰한 결과, 주 7회 이상 탄산음료를 마신 사람은 월 1회 미만으로 탄산음료를 마신 사람보다 동맥을 막히지 않도록 도와주는 고밀도 HDL 콜레스테롤이 감소할 위험이 98% 높다는 사실을 밝혀냈습니다. 또 이들의 혈액에 중성지방이 많을 위험이 53% 더 높은 것도 알아냈습니다. 중성지방은 혈관과 동맥을 막는 원인이 되는데요. 고밀도 콜레스테롤이 적고, 중성지방이 많으면 이상지질혈증으로 진단합니다. 중성지방은 혈액을 끈적하게 만들어 혈전을 만들고, 동맥을 좁혀 심장마비·뇌졸중 등 심혈관 질환을 유발할 수 있습니다.

부산대학교병원 가정의학과팀이 성인 남녀 3,991명을 대상으로 탄산음료 섭취 횟수에 따른 CRP의 변화를 분석한 결과, 탄산음료를 하루 1회 이상 섭취하면 심혈관 질환의 고위험군에 속할 위험이 3배까지 증가하는 것으로 나타났습니다. 연구팀은 탄산음료를 전혀 마시지 않는 그룹, 월 1~3회 마시는 그룹, 주 1~6회 마시는 그룹, 하루 1~3회 마시는 그룹으로 나눠 고감도 CRP 검사를 진행했습니다. 고감도 CRP 검사는 미국심장학회가 심혈관 질환과 관련해 우선적으로 추천하는 검사로, 심장병·뇌졸중 등 심뇌혈관 질환의 발생 가능성을 LDL 콜레스테롤 수치보다 더 민감하게 알려주는 지표입니다. 미국심장학회와 미국 질병통제예방센터는 혈중 고감도 CRP의 혈중 수치가 1mg/L 미만이면 심혈관 질환 저위험군, 1~3mg/L면 평균 위험군, 3mg/L 초과면 고위험군으로 판정하고 있습니다.

이 연구에서 우리나라 성인 10명 중 3명은 탄산음료를 주 1~6회 이상 마시는 것으로 나타났습니다. 탄산음료를 전혀 마시지 않는 그룹보다 월 1~3회 마시는 그룹의 심혈관 질환 발생 위험은 1.5배, 주 1~6회 그룹은 1.7배, 일 1~3회 그룹은 3.1배 높은 것으로 나타났습니다. 즉 탄산음료의 섭취가 잦을수록 심혈관 질환 고위험군에 속할 위험이 급격하게 커지는 것입니다. 이 연구에서는 탄산음료 섭취가 빈번할수록 비만의 위험도 커졌습니다. 또 허리 둘레, 수축기 혈압, 이완기 혈압도 함께 증가하는 것으로 나타났습니다.

탄산음료를 포함한 가당 음료는 혈당과 인슐린 농도를 빠르게 올려 2형(성인형) 당뇨병, 심혈관 질환 위험과 관련 있는 CRP와 같은 염증 지표를 높입니다. 염증은 죽상경화증, 혈전증에 영향을 미쳐 가당 음료의 지속적 섭취는 불과 수년 내에 심장병 발생의 원인의 될 수도 있습니다.

특히 탄산음료나 가당 음료의 주성분인 '액상과당'은 조금만 먹어도 혈당을 올리고, 체내 콜레스테롤 균형을 망가뜨려 혈관 건강에 악영향을 미칠 수 있습니다. 액상과당은 옥수수 전분에 인위적으로 과당을 첨가해 만든 합성물질로, 설탕보다 가격이 저렴하고 단맛은 약 1.5배 강해 탄산음료, 과자, 아이스크림 같은 가공식품에 주로 사용되는데요. 단맛이 강해 식욕을 자극하는 원인이 되고, 포만감을 느끼지 못하게 해 과식을 유발합니다. 또 설탕보다 구조가 단순해 소화흡수가 빠르고, 체지방 전환율이 설탕보다 높습니다. 액상과당은 혈액 속 단백질 성분과 잘 엉겨붙어 혈액 속 염증 물질을 만들어내는 주요 원인이 됩니다. 따라서 액상과당을 과도하게 섭취하면 비만을 유발하고, 혈액 내 콜레스테롤 균형이 무너지고, 혈액 속 당 수치를 높이고, 혈관벽 손상의 위험이 커집니다. 또 소화를 방해하기 때문에 곧장 간으로 이동해 지방을 더 많이 만들어냅니다. 이런 상황이 지속되면 고혈압, 당뇨병, 심장병과 같은 심혈관 질환의 위험이 커지게 됩니다.

038

생선에 있는 지방도
혈관을 위협하나요?

몸에 좋은 생선이라고 무조건 많이 먹어서는 안 됩니다. 과유불급입니다. 지나친 생선 섭취는 오히려 병을 초래할 수 있습니다.

덴마크 올보르대학 연구팀은 생선 등 해양 생물에 함유된 고도불포화지방산을 지나치게 많이 먹는 것도, 또 지나치게 적게 먹는 것도 심장 맥박 이상을 초래할 수 있다는 사실을 밝혀냈습니다. 생선을 너무 많이 먹으면 피부암의 일종인 악성 흑색종에 걸릴 위험이 커진다는 사실도 밝혀냈습니다. 물론 생선 섭취량과 위의 건강 문제의 상관관계를 나타내는 연구일 뿐, 인과관계를 입증하는 연구 결과는 아니니 속단할 필요는 없습니다.

각종 생선은 해양 오염에 직접적인 영향을 받습니다. 최근 들어 바다 오염은 중요한 이슈입니다. 방사능 오염은 물론이고 각종 중금속 오염이 가장 큰 문제일 것입니다. 특히 문제가 되는 것은 바다에 존재하는 중금속이 작은 물고기를 잡아먹고 사는 대형 물고기에 그대로 축적된다는 점입니다. 이는 대형 어류를 먹는 인간에게 다양한 질병을 초래할 수 있습니다. 대형 어류 대신 소형 물고기를 먹을 것을 권고하는 이유도 여기에 있습니다.

한 연구에서 어린이에게 포식성 대형어를 2주에 2번 이상 먹였을 경우 중증의 학습 및 행동 장애를 일으키며 자폐증이 생길 위험이 증가하는 결과가 나타났습니다. 6세 미만의 어린이가 상어, 메기, 참돔, 바라문디(호주산 민물고기) 등 포식성 대형 어류를 많이 먹을 경우 체내 수은 농도가 안전 기준치의 최고 7배까지 이를 수 있습니다. 또 다른 연구에서는 임산부가 적정 이상의 생선을 섭취할 경우 태어날 아이가 소아비만이 될 가능성이 커진다는 사실이 밝혀지기도 했습니다.

생선에는 퓨린이라는 성분이 많이 들어 있고 이를 과다 섭취하면 체내 대사 작용을 거쳐 생산되는 요산의 양이 증가하게 됩니다. 요산의 혈중 농도가 높아지면 관절 내에 크리스탈 형태로 쌓이면서 통풍과 같은 질병을 초래하기 쉽습니다. 그리고 생선을 너무 많이 먹으면 혈액이 희석될 수 있는데요. 이는 혈액 희석제를 복용 중이거나 쉽게 출혈을 일으키는 사람에게 문제가 될 수 있습니다. 또 생선을 너무 많이 먹으면 비타민A가 과하게 축적되면서 설사, 메스꺼움, 두통, 피부 염증을 일으킬 수 있습니다. 특히 어린이와 임산부는 비타민A 과다 섭취에 유의해야 합니다.

생선은 기본적으로 저지방·저칼로리 음식에 속하지만 생선이라고 해서 무턱대고 많이 먹어서는 안 됩니다. 여러 연구를 종합하면 하루

60~80g 정도의 생선을 먹었을 때, 더 많이 먹거나 더 적게 먹는 사람보다 건강상의 이득이 크다고 합니다. 생선의 중요한 영양소인 오메가3지방산 역시 지나치게 많이 섭취하는 것은 좋지 않습니다. 오메가3지방산의 하루 적정 섭취량은 400mg으로 등푸른생선을 일주일에 2마리 정도 먹으면 되는 양입니다.

생선 역시 칼로리가 있으므로 지나친 섭취는 삼가야 합니다. 우선 생선에 따라 칼로리 함량도 차이가 납니다. 생선은 크게 붉은살생선과 흰살생선으로 나뉩니다. 붉은살생선에는 방어, 부시리, 고등어, 꽁치 등이 있고 흰살생선은 감성돔, 광어, 도다리, 농어, 참돔 등이 있습니다. 등푸른생선이라고 부르는 종류는 대부분 붉은살생선이며, 암초나 바닥에 붙어 사는 생선은 속살이 흰 경우가 많습니다.

붉은살생선은 100g당 지방 함량이 5~17g에 달합니다. 고등어는 100g당 10g이 지방입니다. 반면 흰살생선은 지방 함량이 100g당 지방 0.6~2g으로 적은 편입니다. 흰살생선 중 가장 기름진 편에 속하는 가자미도 지방 함량은 1.8g에 불과합니다. 둘 사이에는 칼로리 함량이 크게 차이가 나는데, 지방을 많이 포함하는 붉은살생선이 흰살생선보다 100g당 적게는 30칼로리, 많게는 200칼로리 정도 열량이 더 높습니다. 특히 기름진 머리나 배 부분은 열량이 더 높으므로 다이어트를 원하거나 고지혈증이 있는 사람은 피하는 것이 바람직합니다.

생선을 저열량으로 먹고 싶다면 회로 먹거나 찌거나 탕으로 끓이는 것이 좋습니다. 열을 가하는 과정에서 지방이 빠져나가 열량이 낮아지기 때문입니다. 반면 말린 생선이나 구이는 조리 과정에서 열량을 더 높일 수 있으므로 섭취에 주의해야 합니다. 적정 양을 지킨다면 생선은 이상적인 식품이 될 수 있습니다. 생선에 든 오메가3지방산은 심장을 튼튼하게 하고, 뇌를 건강하게 하고, 시력을 높여주는 영양소입니다.

생선에는 에이코사펜타에노산(EPA)과 도코사헥사엔산(DHA)이라는 불포화지방산이 들어 있습니다. 오메가3지방산의 하나인 EPA와 DHA는 정상 혈압과 건강에 좋은 지방 수준을 유지시켜서 심장병 위험을 줄여줍니다. 또 뇌 기능을 높이고 인지능력을 향상하는 효능이 있습니다. 미국의 건강 매체 '에브리데이헬스닷컴'은 굴과 홍합을 제외하고 대부분의 조개류는 EPA와 DHA의 적절한 공급원이 아니라며 건강에 좋은 생선(청어, 연어, 고등어, 참치, 정어리, 송어)을 권장한 바 있습니다. 수은 함량이 높은 상어, 황새치, 킹 매크럴과 같은 생선은 어린이나 임산부는 물론 모두가 피해야 할 생선으로 꼽았습니다.

연구에 따르면 하루에 생선에 든 오메가3지방산을 1g 이상 섭취한 여성은 10년간 심혈관 질환 위험도가 1g 미만을 섭취한 여성의 74% 수준인 것으로 나타났습니다. 즉 오메가3지방산 섭취를 통해 심혈관 질환 위험을 3/4 수준으로 낮춘 것입니다. 미국 베일러대학 메디컬센터의 연구에 따르면 생선에 있는 오메가3지방산이 나쁜 콜레스테롤인 LDL 콜레스테롤을 낮춘다고 합니다. 영국 의학 학술지에 실린 논문에 따르면 오메가3지방산이 뇌졸중 위험을 줄인다는 보고도 있습니다. 또 미국 하버드 의과대학 브리검 여성병원 연구팀은 2012년 오메가3지방산을 생선으로 섭취한 여성의 노인성 황반변성 위험이 42% 낮다는 결과를 발표했습니다. 미국 컬럼비아대학 연구팀은 오메가3지방산이 간의 중성지방 등을 감소시켜 지방간 위험을 떨어뜨린다고 보고한 바 있습니다.

생선은 육류와는 다르게 다가불포화지방산이 풍부합니다. 불포화지방산은 우리 몸에 없어서는 안 될 꼭 필요한 영양소입니다. 불포화지방산은 단일불포화지방산과 다가불포화지방산으로 나뉘는데 다가불포화지방산에는 오메가6와 오메가3지방산이 있습니다. 지방산의 한쪽 끝은 카복실기가, 반대쪽 끝은 메틸기가 붙어 있는데 메틸기가 붙은 탄소로부터 몇 번째 탄소에 이중결합이 있는가에 따라 불포화지방산을 구분합니다. 즉 오메가6지방산은 여섯 번째 탄소에, 오메가3지방산은 세 번째 탄소에 이중결합이 있는 불포화지방산으로 체내에서 합성되지 않아 반드시 음식으로 섭취해야 하는 필수 지방산입니다.

오메가3지방산은 특히 혈액 내의 중성지방 수치를 낮추는 데 효과적이며 심혈관계 질환의 위험성을 낮추는 데 도움이 됩니다. 또 체내에서 염증 반응을 줄이는 효과가 있으며, 혈전 생성을 예방하는 데 도움을 줍니다.

039

탄수화물은 혈관에
어떤 영향을 미치나요?

탄수화물은 우리 몸에 꼭 필요한 영양소지만 많이 먹었을 때 혈관 건강을 해치는 주범이 될 수 있습니다. 탄수화물 섭취가 부족하면 우리 몸에는 다양한 문제가 생길 수 있습니다. 가장 핵심적인 문제는 탄수화물 섭취가 부족하면 몸에서 포도당을 대신할 다른 에너지원을 만들기 위해 지방을 분해해 케톤체를 합성합니다. 케톤체의 생산이 장기간 이어질 경우 케톤증이 발생할 수 있으며, 혈액을 산성화시켜 심한 경우 생명까지도 위협할 수 있습니다. 케톤증을 방지하기 위해서는 하루에 50~100g의 탄수화물 섭취가 필수적이며, 이는 하루 밥 한 공기 반 정도의 분량입니다.

　탄수화물이 부족하면 몸의 에너지원이 탄수화물 대신 지방으로 대체되고, 이로 인해 케톤체가 혈액 중에 지나치게 증가합니다. 체내에 케톤체가 증가하면 역한 냄새를 풍기게 됩니다. 탄수화물이 부족하면 가장 즉각적으로 나타나는 것이 저혈당 증상입니다. 저혈당 증상이 생기면 활력 저하, 정신 기능의 지체, 피로감 호소, 수면 부족 등을 일으킵니다. 탄수화물 결핍이 계속되면 우리 몸은 처음에는 축적된 지방을, 그다음은 단백질이나 근육을 녹여서 에너지원으로 활용하기 때문에 근육 손실이 일어나며 심각할 경우 일상생활에서 어려움을 겪을 수 있습니다. 이로 인해 스트레스가 늘어나고, 체내 케톤 농도가 증가하면서 두통이 생길 수 있습니다. 또 뇌의 에너지원인 탄수화물 속 포도당 공급이 줄어들면 뇌의 기능도 떨어집니다. 이로 인해 기억력이 떨어지고, 공부나 업무 효율이 낮아질 수 있습니다.

지방, 탄수화물, 단백질 등의 필수 영양소는 균형이 중요합니다. 한국인 영양소 섭취 기준에 따르면 탄수화물의 적정 섭취 비율은 총 에너지의 55~65%입니다. 문제는 한국인은 이 적정 섭취 비율을 넘어 탄수화물을 과도하게 섭취한다는 사실입니다. 한국인의 탄수화물 섭취 비율은 무척 높습니다. 한국인이 섭취하는 식품을 탄수화물, 단백질, 지방 비율로 나누면 66:15:19란 수치가 나옵니다(2018년 유럽영양학회지 연구). 해당 연구에 나온 미국인의 섭취 비율이 50:16:33인 것과 비교했을 때 탄수화물 섭취가 대단히 높은 수준입니다. 또 다른 연구에서도 한국인의 탄수화물 섭취가 지나치게 많은 것으로 조사되었고, 이는 질병의 위험을 늘린다는 사실이 밝혀졌습니다.

강남세브란스병원 연구팀은 국민건강영양조사에 참여한 성인 7만 3,353명 중 조사 당시 암과 심혈관 질환이 없고 영양 자료가 있는 4만 2,192명을 추적·조사해 사망률이 가장 낮은 영양소 섭취 비율을 분석했습니다. 분석 결과, 우리나라 성인의 평균 영양소 섭취 비율은 탄수화물 약 67%, 지방 약 17%, 단백질 약 14%로 나타났습니다. 사망률이 가장 낮은 비율은 탄수화물 50~60%, 지방 30~40%, 단백질 20~30%로 분석되었습니다. 이는 건강을 위해서는 탄수화물을 더 적게 섭취하고 지방과 단백질은 더 많이 섭취해야 한다는 의미로 받아들이면 될 것입니다. 이는 보건복지부가 2015년 제시한 한국인 영양소 섭취 기준에서 탄수화물을 총 에너지의 55~65%, 단백질 7~20%, 지방 15~30%로 권고한 것보다도 탄수화물 섭취를 줄여야 한다는 것입니다.

추가적인 분석에서도 탄수화물과 지방을 제시한 적정 비율보다 더 많이 먹거나 적게 섭취했을 때 사망률이 높은 것으로 나타났습니다. 탄수화물을 50%보다 적게 먹으면 사망 위험이 1.313배 증가했고, 60%보다 많이 먹으면 1.322배 증가했습니다. 지방 역시 30%보다 적게 섭취하면 사망 위험이 1.439배 증가하고, 40%보다 많이 섭취하면 3.255배 증가했습니다. 단 단백질만은 적게 먹거나 많이 섭취해도 사망 위험에 큰 차이가 생기지 않는 것으로 나타났습니다.

탄수화물을 과잉 섭취하면 사망률이 높아지는 이유는 무엇일까요? 우선 탄수화물 과잉 섭취가 혈액 지질에 나쁜 영향을 미친다는 사실입니다. 탄수화물을 많이 먹으면 신체활동에 쓰고 남은 탄수화물이 중성지방 형태로 지방세포에 저장됩니다. 여러 번 설명했듯이 중성지방은 나쁜 콜레스테롤을 늘리고, 좋은 콜레스테롤을 분해합니다. LDL 콜레스테롤은 혈관에 쌓여 피떡(혈전)을 만들어 각종 심혈관 질환 위험을 높입니다. 반대로 HDL 콜레스테롤은 LDL 콜레스테롤을 간으로 운반하거나 분해시켜서 혈관 건강을 돕습니다.

또 탄수화물을 과잉 섭취하면 비만을 초래할 수 있습니다. 탄수화물을 섭취하면 소화기관에서 포도당으로 분해되어 혈액으로 전달됩니다. 포도당은 췌장에서 나온 인슐린이 분해해 각 세포로 보내서 에너지로 사용하는데, 쓰고 남은 포도당은 간과 근육에 글리코겐 형태로 저장됩니다. 그런데 글리코겐 저장 한계치를 초과하면 남은 포도당은 지방으로 바뀌면서 복부에 저장되어 비만을 유발합니다. 또 남은 지방은 혈관과 간에 쌓이면서 심혈관 질환과 지방간과 같은 여러 가지 질병을 초래합니다.

　탄수화물을 많이 섭취하게 되면 췌장에서 나오는 인슐린 또한 과도하게 분비됩니다. 이런 상황이 반복되면 췌장의 기능이 떨어지면서 인슐린을 제대로 분비하지 못하게 되거나 인슐린이 제 기능을 하지 못하는 상황에 봉착합니다. 그러면 혈액을 떠다니는 포도당이 세포에 가지 못하는 당뇨병이 생기게 됩니다. 남아도는 탄수화물이 결국 심혈관이나 뇌혈관을 막거나 터뜨려 생명까지 위협하게 되는 지경에 이르는 것입니다.

QUESTION

040

야근이 잦은데
괜찮을까요?

잦은 야근과 주말 근무는 생산성과 업무 효율을 떨어뜨릴 뿐 아니라, 당사자의 건강을 크게 해칩니다. 특히 심뇌혈관 질환에 걸릴 위험이 대단히 커집니다. 영국의 연구팀이 유럽, 미국, 호주에 거주하는 심질환이 없었던 사람들을 대상으로 평균 8.5년간 추적·조사하고 또 뇌졸중이 없었던 53만 명을 7.2년간 추적·조사한 결과, 잦은 초과근무를 하는 사람은 정상 근무를 하는 사람보다 심질환이나 뇌졸중에 걸릴 위험이 커진다는 사실을 밝혀냈습니다. 주당 55시간 이상 근무하는 사람은 정상 근무시간인 주당 35~40시간 근무자보다 관상동맥 질환은 13%, 뇌졸중은 33% 더 발생하는 것으로 나타났습니다. 영국과 캐나다의 연구팀이 총 200만 명을 대상으로 진행된 34개의 연구 자료를 종합한 결과, 초과근무를 하는 사람은 정상근무를 하는 사람보다 심장마비에 걸릴 확률은 23% 높았고, 뇌졸중 발작이 올 확률은 5%가량 높다는 사실을 밝혀냈습니다.

야간근무나 밤낮 교대근무를 하는 사람은 생체리듬이 깨지면서 몸의 여러 기관이 제대로 작동하지 못하는 상황에 이를 수 있습니다. 특히 생체리듬이 교란되면 심장박동 수 및 혈압에 여러 문제가 생기면서 심혈관 질환 발병 위험을 높입니다. 자신의 생체리듬을 지키는 일은 건강을 위해 대단히 중요한 원칙입니다. 우리 몸에는 생체리듬이 존재합니다. 또 이 생체리듬을 관장하는 생체시계가 존재합니다.

눈에는 잘 보이지 않지만 우리 몸은 일주기 리듬을 통해 움직입니다. 일주기 리듬은 하루 24시간 주기로 계속 반복되는 생체리듬을 가리킵니다. 뇌의 시상하부에는 약 2만여 개의 생체시계 세포가 존재합니다. 이는 의학사에서도 대단히 중요한 발견인데요. 2017년에는 이 생체시계의 비밀을 밝혀낸 3명의 미국 과학자(제프리 홀, 마이클 로스배시, 마이클 영)가 노벨 생리의학상을 받기도 했습니다. 이들이 발견한 중대한 의학적 사실은 우리 몸에는 신체 기능과 연동하는 생체시계가 존재한다는 사실입니다. 우리 몸의 생체시계 세포들은 신체의 각 장기와 연결되는데, 체온 조절과 호르몬 분비 등 수많은 신체활동을 관장합니다. 일주기 리듬에 따라 수면-활동 주기, 체온 변화, 호르몬 분비, 섭식, 물질대사는 물론 정서(기분) 조절 등 많은 생리, 생화학적, 행동적 현상이 일주기 리듬에 따라 변합니다.

그런데 이 일주기 리듬을 관장하는 생체시계는 지구의 자전주기인 24시간이 아니라, 사실 24.1~24.3시간 정도로 반복되는 것으로 확인되었습니다. 실제 시간과 조금씩 차이가 나는 자신의 생체시계를 다양

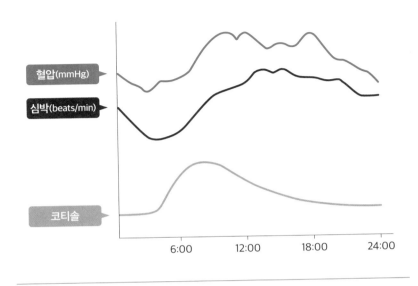

한 방법으로 조금씩 조정해볼 수 있지만 대개는 타고난 유전자에 의해 결정되는 부분이 큽니다. 원칙적으로는 자신의 생체리듬을 알고 그 주기에 맞게 삶을 디자인하는 지혜가 훨씬 더 중요합니다. 다만 해가 뜨고, 지는 외부 환경에 자신의 생체리듬이 조금씩 눈금을 조정해나가는 것은 사실입니다. 따라서 일주기 리듬을 따르는 생활이 가장 건강한 생활이라고 할 수 있습니다.

우리가 언제 밥을 먹으면 좋을지, 몇 시에 자고 일어나야 할지를 알려주는 것 역시 생체시계입니다. 비단 사람뿐만 아니라 다른 동식물, 심지어 박테리아까지도 생체시계를 지니고 있습니다. 고양이가 새벽과 해 질 녘에 가장 활동적이고, 나팔꽃이 아침에 피었다가 낮에 오므

라드는 것 역시 자체 생체시계의 작동 때문입니다. 인간은 자기 안의 생체시계와 동기화된, 잘 조화된 일상을 보낼수록 건강을 잘 유지할 수 있습니다.

단적으로 어두울 때는 자고 환할 때는 일어나고 낮에는 활동적인 생활을 하는 일상을 영위할 때 건강 역시 최고의 상태를 유지할 수 있습니다. 특히 생체시계는 호르몬 분비에 지대한 영향을 미치는데요. 잠이 부족하거나 불규칙하면 우선 식욕을 조절하는 호르몬인 '렙틴'이 잘 분비되지 않습니다. 그러면 당연히 식욕이 떨어지고, 밥을 먹어도 소화하기 힘듭니다. 또 수면 조절을 돕는 호르몬인 '멜라토닌'에도 큰 영향을 미치는데요. 해가 지면 우리 몸은 자는 동안 공복 상태가 되는 것에 대비해 열량 소비를 최소화해 축적하는 방향으로 변합니다. 건강한 사람도 밤마다 야식을 하면 식후 혈당과 중성지방 반응이 당뇨 전단계와 비슷해집니다. 밤 8시 이후 먹으면 늦게 자더라도 살이 찌는 것도 이 때문입니다. 밤 10시 이후에는 위장 기능이 억제되기 때문에 먹어도 소화가 잘되지 않고, 남은 열량이 그대로 지방으로 쌓이는 것입니다.

밤낮 교대근무, 주말마다 늦게까지 자지 않는 습관 등 생체리듬을 파괴하는 생활은 체내 생체시계의 일주기 리듬을 망가뜨립니다. 그러면 멜라토닌, 렙틴, 코르티솔과 같은 각종 호르몬 분비에 이상이 생기고 장기의 기능이 교란되면서 세포 노화나 활성산소 증가, 만성염증화와 같은 각종 건강 문제가 생깁니다.

특히 멜라토닌의 일주기를 따르는 삶은 건강과 직결됩니다. 생체시계는 주변이 어두워지면 자체적으로 멜라토닌을 분비하는데, 멜라토닌이 잘 분비되도록 하기 위해서는 낮에 충분히 태양을 쬐어 비타민

혈관력

D와 세로토닌 호르몬의 합성을 만들고, 멜라토닌의 재료가 되는 비타민B6, 비타민B12, 트립토판, 마그네슘의 충분한 공급이 뒤따라야 합니다. 특히 단백질을 통해 만들어지는 트립토판 생성을 돕기 위해서는 충분한 양질의 단백질 섭취가 이뤄져야 합니다.

또 멜라토닌이 제대로 분비되기 위한 다양한 조건을 충족해야 합니다. 일단 해가 지고 나면 주변이 어두워야 합니다. 작은 미등 하나만 켜고, 가급적 모니터를 보는 일을 자제해야 합니다. 가령 자기 전에 너무 환한 곳에서 활동하거나 잠자리에서 스마트폰을 오래 사용하면 멜라토닌 분비가 줄어 수면에 매우 나쁜 영향을 미칠 수 있습니다.

우리 몸의 생체시계는 눈을 통해 들어오는 빛과 아침에 정해진 시간에 일어나는 기상과 움직임, 아침식사와 같은 활동 등에 의해 늘 일정하게 유지됩니다. 그중에서 빛 자극만큼 생체리듬을 유지하는 데 중요한 자극은 없습니다. 잘 때 아무 빛도 없는 깜깜한 침실에서 자야 하는 이유는 멜라토닌 분비 조건을 형성하기 위함입니다. 잘 때는 작은 스마트폰 불빛조차 침실에 없는 상태에서 자는 것이 원칙입니다.

나이가 들면 멜라토닌 역시 서서히 마르기 시작합니다. 멜라토닌은 15세 전후에 최고조로 분비되다가 20세 이후부터는 점점 분비량이 줄고, 55세 정도가 되면 최고치에서 95%까지 줄어듭니다. 나이가 들수록 중간에 잠에서 깨거나 길게 자지 못하는 일이 자주 생기는 결정적인 이유가 바로 노화에 따른 멜라토닌의 감소 때문입니다. 이 멜라토닌 분비를 더욱 방해하고, 수면의 질을 떨어뜨리는 문제가 바로 중추신경과 말초신경의 균형 파괴입니다. 생체리듬과 함께 중요한 우리 몸의 작동 기전이 말초신경계입니다. 말초신경과 생체시계는 마치 동전의 양면처럼 서로 연동하게 됩니다.

우리 몸의 신경은 뇌와 척수를 포함하는 '중추신경계'와 말초 신경들을 포함하는 '말초신경계'로 나눌 수 있습니다. 그리고 이 둘의 조화만큼 중요한 건강 문제도 없을 것입니다. 중추신경과 말초신경의 조화가 깨어졌을 때 곧장 나타나는 문제가 바로 수면 문제입니다. 중추신경계를 이루는 뇌와 척수는 각종 신경 정보를 통합해 온몸으로 명령을 내리는 역할을 합니다. 중추신경계는 이런 복잡한 과정을 처리하기 위해서 중간 뉴런이라는 것으로 서로 이어져 있습니다. 반면 말초신경계는 온몸에 나뭇가지 모양으로 퍼져 있습니다.

이 말초신경계는 우리 몸 여기저기에서 생기는 감각, 근육의 자극과 무의식적으로 일어나는 각종 반사에 필요한 정보를 중추신경계로 보내는 역할을 하고, 또 중추신경에서 만들어지는 운동 신호를 다시 온몸으로 되돌려 보내는 통로 역할을 맡습니다. 두 신경계가 조화롭게 균형 있게 움직일 때 편안한 수면, 나아가 건강을 지킬 수 있습니다.

과학자들은 생체시계와 연결해 이를 중추시계, 말초시계로 표현합니다. 일주기 리듬을 관장하는 중추시계는 뇌 시상하부의 시신경교차상핵(SCN; Suprachiasmatic Nucleus)에 존재하며, 이 SCN은 2만여 개의 신경세포로 이뤄져 있습니다. 중추시계는 SCN에 위치하며 몸의 생체리듬을 조절하는 중심 역할을 합니다. 말초시계는 신체의 모든 조직과 세포에 존재하며 각 장기의 기능과 세포의 활동을 조절합니다. 시상하부 SCN 외에 해마, 편도체 등 뇌 여러 부위에 분포된 신경세포는 국부시계라고 부릅니다. 낮과 밤의 환경적 변화를 인지해 SCN에 존재하는 중추시계가 페이스메이커로서 생명체의 일주기 리듬을 전반적으로 통제하고 조율하는 역할을 합니다. 일주기 리듬에서 중추시계가 말초시계에 명령을 전달하고, 다양한 신호 전달 채널을 통해 말초시계는 중추시계와 연동하며 움직입니다.

야근근무나 교대근무 또는 야식이나 늦게까지 깨어 있는 습관 등은 이 정교한 생체시계의 리듬을 방해하고, 망가뜨리는 행위입니다. 반대로 이 생체시계의 리듬에 따라 운동, 식사, 수면, 휴식을 행하면 건강을 지킬 수 있습니다. 다이어트를 한다면 아침에 운동하는 것이 좋습니다. 최근 연구에 따르면 일주기 리듬, 생체시계만 잘 관리해도 비만을 예방하고 쉽게 살을 뺄 수 있습니다. 괜히 다이어트에 시간과 에너지, 돈을 쓸 필요 없이 제때 먹고, 제때 자기만 해도 살이 저절로 빠지고 또 유지될 수 있습니다. 반대로 저녁 운동은 저장된 에너지를 잘 활용해 지구력을 높일 수 있습니다. 다이어트 목적이 아니고 좀 더 긴 시간 운동을 하고자 한다면 저녁 운동이 도움이 됩니다. 생체시계 연구에 따르면 아침 운동이 저녁 운동보다 혈당 수치를 줄이는 데 효과가 좋습니다.

일주기 리듬을 맞추는 또 한 가지 중요한 자극이 식사 혹은 음식 섭취입니다. 우리 몸은 아침, 점심, 저녁 일정한 시간에 식사할 때 가장 조화롭게 유지될 수 있습니다. 지나치게 많은 간식이나 야식, 저녁 과식은 우리 몸의 생체시계와 일주기 리듬을 깨뜨리는 중요한 원인입니다. 생체리듬에 따라서 정해진 시간에 음식을 먹고, 정해진 시간 안에 식사하면 비만이나 각종 대사 질환도 예방할 수 있습니다. 매끼를 정해진 시간에 정해진 양만큼 최대한 지켜서 식사해야 하는 이유도 이 생체시계의 조화와 균형을 잘 지키기 위해서입니다. 다시 말해 깜깜한 곳에서 제때 충분히 자는 것, 그리고 정해진 시간에 규칙적으로 소식하는 것만 잘 지켜도 건강을 훌륭하게 관리할 수 있는 것입니다.

잘 때는 침실의 온도도 중요합니다. 너무 덥거나 너무 차가운 환경에서 자면 교감신경을 자극해 수면을 방해하고 편안한 수면을 취할 수 없게 만듭니다. 빈번한 카페인 음료 섭취 역시 생체시계와 일주기리듬을 깨뜨리는 주요한 원인입니다. 카페인은 말초신경계의 교감신경을 자극해 생체시계의 리듬을 무너뜨립니다. 이른 아침 한 잔 정도 커피를 마시는 것은 건강이나 일상의 활력을 위해 어느 정도 도움이 될 수 있지만 오후 늦게, 늦은 저녁에 카페인 함유 음료를 마시는 것은 생체시계의 리듬을 방해하는 가장 흔하게 저지르는 잘못입니다. 커피를 마시고 싶다면 오전에 한 잔 정도, 정해진 시간에 마시는 것이 바람직하다는 사실 잊지 말기 바랍니다. 또 늦은 시간 격렬한 운동 역시 생체시계의 리듬을 깨뜨리는 원인이 될 수 있습니다.

저녁식사 후 30분이나 1시간 정도 가볍게 걷는 것은 신진대사를 원활하게 해주어 오히려 편안한 수면을 돕는 활동이 될 수 있습니다. 하지만 여러 가지 이유로 저녁 때 장시간 격렬한 운동을 하는 분이 적지 않습니다. 신체 에너지가 고갈된 저녁 시간에 지나친 운동을 하면 더 많은 활성산소를 만들어낼 수밖에 없습니다. 저녁 시간에 하는 지나친 운동은 오히려 활성산소를 만들어 세포 노화를 촉진하는 독으로 변할 수 있습니다. 적당한 활성산소는 세균, 박테리아, 독성물질과 같이 몸에 해로운 것을 제거하는 약이 되지만, 필요 이상 체내에 활성산소가 많아지면 면역체계에 혼란을 주어 정상세포까지도 문제가 있는 세포로 인식하고 무차별하게 공격해 세포에 손상을 가져옵니다. 이런 세포 손상, 세포 노화의 결과가 바로 암 발생입니다.

앞서 잦은 야간근무가 심장병과 뇌졸중 발생률을 높인다는 연구 결과 역시 생체시계와 일주기리듬을 파괴한 결과라고 할 수 있습니다. 일주기 리듬에 비교적 충실한 9시 출근, 6시 퇴근하는 사람들과 비교해 다른 시간대에 일하는 사람들의 경우 고혈압에 걸리기 쉽고 당뇨병에 걸릴 확률이 높습니다. 또 심장박동 수 및 혈압에 문제가 생길 수 있습니다. 만약 현재 자신의 근무 형태를 바꿀 수 없다면 꾸준한 운동을 통해 건강 상태를 최상으로 끌어올리고, 몸에 해로운 영향을 줄 수 있는 요인을 적절히 관리하는 것이 중요합니다. 혈압, 체중, 콜레스테롤 등 건강 지표에 더 많은 주의를 기울여야 합니다. 특히 야근 후에 이어지는 술자리는 심혈관 질환의 위험을 높이는 직접적인 원인이 되므로 최대한 자제하는 것이 좋을 것입니다.

3장

질병으로부터 나를 지키는 혈관력

'혈관력'이란
무엇인가요?

면역력이 존재하듯 혈관의 건강을 지키는 힘인 혈관력도 존재할 것입니다. 혈관 건강은 장수와 생명과 직결되므로 혈관의 힘, 혈관력만큼 중요한 것도 없습니다. 특히 100세 시대로 나아가면서 건강한 장수를 보장하고 담보하는 혈관력은 더욱 중요해지고 있습니다. 혈관력에 관한 설명에 앞서 먼저 짚고 넘어갈 점이 있습니다. 그것은 면역력이라는 용어에 관한 것인데요. 이는 혈관 건강을 혈관력이라고 불러야 하는 근거를 설명하는 것이기도 합니다.

코로나19 팬데믹을 겪으며 면역력에 관한 많은 논의가 이뤄졌습니다. 그리고 그중에는 면역력이라는 용어에 관한 찬반 논쟁도 있었죠. 일부 학자들은 우리나라에서 흔히 사용되는 용어인 면역력(Level of Immunity)은 과학적으로 틀린 것이며, 면역(Immunity)이 바른말이라고 주장합니다. 이런 주장을 펼치는 논리는 바이러스나 세균이 인간의 몸을 뚫기 위해 계속 진화하고, 돌연변이하기에 해당 바이러스에 대한 항체를 만들어주는 백신 외에는 인간의 면역 수준을 높일 방법이 달리 없다는 것입니다. 단지 예방 접종을 통해서만 면역이 획득될 수 있다는 말입니다. 운동이나 스트레스 관리, 특별한 영양소나 음식을 통해 어떤 바이러스에 대한 저항력, 면역의 힘을 키운다는 발상은 과학적으로 맞지 않고 실체가 불분명하다는 생각이죠.

이런 주장을 하는 사람들은 면역이 몸에 존재하면 안 되는 병원균의 침투를 막고, 그것이 이미 유입된 경우 이를 청소하는 것이라고 생각합니다. 이런 면역은 절대적이지 않으며 반응 대상에 따라 달리 나타나는 상대적인 개념이라는 점을 강조합니다. 그래서 면역 전체를 뭉뚱그려 수치화해 면역력이 높다든지 낮다든지, 면역력이 현재 80점대라든지 하는 표현은 적절하지 않다고 말합니다.

면역과 면역력에 관한 케케묵은 논쟁은 근본적으로는 내 몸의 힘을 바라보는 관점의 차이에서 기인합니다. 일찍이 인간의 몸을 바라보는 관점은 동양과 서양에서 큰 차이가 존재했습니다. 크게 우리 몸을 해부학적으로 분명한 역할을 지닌 여러 부분의 합으로 보는 기계론적 신체관, 그리고 우리 몸을 구성하는 많은 구성 요소와 그 사이의 이동과 영향의 메커니즘이 촘촘하게 그물망처럼 유기적으로 연결되어 있다는 유기체적 신체관으로 대별한다고 할 것입니다. 서양의 관점에서는 우리 몸을 여러 부분으로 나눈 조각의 합으로 생각하고, 개별 부위가 각기 다른 기능과 메커니즘을 지닌 것으로 파악합니다. 이를 기계론적 신체관, 생물학적인 신체관이라고 할 수 있습니다. 그래서 이런 관점으로 접근

혈관력

했을 때 면역력보다 면역이 맞다는 견해를 가지게 되는 것입니다.

　반면 동양적 관점에서는 수천 년간 인간의 몸을 하나의 유기적인 전체로 파악했습니다. 과학적인 규명이 좀 더 이뤄져야겠지만 서양에서는 통용되지 않는 기(氣, 전신으로 혈액과 진액을 운반해주는 에너지)나 혈(血, 액체로 인체의 각 조직에 공급되는 영양)과 같은 관점이 유기체적 인체관을 잘 반영하는 개념이라고 할 것입니다. 동양적 관점에서 면역력을 정의하면 기계론적 면역 시스템 이론과는 전혀 다른 결론에 도달하게 됩니다. 면역력이란 단지 특정 바이러스에 대한 항체의 면역활동만을 가리키는 것이 아니라, 우리 몸의 모든 신체기관, 호르몬, 혈액순환, 면역계, 심신의 힘 등이 고루 조화를 이뤄 질병에 대한 일사불란한 저항력을 형성한다는 관점으로 면역력을 바라볼 수 있습니다.

　즉 면역력이란 우리 몸의 면역계가 내외부 적과 맞서 싸우는 유기적이고 통합적인 힘을 가리킨다고 할 것입니다. 감염 질환은 물론이고, 대상포진이나 암과 같은 내외부 적들로부터 우리 신체를 지키고 질병을 막아내는 내 몸의 방어능력을 면역력이라고 규정할 수 있습니다. 이 면역력에는 내 몸의 여러 신체기관과 구성 요소는 물론, 나아가 마음의 힘까지 관여합니다. 서로 힘을 한데 합쳐 건강의 적들로부터 내 몸을 지켜내는 전방위적인 힘이 바로 면역력인 것입니다.

　최근 이를 뒷받침할 만한 주장도 하나씩 등장하고 있는데요. 그중 하나는 '면역 노화(Immuno Senescence)'라는 개념입니다. 면역 노화는 나이가 들며 전반적인 신체 기능이 노화되는 것처럼 면역계의 기능 역시 떨어지면서 노화 과정을 겪는다는 개념입니다. 여러 연구에서 면역 노화가 노인층의 감염 및 취약성을 증가시키며 건강 및 회복능력에도 영향을 미친다는 사실이 과학적으로 밝혀진 바 있습니다. 면역 노화 개념을 상정할 때 면역의 청춘, 면역의 중장년, 면역의 노년과 같은 개념이 인과적으로 뒤따를 수밖에 없습니다. 자연스럽게 면역력이 있다, 없다, 높다, 낮다는 개념도 도출될 수 있는 것입니다.

물론 이미 우리는 면역 노화를 직관적으로 이해하고 있습니다. 나이가 들수록 보다 자주 감염병에 노출되고, 보다 많은 면역력 관련 질환에 노출되는 것을 느낍니다. 면역세포의 감소를 비롯한 전반적인 면역 기능의 쇠퇴는 면역 노화, 면역력 저하를 초래합니다. 연구에 따르면 면역 노화는 노인의 병원 입원 장기화 및 의료비용 증가로 이어져 삶의 질 하락이나 사망 위험 증가까지도 유발합니다. 이는 면역 노화를 막기 위한 면역 회춘이나 면역 회복이 반드시 필요하다는 결론으로 이어집니다.

면역 노화 개념이 성립되려면 면역력이라는 개념이 반드시 뒷받침되어야만 합니다. 최근 세포의 대사 발전소로 알려진 미토콘드리아의 기능 장애가 자가면역 질환, 암 및 노화 관련 병리에 지대한 영향을 미친다는 사실이 밝혀졌습니다. 이는 면역 노화 가설을 강력하게 지지하는 연구 결과 가운데 하나입니다. 세포와 면역의 노화, 즉 세포·면역 노화(Cellular·Immuno Senescence)는 나이가 들수록 면역력이 떨어지는 전반적인 경향성을 설명하는 개념이자, 우리가 면역력을 보호하고 키워야 한다는 중요한 가치와 목적성을 상기시키는 중요한 관점이라고 할 것입니다.

또 하나는 최근 학문 융합적 관점에서 도출된 '면역 부채(Immune Debt)'라는 개념입니다. 이는 맨체스터 대학의 쉬나 크뤽섄크 교수를 비롯한 몇몇 과학자에 의해 제안되었습니다. 크뤽섄크 교수는 면역 부채에 관해 설명하며 면역 체계가 제 기능을 유지하기 위해서는 감염원에 지속해서 노출되어 면역 기능이 튼튼해지는 일종의 근육과 같다고 보는 관점이 필요하다고 주장합니다. 내 몸이나 질병 공동체 안에 '면역 근육(Immune Muscle)'이 존재한다고 보는 관점입니다. 연구자들은 정상적이고 일상적인 면역활동의 차단으로 인해 병원균에 대한 노출 부족이 초래되면서, 즉 어린 시절 다양한 병원균을 접해보는 면역활동이 막히면서 우리의 면역 체계가 이전 지식이나 힘, 메커니즘을 점차 잊어버리게 되었다고 말합니다. 이는 어린이의 면역 발달을 저해하고, 그들이 성인이 되었을 때 사소한 병원균에도 쉽게 감염되는 결과를 초래한다고 주장합니다.

마치 은행에 빚을 지는 것처럼 점점 면역에 대한 부채를 우리 몸, 그리고 개인이 생활하는 면역 공동체(생활 면역 집단)에 쌓이게 만들어 나중에는 코로나19와 같은 급작스러운 돌발 감염병으로 인해 경제 대공황과 같은 막대한 재앙을 맞이하게 만든다고 설명합니다. 쉽게 말해 바이러스와 세균에 노출되는 면역활동을 의료나 위생, 생활환경 개선과 같은 여러 조건이 인위적으로 막으면서 당장은 대부분의 구성원이 병에 걸리지 않는 단기 이익이 발생하지만, 장기적으로는 그로 인한 면역력 저하라는 본질적인 핵심 문제가 잠재적으로 빚처럼 개인과 공동체에 쌓인다는 주장입니다. 훗날 모두가 대규모로 한꺼번에 병에 걸리고 마는, 즉 빚을 갚지 못하는 총체적인 난관에 봉착하는 결과를 초래하게 된다는 것이죠.

면역 근육의 약화는 집단 전체가 병원균을 이겨낼 면역력의 총합이 낮아진다는 것을 의미하는데요. 취약해진 면역 공동체에는 새로운 바이러스가 언제든 퍼질 수 있는 악조건이 형성된다는 함의도 지니고 있습니다. 내 몸과 면역 공동체 안의 면역 메커니즘이 제대로 작동하게 만들기 위해서는 그 안에서 지속적인 감염과 회복이 자연스럽게 이뤄져야 합니다. 일상적인 면역활동이 이뤄져야, 즉 그때그때 빚을 떨쳐내야만 면역 부채가 쌓이지 않는 것이죠.

물론 이러한 가설에 대한 반론도 존재합니다. 우리 몸의 면역계는 무척 견고해서 심지어 1918년 인플루엔자 대유행에 대한 면역 기억조차 90년이 지나도 여전히 뚜렷하게 남습니다. 단지 새로운 바이러스에 대한 면역 기억이 아예 없기 때문에 사람들이 감염되는 것이지, 부채나 자산의 개념과는 무관한 일이라는 반박입니다. 면역 부채와 관련해 이를 뒷받침하는 주장으로는 이미 오래전 발표된 '위생가설(Hygiene Hypothesis)'이 있습니다.

영국 런던대학교 그레이엄 루크 박사가 내세운 위생가설은 주위 환경이 위생적이고 청결할수록 우리 신체가 세균이나 바이러스, 기생충 등 면역력을 활성화하는 항원에 제대로 노출이 되지 못해 면역력을 키울 수 없다는 가설입니다. 위생가설은 최근 알레르기 질환이나 천식 환자가 급증한 이유를 잘 설명하는 중요한 근거이기도 합니다. 현대인의 삶이 갈수록 청결해지면서 각종 미생물이나 기생충을 접할 기회가 줄어들었고, 그로 인해 자기 신체를 외부의 적으로 착각해 공격하는 알레르기 질환이나 자가면역 질환이 많이 증가하는 것이라는 설명입니다. 물론 최근 들어 어린 시절의 빈번한 감염이 오히려 더 쉽게 감염되는 몸을 만드는 나쁜 결과를 초래한다는 반론도 존재하지만, 여전히 위생가설은 면역력의 존재에 관한 강력한 근거 가운데 하나입니다.

코로나19 기간, 영국 BBC에서는 위생가설의 실제 사례를 조명해 방송한 바 있습니다. 인도의 몇몇 면역학자는 인도와 다른 선진국의 위생 환경을 비교하며, 열악한 것으로 악명 높은 인도의 위생 환경이 오히려 코로나19에 대한 면역력 향상에 도움이 되었다는 주장을 펼친 바 있습니다. 인도와 같은 저개발국의 국민 다수가 어릴 때부터 오염된 물 등 불결한 위생 환경과 다양한 병원균에 노출되면서 면역력이 강해졌고, 그 덕분에 코로나19 팬데믹 기간 다른 선진국 대비 심각한 피해를 모면할 수 있었다는 주장입니다. 실제로 인도의 코로나19로 인한 치명률은 1.5%(누적 사망자 12만 2,607명)로 세계 평균 2.6%보다 크게 낮았습니다. 다른 나라에 비해 인도인의 코로나19 감염이 훨씬 많았다는 점을 감안할 때, 이는 특이하면서도 극히 이례적인 결과입니다. 보다 많은 연구가 진행되어야겠지만 현재까지는 위생가설이 이러한 현상을 설명하는 가장 믿을 만한 근거 가운데 하나입니다.

퓰리처상 수상자이자 『우아한 방어』의 저자 맷 릭텔 역시 이와 같은 여러 가지 사건과 문제를 종합해 현대인의 생활환경이 지나치게 깨끗해지면서 면역계가 충분히 훈련할 기회를 잃었고, 그로 인해 감염병에 갈수록 취약해지고 있다고 주장합니다. 그는 이 책의 결론으로 '면역 훈련'이 면역력을 키운다고 말합니다.

혈관력은 이런 면역력 개념과 같은 뿌리를 가지고 있습니다. 혈관력 또한 지금까지 설명한 면역력의 관점으로 상당 부분 해명될 수 있습니다. 단적으로 혈관 훈련이 혈관력을 만들어낸다는 결론에 도달할 수 있습니다. 이와 관련된 세부적인 설명은 이 책의 여러 곳에서 확인하게 될 것입니다.

우리 몸의 혈관과 혈액, 심장을 비롯한 주요 장기는 건강한 방식으로 훈련할 때 각종 혈관 관련 질환을 이겨내는 혈관력을 키울 수 있습니다. 마찬가지로 여기에 덧붙여 '심장력'이라는 개념도 제안해볼 수 있습니다. 이미 우리는 심장력을 다른 용어와 중복해 사용하고 있습니다. 흔히 심폐능력이라고 하면 심장과 폐라는 장기가 가진 힘을 지칭합니다. 아직 완전한 방법을 찾는 데는 상당한 시간이 걸리겠지만 지금까지 발견된 여러 의학지식을 통해 우리는 혈관의 힘을 단련하는 방법, 혈관력을 증진하는 방법 등을 상당 부분 설명할 수 있습니다.

기존 의학 지식 가운데도 이미 혈관력을 설명하는 여러 이론이 존재합니다. 혈액과 심장, 혈관과 관련된 주요 의과학 분야가 하나 있는데요. 바로 '혈류 역학(Hemodynamics, Haemodynamics)'이라는 분야입니다. 혈류 역학은 혈류(량), 혈액 운동, 외부로부터 힘이 작용할 때의 평형 상태를 설명해주는 이론으로 혈액순환의 흐름에 관해 연구하는 첨단 학문입니다. 혈류 역학을 통해 혈관에서 혈액 흐름의 물리적 법칙을 상당 부분 규명할 수 있습니다.

이 혈류 역학에서 가장 중요한 개념 가운데 하나가 순환계 혈압에 관한 이론입니다. 혈압 덕분에 피는 혈관을 흐를 수 있습니다. 혈액의 흐름, 혈류는 너무 빨라도 너무 느려도 안 됩니다. 순환계 혈압 이론에서 혈류 속도는 혈압과 유동 저항에 의해 값이 정해집니다.

혈류 속도＝혈압÷유동 저항

혈류 속도는 일반적으로 대동맥에서 약 50cm/sec, 모세혈관에서 약 0.5mm/sec, 대정맥에서 약 15~25cm/sec로 측정됩니다. 혈관이 건강할 때 유동 저항은 거의 제로에 가깝습니다. 하지만 혈관이 불건강할 때 혈관의 직경이 좁아지고, 혈액의 점성이 찐득해지고, 혈관 군데군데에 막히는 부분이 생기고, 혈관의 탄력성이 떨어지면서 혈류 속도 역시 점차 느려지게 됩니다. 이렇게 혈류 속도가 비정상적으로 느려지면 각종 혈관 질환이 빈발하며, 급기야 인간은 생존할 수 없는 지경에 이르고 맙니다.

이때 심장은 이런 위기를 즉각적으로 감지하고, 혈류 속도가 떨어지지 않도록 더 강하게 혈액을 밀어내는 반작용을 일으키게 됩니다. 혈류 속도가 떨어지면 심장은 더 세게 혈류를 내보내려고 심장박동을 자주 하면서 심박출량을 늘리려고 합니다. 그러면서 자연스럽게 혈압이 높아지는 것입니다. 고혈압이 발생하는 원리를 이 혈류 역학으로 상당 부분 설명할 수 있습니다. 이로 인해 심장에는 지속해서 극심한 부담과 충격이 가해질 것입니다. 향후 더 심각한 혈관 질환이 생기게 되는 원인이 됩니다.

혈관력을 지키기 위해서는 혈관 저항은 최대한 평형 상태를 유지해야 합니다. 혈류 역학에서 혈관 저항은 하겐-푸아죄유의 방정식(Hagen-Poiseuille Equation)에 의해 값이 정해집니다. 이 방정식은 혈관 직경, 혈관 길이, 혈액의 점성 등을 고려해 혈관의 저항을 측정하는 방법입니다. 방정식은 다음과 같습니다.

$$\triangle P = \frac{8ulQ}{\pi r^4}$$

ΔP는 감소한 혈압의 크기÷증감, u는 점성, l은 관의 길이(무한하게 긴 혈관의 경우 l은 혈관의 직경으로 대체), Q는 혈관에서의 유량, r은 혈관의 반지름입니다. 혈관벽에 콜레스테롤이나 혈전이 끼거나 나이가 들면서 혈관 노화가 가중되면 혈관 직경은 점점 좁아질 것입니다. 혈관 직경이 좁아지면 혈관 저항 역시 커질 수밖에 없습니다. 이런 혈류 속도나 혈관 저항은 이미 개발된 여러 장치를 통해 측정이 가능하데요. 대표적인 것으로 혈류 역학 검사가 있습니다.

통상적으로 이뤄지는 혈류 역학 검사로는 CFD(전산 혈류 역학적 접근)와 NOVA(비침습적 혈류 측정법)가 있습니다. CFD는 혈액의 움직임을 컴퓨터를 통해 수치적으로 계산해 뇌동맥류의 발생, 팽창, 파열을 예측하는 방법입니다. NOVA는 MRI를 이용해 혈류 속도와 방향을 측정해서 혈관의 구조적 문제와 함께 혈류까지 종합적으로 분석하는 것으로, 현재 혈관 질환의 진단과 치료에 폭넓게 활용되고 있습니다. 기계 장비를 통해 측정했을 때 혈류 속도나 혈관 저항이 기준치를 벗어났다면 이미 혈관 질환이 존재함을 의미합니다. 이렇게 검사를 통해 해당 문제를 조기에 발견할 수 있습니다.

지금까지 설명한 것처럼 혈압은 물론, 혈관력을 좌우하는 혈류 속도, 혈관 저항 등 여러 가지 혈류 역학적 수치를 정상적인 수준(기준치 안)으로 유지하기 위해서는 예방적 차원에서 과학적인 여러 실천이 필요합니다. 혈관과 심장을 건강하게 유지하려는 노력이 필요한 것입니다. 혈관력을 과학적으로 단련하면 혈류 역학에서 문제 삼는 각종 수치를 정상적으로 유지할 수 있는 것입니다. 한 사람이 지닌 혈관력은 다양한 요소에 의해 초깃값이 정해집니다. 무엇보다 유전적 요인 역시 무시할 수 없습니다.

　분명 처음부터 장수 유전자를 지니고 태어나는 사람이 있습니다. 미국 예시바대학 연구팀이 '미노인의학회저널'에 발표한 연구 결과에 따르면, 95세 이상 고령자의 흡연, 음주, 식습관, 운동 등의 생활습관 인자가 보다 일찍 사망한 사람과 큰 차이가 없는 것으로 나타났습니다. 최소 95세 이상을 산 477명을 대상으로 한 이 연구는 참여자들 모두 유전적 인자가 동일한 아시케나지 유대인(Ashkenazi Jews)이었으며 75%가 여성이었습니다. 70세 당시 생활습관이 어땠는지 설문을 진행하고 체질량지수와 음주력, 흡연력, 운동, 신체활동, 식습관 등을 조사한 후 같은 시간에 태어났으나 이들보다 일찍 사망한 3,164명과 비교했습니다. 그 결과 그룹 간 체질량지수, 흡연력, 신체활동의 차이가 거의 없는 것으로 나타났습니다. 즉 오래 산 사람과 그렇지 못한 사람 사이에 생활습관의 차이를 발견하기 어려웠다는 것입니다. 다시 말해 유전적 이점을 가지고 태어난 사람은 똑같은 생활습관, 식습관을 지녔다고 해도 보다 오래 장수할 수 있는 것입니다.

　혈관 건강 역시 이 규칙에서 크게 벗어나지 않습니다. 여러 연구에서 나이가 들어도, 혈압이 높아도, 담배를 피워도 혈관이 건강한 사람이 존재한다는 사실이 밝혀진 바 있습니다. 연구에 따르면 여러 동맥경화 위험요인을 가지고 있음에도 건강한 혈관을 유지하는 사람은 '슈퍼혈관'을 지녔다고 합니다. 국내 연구진은 최근 동맥경화 위험요소가 다수 존재해도 혈관이 좁아지거나 막히지 않는 슈퍼혈관을 가지게 돕는 유전자 변이를 발견한 바 있습니다.

　그러나 결정론적 사고에 빠질 필요는 없습니다. 비록 타고난 유전자 값은 다르더라도, 즉 혈관력의 초깃값이 다르더라도 면역력과 마찬가지로 혈관력 또한 자신의 노력 여하에 따라 얼마든지 개선될 수 있기 때문입니다. 머지않아 자신의 혈관력 초깃값을 미리 측정하는 첨단 진단 방법이 속속 등장할 것입니다. 또 혈관력을 지키기 위해 하지 말아야 할 것, 가까이 해야 할 것이 무엇인지 알게 해주는 중요한 지침을 쉽게 알게 될 것입니다. 다양한 검사와 진단으로 자신의 혈관력 초깃값을 미리 파악하고, 건강한 생활습관과 건강 원칙을 세울 수 있는 날이 머지않았습니다.

혈관력을 훈련하기 위해 무엇부터 하는 것이 좋을까요? 이는 사람마다 체질에 따라 조금씩 달려질 수 있지만 건강한 식습관, 규칙적인 운동, 스트레스 관리, 적정 수면과 같은 건강의 대원칙에서 크게 벗어나지 않습니다. 특히 모든 사람에게 공통으로 적용되는 혈관력 단련법도 이미 여러 연구를 통해 밝혀지고 있습니다. 안전하면서도 꾸준한 달리기 습관은 혈관력을 높이는 최선의 방책임이 확인되었습니다.

앞서 혈관 나이에 관해 설명한 바 있는데요. 영국의 한 연구팀은 달리기를 통해 혈관 나이를 크게 낮출 수 있음을 밝혀냈습니다. 초보 아마추어 출전자가 마라톤 준비를 위해 단지 꾸준히 달리기 연습을 했을 뿐인데도 혈관 나이가 무려 4년이나 젊어졌다는 사실을 확인한 바 있습니다. 영국 UCL의 선임 연구원이자 심장 전문의인 샬럿 마니스티 박사 연구팀은 런던 마라톤 참가를 준비하는 초보 마라토너를 대상으로 해당 연구를 진행했습니다. 대상자의 나이는 21~69세로 다양했고, 평균 나이는 37세였습니다. 이들은 6개월간 주 3회 마라톤 훈련을 했는데, 일주일 평균 6~13마일 정도를 달리는 '초보자' 수준이었음에도 훈런 후 혈관 건강이 크게 좋아졌습니다.

　시험 참가자의 수축기 및 이완기 혈압은 평균 3~4mmHg 정도 감소합니다. 이는 약물 효과 수준의 혈압 강하 효과입니다. 더불어 초음파를 통해 대동맥 상태를 확인해보니 혈관 나이가 무려 4년 젊어진 것으로 나타났습니다. 단지 마라톤 참가를 염두에 두고 달리기 연습을 한 것만으로도 혈관 나이가 크게 줄었고, 혈관력 역시 높아진 것입니다.

　모든 사람은 각기 다른 혈관력을 가지고 태어납니다. 또 살면서 여러 상황과 사건을 겪으면서 혈관력의 수치가 제각각 달라집니다. 그래서 거의 비슷한 일상을 보내더라도 혈관력에서 큰 차이가 생길 수 있습니다. 혈관 훈련을 통해서 우리는 얼마든지 답보 상태이거나 떨어진 혈관력을 높일 수 있습니다.

042

건강한 혈관이란
어떤 상태인가요?

앞서 혈관 나이에 관해 여러 번 설명했습니다. 자신의 실제 나이와 생체 나이, 혈관 나이는 서로 차이가 생길 수 있습니다. 실제 나이보다 젊은 혈관 나이를 가진 사람도 있고, 훨씬 늙은 혈관을 가진 사람도 있겠죠. 건강한 혈관이란 당연히 혈관 나이가 생체 나이보다 젊은 경우를 말합니다.

건강 나이가 상대적인 개념이라면 건강한 혈관이란 절대적이고, 이상적인 개념이라고 할 수 있습니다. '건강'이란 상대적인 개념이면서 동시에 절대적인 개념이기도 합니다. 건강한 사람과 건강하지 않은 사람으로 나누면서 건강의 정도를 상대적으로 바라볼 수 있지만, 건강의 이상적인 상태와 질병과 허약함이 없는 완전한 신체 상태를 건강으로 정의할 수도 있습니다.

그럼 건강한 혈관은 어떤 모습일까요? 깨끗하고, 투명하고, 튼튼한 혈관은 어떤 상태를 의미할까요? 물론 혈관 건강이 나쁘다고 해서 우리 몸의 전체 혈관에 문제가 생기는 것은 아닙니다. 아직 건강한 혈관 부위도 있을 테고, 상대적으로 건강하지 못한 부위도 있을 것입니다. 다만 혈관이 불건강하다고 했을 때는 혈관 어딘가가 건강하지 못해서 곧 질병으로 전개될 수 있다고 보면 됩니다. 기본적으로 나의 혈관 전체를 들여다보지 못했다면 현재 혈관이 건강하다고 장담할 수는 없습니다. 실제로 심장 상태는 무척 건강하지만 뇌졸중이나 뇌경색과 같은 심혈관 질환에 걸리는 사람도 얼마든지 있기 때문입니다.

이제 이상적인 혈관 건강을 상상해봅시다. 여러분은 나름대로 건강한 혈관의 모습을 상상해볼 수 있습니다. 유전적인 질병이나 문제가 없는 상태에서 맑은 혈액이 부드럽게 흐르고, 혈관이 탄력적인 상태를 유지하고, 혈관 직경 역시 원래 굵기를 잘 유지하고, 콜레스테롤이나 플라크, 혈전이 거의 없거나 잘 보이지 않고, 동맥류나 정맥류와 같이 혈관이 꼬인 부분이 전혀 발견되지 않으면서 혈액이 거침없이 흐르는, 마치 잘 닦인 고속도로처럼 혈액이 미끄러지듯 흘러가는 이상적인 형태를 말입니다. 더불어 튼튼하게 제 기능을 다하며 움직이는 심장을 상상해볼 수 있습니다.

그런데 아직 우리 몸의 전체 혈관이 이런 상태인지, 그렇지 않은지 파악하는 방법은 세상 어디에도 존재하지 않습니다. 각종 기기를 이용해 국소적으로 혈관 상태를 확인할 수는 있지만 전체를 들여다볼 수는 없는 노릇입니다. 간접적인 방법을 통해 우리는 자신의 혈관 나이를 측정해볼 수 있습니다. 전체 혈관을 모두 파악할 수는 없어도 혈관 건강의 전반적인 상태를 가늠해볼 수는 있습니다. 혈관력을 알아보는 가장 기본적인 방법으로는 혈액검사, 혈압 측정, 심전도 검사, 초음파 검사, 혈관조영술 등이 있습니다. 이를 통해 혈관 건강이나 혈관 나이를 가늠해볼 수 있습니다.

그중 혈액검사는 혈액에 나타난 여러 지표를 측정해 혈관 상태를 파악하는 방법입니다. 혈액검사를 통해 중성지방이나 콜레스테롤 수치, 염증 표지자를 확인해 동맥경화의 위험성까지 평가할 수 있습니다. 또 고혈압은 동맥에 부담을 주어 동맥경화를 유발하기 때문에 혈압 측정 역시 무척 중요합니다. 심전도 검사는 심장의 전기 신호를 측정하는 것으로 심근허혈이나 심장 리듬 이상을 파악할 수 있습니다. 초음파 검사에서는 동맥벽의 두께와 유연성을 평가해 동맥경화의 위험도를 알아볼 수 있습니다. 마지막으로 혈관조영술 검사는 혈관 내부를 X선 장치로 촬영해 혈관의 형태와 혈류 상태를 확인하는 검사입니다.

하지만 이 모든 검사를 동원해도 우리 몸 전체의 혈관을 샅샅이 살펴볼 수는 없습니다. 따라서 중요한 것은 아직 질병이 나타나지 않은 상태에서 여러 전조 증상과 수치 변화를 살펴보며 질병 가능성과 징후를 살피고 예방하는 것입니다. 예방보다 더 나은 치료는 없기 때문입니다.

질병관리청은 2014년부터 심뇌혈관 질환의 예방·관리를 위한 '자기혈관 숫자알기' 레드서클 캠페인을 실시하고 있습니다. 레드서클에서 레드는 혈액과 건강을 의미하고, 서클은 순환과 긍정을 뜻합니다. 레드서클 캠페인은 자신의 혈압, 혈당, 혈중 콜레스테롤 수치를 제대로 알고 꾸준히 모니터링하고 관리해서 심뇌혈관 질환을 예방하자는 메시지를 담고 있습니다. 혈관력을 지키는 가장 기본 원칙을 담고 있는 건강 캠페인입니다. 또 이 캠페인은 설사 선행 질환이 발병한다고 해도 이를 조기에 인지해 중증 심뇌혈관 질환으로 진행되지 않도록 만반의 준비와 관리를 취하자는 뜻도 담고 있습니다.

사실 여기서 제시하는 세 가지 혈관 수치(혈압, 혈당, 혈중 콜레스테롤 수치)만 알아도 보다 경각심을 가지고 각종 혈관 질환으로부터 자신을 보호할 수 있습니다. 이 세 가지 수치는 고혈압, 당뇨, 이상지질혈증의 여부를 살피는 가장 기초적인 지표이기도 합니다.

혈관력을 키우려면
어떻게 해야 하나요?

혈관력을 키우기 위해 꼭 알아야 할 수칙이 있습니다. 여기서는 혈관력을 키우는 핵심 수칙 중심으로 정리해보겠습니다. 우선 보건복지부와 질병관리본부에서 심뇌혈관 질환 예방과 관리를 위해 지정한 9대 생활수칙에 주목하기 바랍니다. 이는 혈관력을 키우는 가장 기본적인 실천에 해당합니다. 아직 혈관 건강에 대해 자세히 알지 못한다면 9대 생활수칙부터 착실하게 실천해볼 필요가 있습니다.

1. 담배는 반드시 끊습니다.

2. 술은 하루에 1~2잔 이하로 줄입니다.

3. 음식은 싱겁게 골고루 먹고, 채소와 생선을 충분히 섭취합니다.

4. 가능한 한 매일 30분 이상 적절한 운동을 합니다.

5. 적정 체중과 허리 둘레를 유지합니다.

6. 스트레스를 줄이고, 즐거운 마음으로 생활합니다.

7. 정기적으로 혈압, 혈당, 콜레스테롤을 측정합니다.

8. 고혈압, 당뇨병, 이상지질혈증(고지혈증)을 꾸준히 치료합니다.

9. 뇌졸중, 심근경색증의 응급 증상을 숙지하고 발생 즉시 병원에 갑니다.

이 밖에도 혈관 건강에 많은 영향을 미치는 중요 건강 수칙을 알아보겠습니다. 장수와 건강은 선천적으로 가지고 태어난 유전자의 영향을 무시할 수 없지만 평소 생활 방식도 간과할 수 없습니다. 미국 보스턴대학교 의과대학 연구팀은 100세 이상 사는 사람이 가진 식습관, 스트레스 대처법 등의 공통점을 정리한 바 있습니다. 이 연구 결과를 토대로 '오버피프티앤피트닷컴'이 장수하는 사람들의 일곱 가지 원칙을 발표했는데요. 다음과 같습니다.

1. 신체활동을 활발히 한다.

2. 적어도 6시간은 수면을 취한다.

3. 예민해지지 않는다.

4. 규칙적인 생활을 한다.

5. 사람들과 교류한다.

6. 일을 중단하지 않는다.

7. 치실을 사용한다.

이 지침에는 앞서 제시한 9대 생활수칙과 중복되는 항목도 있습니다. 1번, 3번이 여기에 해당할 것입니다. 규칙적인 생활은 장수를 위한 조건이라는 측면도 있지만, 장수한 노인에게서 공통적으로 나타나는 생활 특성으로 이해할 수 있습니다. 규칙적이고 부지런하다는 것은 좀 더 몸을 많이 쓴다는 것이고, 이는 혈관 건강을 돕는 핵심 원칙과 상통합니다. 6번 역시 이와 같은 맥락일 것입니다. 그런데 이 중 2번, 5번, 7번은 의외로 혈관 건강과 밀접한 관련이 있는 항목입니다. 잘 알려진 것처럼 수면 부족은 혈관 건강을 해치는 가장 큰 원인에 해당합니다. 연구에 따르면 하루 수면시간이 5시간 이하인 사람은 말초동맥 질환 위험이 2배 가까이 높은 것으로 나타났습니다.

최근에는 6시간 이하의 수면도 위험할 수 있음을 시사하는 연구도 발표된 바 있습니다. 미국 예일대학 의과대학 심장병 전문의 에반 헬로스 오이코노모우 교수 연구팀은 하루 수면시간이 6시간 이하이거나 8시간 이상이면 뇌에 혈액을 공급하는 혈관인 경동맥이 경화반 형성으로 두꺼워질 위험이 상당히 높다는 연구 결과를 발표한 바 있습니다. 연구팀은 그리스 코린티아 지역민 1,752명을 대상으로 수면시간을 조사하고 경동맥 초음파 검사를 통해 내중막 두께를 측정한 결과, 이와 같은 사실이 확인할 수 있었습니다.

연구팀은 수면시간에 따라 정상(7~8시간), 부족(6~7시간), 매우 부족(6시간 이하), 과다(8시간 이상) 4개 그룹으로 나누었습니다. 평균 연령은 64세였으며 건강한 사람도 있고, 심혈관 질환 위험요인 또는 심장병이 있는 사람도 있었습니다. 하루 수면시간이 6시간 이하이거나 8시간 이상인 그룹은 7~8시간인 그룹에 비해 경동맥에 경화반이 형성될 위험이 각각 54%와 39% 높은 것으로 나타났습니다. 경동맥의 내중막 두께가 주변 동맥벽보다 1.5mm 이상 두껍거나 50% 이상 두꺼우면 경화반으로 간주됩니다. 이 경우 뇌졸중과 다른 심혈관 질환의 위험이 커집니다.

연구팀은 연령, 비만, 흡연, 고혈압, 당뇨병과 같은 다른 동맥경화와 심혈관 질환의 위험요인, 심지어는 관상동맥 질환 병력까지 감안했지만 수면 부족과 과다 수면이 경동맥의 경화반 형성에 미치는 영향이 여전하다는 사실을 확인했습니다. 수면 패턴이 식습관, 운동과 마찬가지로 심혈관 질환 위험에 중요한 영향을 미친다는 것을 알려주는 연구 결과입니다.

적정 수면시간, 다시 말해 장수를 보장하는 수면시간에 관한 연구도 이미 진행된 바 있습니다. 다양한 연구를 종합해 적정 수면시간, 건강에 이득이 되는 수면시간이 좀 더 좁게 압축되고 있습니다. 미국 질병통제예방센터는 장기간 적정 수면시간을 정하는 프로젝트를 진행 중입니다. 그동안 다수의 수면 연구 기관에서 7시간에서 8시간 사이를 적정 수면시간으로 권장했는데요. 그러나 여러 연구를 통해 8시간보다는 7시간이 적정 수면 시간에 가까운 것으로 확인되었습니다.

캘리포니아대학교 샌디에이고캠퍼스 정신의학과 다니엘 크립케 교수팀은 암 연구에 참여한 110만 명을 대상으로 추적·조사한 결과, 하루 6.5~7.4시간을 자는 사람이 이보다 더 적게 혹은 더 많이 자는 사람보다 사망률이 훨씬 낮은 것으로 나타났습니다. 질병에 걸리지 않는, 장수를 보장하는 수면시간은 예상과는 달리 매우 좁은 범위 안에 존재하는 것입니다. 향후 보다 많은 연구가 따라야 하겠지만 여러 연구를 종합하면 7시간 내외(6시간 30분~7시간 30분)가 가장 적절한 수면시간일 것으로 판단됩니다. 다만 이는 개인차가 존재하며 자신의 유전적 특성과도 상관이 있는 측면입니다.

조금 덜 자도 문제가 없는 사람이 있는 반면, 조금 더 자야만 신진대사의 균형과 안정이 지켜지는 사람도 있을 것입니다. 단 7시간 내외의 적정 수면시간을 지키면서도 수면의 질을 높은 수준으로 유지하는 것이 중요합니다. 여러 연구나 조사에서 현대인의 수면의 질이 크게 떨어진다는 보고가 있습니다. 소음이나 불빛이 없는 환경을 만들고, 잠들기 몇 시간 전에는 스크린 미디어의 사용을 금지하고, 알맞은 습도와 온도를 유지하는 등 건강한 수면을 취할 수 있도록 노력해야 합니다.

외롭지 않은 중년, 노년을 보내는 것 역시 혈관 건강을 지키는 중요한 원칙입니다. 고독한 중년, 노년은 육체적 고통과 거의 유사한 결과를 초래합니다. 고독한 사람은 혈압이 상승하고, 면역 시스템이 무너지고, 심장마비나 뇌졸중과 같은 중대 질환의 발생 확률이 높아집니다. 치매에 걸릴 확률까지도 현저히 높아집니다. 우울증과 같은 정신 문제뿐만 아니라 면역력 저하, 수면 단축과 같은 문제와도 직결됩니다.

최근에는 외로움이 혈관이나 심장 건강에도 치명적이라는 사실도 속속 밝혀지고 있습니다. 미국심장협회는 2022년 7월까지 발표된 관찰 및 중재 연구를 검토한 결과, 사회적 고립 및 외로움과 관상동맥 질환, 뇌졸중 발생 간 연관성이 일관되게 나타났다는 결론을 내린 바 있습니다. 미국심장협회는 객관적·인지적·사회적 고립이 심혈관 및 뇌 건강에 미치는 영향을 미국심장협회지 온라인판을 통해 발표했습니다. 해당 발표를 이끈 연구팀은 "40년 이상 동안 발표된 연구를 분석한 결과, 사회적 고립 및 외로움 모두 건강 악화와 연관되었음을 명확하게 확인했다"며 "미국 전역에 사회적 단절이 만연한 것을 고려하면 공중 보건에 미치는 영향이 상당하다"고 밝혔습니다.

연구팀은 19개 연구를 토대로 관상동맥 질환과 연관성을 평가한 메타분석을 제시하고 있는데, 사회적으로 고립되고 외로움을 느끼는 성인은 관상동맥 질환 발생 위험이 1.29배 높게 나타났습니다. 또 사회적으로 고립된 관상동맥 질환 환자는 심혈관 질환 위험요인과 관계없이 6년 동안 질병 및 사망 위험이 2~3배 높은 것으로 나타났습니다. 뇌졸중 역시 8개 종단적 관찰연구 메타분석에서 사회적 고립 및 외로움과의 연관성이 관찰되었습니다. 나이, 성별, 사회·경제적 상태 등을 보정한 이후 사회적 고립 및 외로움이 뇌졸중 발생 위험을 1.32배 의미있게 높이는 것으로 조사되었습니다.

아울러 사회적 고립과 외로움은 관상동맥 질환 또는 뇌졸중 병력이 있는 성인의 예후 악화와 관련되어 있다고 합니다. NOMAS(Northern Manhattan Stroke Study) 연구에서는 사람들과 만나는 횟수가 한 달에 3번 미만인 사회적으로 고립된 성인은 뇌졸중 또는 심근경색 재발, 사망 등의 위험이 1.4배 높은 것으로 나타났습니다.

다시 일곱 가지 원칙으로 돌아가 7번 '치실을 사용한다'를 살펴보겠습니다. 치실을 쓰면 의외로 동맥의 건강을 지킬 수 있습니다. 미국 뉴욕대학교 연구팀에 따르면 매일 치실을 쓰면 입안의 세균이 일으키는 치주 질환의 위험을 낮출 수 있습니다. 치아의 세균은 혈액 속으로 들어가 동맥에 염증을 일으켜 심장 질환의 위험을 높입니다. 또 입 안에 세균이 많은 사람은 심장 질환을 유발하는 신호로 동맥이 두꺼워질 수 있습니다.

미국심장협회에서는 심혈관 질환의 예방과 관리를 위해 권장하는 생활습관 일곱 가지를 새롭게 개정해 공표한 바 있습니다. 미국심장협회는 건강한 장수를 위해서는 튼튼한 심장과 건강한 혈관을 갖는 것이 최선이라는 결론을 내리고, 이를 위해 다음의 일곱 가지를 꼭 실천할 것을 당부합니다.

1. 활발히 움직여라.
2. 건강에 좋은 음식을 먹어라.
3. 비만하다면 체중을 줄이고 적당한 체중을 유지해라.
4. 콜레스테롤을 적당한 수치로 유지하라.
5. 혈압을 잘 관리해라.
6. 혈당이 높아지지 않도록 주의하라.
7. 담배는 반드시 끊어라.

이 항목은 우리 보건복지부와 질병관리본부에의 9대 생활수칙보다 단출하지만 핵심적인 혈관 건강 수칙으로 판단됩니다. 여기서 제시한 2번은 음식과 관련된 많은 수칙을 하나로 뭉뚱그려 합친 것입니다. 2번과 관련된 가이드라인은 이렇습니다. 우선 튀김이나 동물성 기름기와 같은 포화지방산과 소금이 많은 음식은 피해야 합니다. 혈당지수가 낮고 당분이 적은 음식을 많이 먹고, 곡식의 경우 도정을 많이 하지 않은 거친 곡식 위주로 섭취하는 것이 바람직합니다. 기름기는 적게 먹더라도 단백질은 많이 먹는 것이 좋으므로 닭가슴살, 우유, 생선, 콩 등을 충분히 먹는 것이 좋습니다.

또 다양한 색깔의 과일과 채소는 충분히 배불리 먹어야 합니다. 음식을 적게 먹는 것이 아니라 몸에 좋은 음식을 충분히 섭취하는 것이 중요합니다. 제대로 먹어서 에너지를 보충하고 뼈와 근육을 튼튼하게 유지하지 않으면, 운동할 힘도 생기지 않고 심장과 혈관 역시 약해지면서 오히려 피로만 커집니다. 지나친 단식이나 소식은 나이가 많은 중년이나 노년에게 오히려 건강을 해치는 독으로 작용하기 쉽습니다. 따라서 하루 3번 혹은 4번씩이라도 허기가 생기지 않도록 잘 먹는 것이 중요합니다.

특히 채소와 과일은 자주 먹을수록 좋고, 현미와 잡곡은 하루에 2~3번 이상 섭취해야 하며, 일주일에 2번 이상 생선 한 마리를 먹는 것이 좋습니다. 생선을 많이 먹는 나라는 예외 없이 장수 국가이고, 혈관 질환도 현저하게 적습니다. 일주일에 한 번씩은 기름기 적은 육고기를 섭취하는 것이 좋습니다. 다만 동물성 기름기나 설탕, 소금은 가급적 적게 먹으려고 노력해야 합니다.

음식과 혈관력에 관한 문제는 다른 항목에서 좀 더 상세하고 체계적으로 정리해보겠습니다. 이상으로 혈관 건강을 지키는 기본 수칙을 알아봤습니다. 보다 상세한 세부 수칙은 책 곳곳에 있으니 자세히 정독해서 정리해보기 바랍니다.

제 혈관에서 매일
어떤 일이 벌어지나요?

혈액은 온몸에 퍼져 있는 혈관을 따라 순환합니다. 혈액은 우리 몸 한 곳에 머물지 않고 심장에서 시작해 동맥, 모세혈관, 정맥을 거쳐 다시 심장까지 온몸을 돌면서 산소뿐만 아니라 단백질, 비타민 등 생존에 필요한 물질들을 온몸에 전달합니다. 또 세균이나 바이러스 등의 침입으로부터 우리 몸을 보호합니다. 혈액은 적혈구, 백혈구, 혈소판과 같은 혈액세포로 이뤄져 있는데요. 이 중 백혈구가 세균을 먹어치우는 역할을 합니다. 또 혈액은 체온을 조절하는 역할도 합니다. 우리 몸속 여러 기관은 일을 하며 열을 발생시킵니다. 혈액은 이렇게 발생한 열을 온몸 구석구석으로 골고루 전달하는 역할을 합니다.

혈관은 심장에서 나오는 혈액을 온몸으로 운반하고, 온몸을 순환한 혈액을 다시 심장으로 돌려보내는 통로입니다. 혈관은 크게 동맥,

모세혈관, 정맥으로 나눌 수 있습니다. 심장에서 나온 산소와 영양분이 많이 포함되어 있는 혈액이 흐르는 혈관을 동맥이라고 합니다. 심장의 강한 압력을 견딜 수 있도록 두껍고 탄력 있는 근육층이 발달해 있는 것이 특징입니다. 이러한 동맥과 정맥을 이어주는 역할을 하는 것이 바로 모세혈관입니다. 모세혈관은 하나의 세포층으로 이뤄진 얇은 벽을 통해 산소와 이산화탄소, 영양분과 노폐물이 교환되는 장소이기도 합니다. 심장으로 들어오는 혈액이 흐르는 혈관은 정맥이라고 합니다. 온몸을 돌면서 이산화탄소와 노폐물을 얻은 혈액이 모세혈관을 빠져나와 심장으로 돌아오는 혈관입니다. 심장에서 멀리 떨어져 있어 혈액의 흐르는 힘이 약하기 때문에 혈액이 거꾸로 흐르는 것을 방지하기 위해 정맥 판막을 가지고 있습니다.

온몸을 돌고 다시 심장으로 돌아온 정맥혈에는 이산화탄소와 노폐물이 가득한데요. 우심방으로 온 뒤 판막에 의해 혈액이 차단되고 순차적으로 심방과 심실로 옮겨가게 됩니다. 우심실에서 폐로 넘어가는 혈관을 허파동맥이라 합니다. 허파동맥은 동맥임에도 불구하고 산소가 부족하고 노폐물이 많은 혈액이 흐릅니다. 허파동맥을 통해 폐로 유입되는 혈액은 이산화탄소가 대부분 제거되고 산소를 얻습니다. 허파동맥 앞에 있는 판막은 폐로 들어오는 혈액의 역류를 막아줍니다. 심장의 좌심실에서 나온 혈관은 동맥이 되고, 점차 가지를 쳐서 모세혈관이 되고, 다시 점점 모여서 굵은 정맥이 되어 우심방으로 들어갑니다. 이를 일직선으로 연결하면 무려 9만 6천km, 즉 지구를 두 바퀴 반 정도 도는 거리입니다. 우리 몸에 있는 혈관을 한 줄로 늘어놓으면 약 10만km에 달하지만 심장을 출발한 혈액은 불과 몇 분 만에 온몸을 한 바퀴 돌게 됩니다.

혈액은 심장, 동맥, 모세혈관, 정맥을 통해 몸 여러 기관을 끊임없이 돌며 산소와 영양분을 전달하는 등 생명 유지를 위한 필수적인 역할을 담당합니다. 잠시라도 혈액 공급이 멈추면 우리 신체의 각 조직과 기관은 금세 기능이 멈추고 맙니다. 혈액은 적혈구, 백혈구, 혈소판과 같은 세포 성분이 40~45% 정도를 차지하고, 나머지는 액체 성분인 혈장으로 구성되어 있습니다. 적혈구는 평균 120일 정도를 생존하고, 백혈구와 혈소판은 약 2일 정도면 사멸합니다. 이 혈액세포는 소멸된 만큼 즉시 우리 몸에서 만들어지기 때문에 혈액세포 수치는 항상 일정하게 유지됩니다.

적혈구는 헤모글로빈이라는 혈색소를 가지고 있는데 이는 일종의 단백질입니다. 철분을 많이 가지고 있으며, 신체 각 조직에 산소를 공급하는 역할을 합니다. 또 노폐물인 이산화탄소를 몸 밖으로 보내는 역할을 합니다. 백혈구는 감염, 염증 등으로부터 신체를 보호하는 역할을 하며 다시 림프구, 호중구, 호산구, 호염기구, 단구로 나눌 수 있습니다.

혈소판은 상처로 인해 출혈이 생겼을 때 피가 지혈되도록 해줍니다. 혈장의 90%는 물로 이뤄져 있는데 생명활동에 필수적인 영양소, 호르몬, 항체 등이 그 속에 들어 있습니다. 노폐물 운반, 삼투압 및 체온 유지, 지혈 작용을 담당합니다. 건강한 혈액의 경우 선홍색을 띠며, 온몸을 돌며 산소를 내보낸 정맥혈은 약간 검붉은색을 띱니다.

동맥은 심장에서 나오는 혈액이 흐르는 혈관으로 심실과 연결되어 있습니다. 심장박동에 의해 밀려나온 동맥혈의 높은 압력(혈압)을 견딜 수 있도록 동맥의 혈관벽은 두껍고 탄력성이 큽니다. 동맥은 대체로

혈관력

몸 속 깊이 분포하며, 신체 각 부위에서 더 작은 혈관으로 갈라지면서 점점 가늘어지다가 모세혈관과 연결됩니다. 심실의 수축과 이완으로 혈관벽에 생기는 파동이 맥박이며, 맥박 수는 심장박동 수와 일치합니다. 정맥은 심장으로 들어가는 혈액이 흐르는 혈관으로 심방과 연결되어 있습니다. 정맥은 동맥보다 혈관벽이 얇고 탄력성이 덜하며 피부 가까이 분포합니다. 혈압이 낮기 때문에 혈액이 거꾸로 흐르는 것을 막기 위한 중간에 판막이 존재합니다.

모세혈관은 동맥과 정맥을 연결하는 혈관으로, 하나의 세포층으로 되어 있으며 혈류 속도가 무척 느립니다. 혈액과 조직 사이에서 영양소와 노폐물, 산소와 이산화탄소 등의 물질 교환이 일어나는 장소이기도 합니다. 모세혈관은 온몸에 그물처럼 퍼져 있으며, 혈관 중에서 총 단면적이 가장 넓습니다($2,500cm^2$). 모세혈관은 다시 합쳐져 정맥에 연결됩니다. 모세혈관의 지름은 10마이크로미터 정도로, 지름이 약 8마이크로미터인 적혈구가 겨우 지나갈 정도입니다.

혈압은 좌심실에서 가까운 혈관일수록 높고 심장에서 멀어질수록 낮아집니다. 즉 동맥, 모세혈관, 정맥 순으로 높습니다. 혈류 속도는 동맥이 가장 빠르고, 그다음 정맥과 모세혈관 순입니다. 혈관벽의 두께는 동맥이 가장 두껍고, 그다음 정맥과 모세혈관 순입니다. 모세혈관의 총 단면적이 가장 넓고 혈류 속도가 가장 느리기 때문에 이 구간에서 혈액과 조직 세포 사이의 물질 교환이 원활하게 일어날 수 있습니다.

045

혈관과 수명 사이에
어떤 관계가 있나요?

최근 혈관 나이가 곧 신체 나이라는 견해가 확산되고 있습니다. 겉으로 보이는 나이나 실제 나이보다 더 중요한 것이 혈관 나이라는 것입니다. 왜냐하면 혈관 건강이 수명을 절대적으로 좌우하기 때문입니다. 혈관 건강이 나쁘면 생명을 한순간에 빼앗을 수 있기 때문이죠. 혈관 건강이 나빠지면 고혈압, 당뇨, 고지혈증이 생기고 그로 인해 각종 심뇌혈관 질환이 찾아옵니다. 병세가 악화되면 때로는 치명적인 결과를 초래하기도 합니다. 혈관 건강은 서서히 나빠지지만 갑작스러운 죽음을 통해 한 사람의 목숨을 박탈할 수 있습니다. 혈관 건강과 관련된 질병은 주요 사망 원인입니다.

심장 질환과 뇌혈관 질환은 국내 사망 원인 2위, 4위를 차지합니다. 전 세계적으로 한 해에 심뇌혈관 질환으로 사망하는 사람의 수는 무려 2천만 명에 달합니다. 특히 고혈압과 고콜레스테롤증이 문제의 원인입니다. 심뇌혈관 질환 사망자 가운데 고혈압이 원인인 경우는 약 1,100만 명, 높은 LDL 콜레스테롤 수치가 원인인 경우는 380만 명에 달합니다.

고혈압과 고콜레스테롤 문제를 동시에 겪는다면 기대수명은 훨씬 줄어듭니다. 영국 옥스퍼드대학교 로버트 클라크 교수팀은 런던 공무원 남성 1만 8천여 명을 38년간 추적·관찰했습니다. 흡연, 혈압, 콜레스테롤이 심혈관 질환으로 인한 사망 위험을 얼마나 높이는지, 50세 이후의 기대수명에 어떤 영향을 미치는지 분석했습니다. 비흡연자의 경우 고혈압(140mmHg 이상) 또는 높은 콜레스테롤 수치(193mg/dL 이상)를 가지고 있을 때 심혈관 질환으로 인한 사망 위험이 각각 1.76배, 1.21배 높아지는 것으로 나타났습니다. 또 고혈압과 높은 콜레스테롤 수치를 동시에 가진 비흡연자의 경우 사망 위험이 2.02배 증가했습니다. 비흡연자이면서 혈압과 콜레스테롤 수치가 정상인 사람의 50세 이후 기대수명은 33.3년이었던 반면, 비흡연자이지만 고혈압과 높은 콜레스테롤 수치를 가진 사람은 50세 이후 기대수명이 29.1년에 지나지 않았습니다. 담배를 피운다면 상황은 더 나빠집니다. 흡연자 중에서 고혈압과 높은 콜레스테롤 수치를 동시에 가진 사람은 심혈관 질환으로 인한 사망 위험이 평균보다 3.09배 더 높았고, 50세 이후 기대수명은 23.7년에 불과했습니다. 이는 비흡연자이면서 고혈압이 없고 콜레스테롤 수치가 정상인 사람에 비해 기대수명이 10년 가까이 줄어든 결과입니다.

대만에서 이뤄진 54만여 명을 대상으로 한 연구에서도 혈압, 콜레스테롤 수치가 수명에 큰 영향을 미치는 것이 확인되었습니다. 이 연구에 따르면 수축기 혈압이 140mmHg 이상일 때 남녀 각각 4.39년, 5.18년, 이완기 혈압이 90mmHg 이상일 때 남녀 각각 4.29년, 5.21년 수명이 줄어들었습니다. 주목할 만한 것은 좋은 콜레스테롤인 HDL 콜레스테롤 수치가 낮은 경우에도(35mg/dL 미만) 남녀 각각 2.52년, 4.25년 수명이 줄어들었단 것입니다. HDL 콜레스테롤은 LDL 콜레스테롤과 반대로 혈관을 깨끗하게 유지해주는 콜레스테롤입니다. HDL 콜레스테롤의 정상 범위는 남성 40mg/dL 이상, 여성 50mg/dL 이상입니다. 따라서 장수하기 위해서는 고혈압, 고콜레스테롤을 막고 치료하는 것 못지않게 HDL 콜레스테롤 수치를 정상 범위 안에서 관리하는 일이 중요합니다.

건강한 100세 장수인의 주요 특징 가운데 하나로 높은 HDL 콜레스테롤 수치를 나타낸다는 점이 밝혀진 바 있습니다. 대표적인 장수 연구에 따르면 100세인의 HDL 콜레스테롤 수치는 평균 84mg/dL로 매우 높았고, 총콜레스테롤에서 HDL 콜레스테롤이 차지하는 비율도 32%로 정상인(25%)보다 훨씬 높았습니다. HDL 콜레스테롤은 혈관에 쌓인 콜레스테롤을 제거하는 역할을 합니다. 또 심혈관 질환 위험을 낮춥니다. 한국인 26만여 명을 대상으로 한 연구에서도 HDL 콜레스테롤 수치 35mg/dL 미만을 기준으로 HDL 콜레스테롤 수치가 35~44mg/dL일 때 심혈관 질환 발병 위험이 남녀 각각 34%, 31% 더 낮았고, 60mg/dL 이상일 때 심혈관 질환 위험이 남녀 각각 66%, 49% 더 낮은 것으로 나타났습니다.

당뇨병과 심혈관계 질환 중 어느 하나라도 가진 성인은 그렇지 않은 성인보다 평균수명이 최대 20년 이상 줄어든다는 보고도 있습니다. 영국 캠브리지대학교 엠마뉴엘 디 안젤란토니오 박사팀은 68만 9,300여 명을 대상으로 한 분석을 통해 우선 성인 100명당 1명은 심혈관계 질환 또는 당뇨병을 동반하고 있거나 두 질환 중 한 가지 이상을 가지고 있다는 사실을 알아냈습니다. 대상군의 평균 나이는 60세 이상이었으며, 남성의 경우 당뇨병과 심혈관계 질환 중 두 가지를 동반하고 있을 경우 평균수명이 약 12년 단축되었고, 당뇨병을 비롯한 심혈관계 질환을 모두 가지고 있을 경우 평균수명이 14년 가까이 단축되었습니다. 여성의 경우 두 질환 모두 가질 경우 평균수명이 13년, 세 가지 이상을 가지고 있을 때는 평균수명이 약 16년 가까이 단축되었습니다. 특히 연령이 낮을수록 수명은 더욱 짧아졌습니다. 40세 남성에서 당뇨병과 심혈관계 질환 중 두 가지 이상을 동반하고 있으면 평균수명이 무려 23년, 여성은 20년 이상 단축되었습니다.

네덜란드 로테르담 에라스무스 메디컬센터 오스카 프랑코교수팀은 연구를 통해 당뇨병 유무와 50세 이후의 잔여 수명의 관련성을 밝혀냈습니다. 당뇨병을 동반한 50세 이상 성인은 그렇지 않은 성인과 비교했을 평균수명이 남성은 7.5년, 여성은 8.2년 짧다는 사실을 확인할 수 있었습니다.

저의 혈관 나이를
알 수 있을까요?

스스로 자신의 혈관 나이를 재는 것으로 혈관 건강을 점검해볼 수 있습니다. 물론 정확한 혈관 건강을 알아보기 위해서는 보다 전문적이고 의학적인 검사와 진단이 필요하지만, 측정만으로도 자신의 혈관 나이를 어느 정도는 가늠해볼 수 있습니다. 경각심을 갖고 건강 실천 동기를 얻는 목적으로 활용하기 바랍니다.

먼저 아래 항목에서 자신이 해당하는 항목을 확인해보세요. 만약 해당하는 항목이 5개 이하라면 실제 나이와 혈관 나이는 같다고 볼 수 있습니다. 6~10개 정도라면 혈관 나이는 실제 나이보다 약 10살 정도 높은 상태이므로 앞으로 혈관 건강에 각별한 주의를 기울여야 합니다. 또 11개 이상에 해당한다면 혈관 나이가 실제 나이보다 20살 이상 높을 가능성이 있고, 병원을 찾아 즉각적으로 진단부터 받아봐야 합니다.

1. 계단을 오르거나 운동을 하면 가슴에 압박감이 느껴진다.

2. 인스턴트식품이나 기름기 많은 식품을 자주 먹는다.

3. 채소는 거의 먹지 않는다.

4. 전화벨이 울릴 때 즉시 받지 않으면 찜찜하다.

5. 운동다운 운동을 거의 하지 않는다.

6. 손발이 저리거나 냉증이 느껴진다.

7. 혈압이 높은 편이다.

8. 콜레스테롤 수치가 높다.

9. 혈당 수치가 높다.

10. 가족 중에 심근경색이나 뇌경색을 앓았던 사람이 있다.

11. 직장에서 늘 다른 사람의 부탁을 받는다.

12. 책임감이 매우 강하다.

13. 담배를 피운다.

이번에는 좀 더 다른 면까지 살펴보는 자가 진단법을 알아보겠습니다. 마찬가지로 아래 항목에서 자신에게 해당하는 것이 몇 개나 되는지 확인해보세요.

1. 흡연을 한다.

2. 콜레스테롤 수치가 200 이상이다.

3. 몸무게를 키의 제곱값으로 나눈 값이 35 이상인 고도비만이다.

4. 혈압 수치가 120 이상이다.

5. 기름진 음식을 일주일에 3번 이상 먹는다.

6. 음주를 일주일에 3회 이상 하고 있다.

7. 두통이 생길 정도로 스트레스를 자주 느낀다.

8. 일주일에 운동하는 횟수가 3회 미만이다.

9. 나이가 46세를 넘었다.

10. 고지혈증, 성인병 등 혈관 질환 관련 가족력이 있다.

이 검사에서 8개 이상에 해당한다면 당신의 혈관 건강은 위험하다고 볼 수 있습니다. 이른 시일 내에 병원을 찾아 실제 혈관 건강 상태를 알아보기 바랍니다.

두 체크리스트 모두 좋지 않은 결과가 나왔다면 의학적 검사를 통해 실제 혈관 건강, 혈관 나이를 알아볼 필요가 있습니다. 정확한 혈관 나이를 알려면 병원에서 혈액검사나 동맥경화도 검사 등을 받아보면 됩니다. 혈액검사를 통해 콜레스테롤과 중성지방 수치를 측정해보고, 동맥경화도 검사를 통해 혈관의 딱딱한 정도를 검사해봅니다. 이 정도 검사로도 여러분의 실제 혈관 나이를 상당 부분 파악할 수 있습니다.

혈관 건강을 확인하는 검사가 있을까요?

혈관 건강을 나타내는 지표는 혈관의 크기, 모양, 경직도 등이 있습니다. 단계별 혈관검사의 종류와 특징에는 어떤 것이 있는지 알아보겠습니다. 가장 기본적인 혈관 건강 측정법으로는 소변검사, 혈액검사, 혈압과 맥압 측정, 발목상완혈압지수 검사가 있습니다.

소변검사는 소변에 단백질이 얼마나 섞여 나오지 알아보기 위해 실시합니다. 소변에 단백질이 섞여 나오는 것을 단백뇨라고 합니다. 단백뇨는 아니지만 30~300mg/dL의 미세한 양의 단백질이 섞여 나오는 것을 미세단백뇨라고 부릅니다. 이는 혈관 상태가 나빠진 것을 나타내는 증상입니다. 소변에 단백질이 미세하게 섞여 나오는 것은 소변을 거르는 신장의 혈관이 손상되기 시작했다는 뜻입니다. 미세단백뇨는 전신 혈관의 기능 이상을 반영하는 지표로, 심혈관 질환의 발생과 사망률을 예측하는 매우 중요한 근거가 됩니다.

혈액검사를 통해서는 혈액 내 지질·혈당 수치, 신장 기능을 나타내는 혈청 크레아티닌 수치를 측정하고, 혈관 경직도가 어느 정도 진행되었는지 예측할 수 있습니다. 지질이나 당이 정상치 이상이면 혈관의 노화가 이미 시작되어 혈관이 딱딱하게 변했고, 특히 모세혈관 덩어리인 신장의 손상이 시작되었다는 증거입니다. 이런 신장의 손상은 다시 동맥경화의 진행을 악화하는 주요한 원인이 될 수 있습니다.

혈압과 맥압 측정 역시 중요한 검사 항목입니다. 혈압은 혈관의 건강 상태를 알려주는 첫 번째 지표입니다. 혈압이 140/90mmHg 이상이면 고혈압에 해당합니다. 또 최고 혈압과 최저 혈압의 차이인 맥압으로 혈관의 경직도를 파악할 수 있습니다. 혈관의 경화가 진행되어 동맥이 딱딱하게 변하면, 심장에서 혈액이 분출될 때 맥박의 전달 속도를 빠르게 만들어 맥압을 높이는 결과를 초래합니다. 맥압이 60mmHg 이상인 경우 혈관이 딱딱해진 동맥경화증을 의심할 수 있습니다.

발목상완혈압지수는 팔과 다리의 혈압 비율을 가리킵니다. 발목상완혈압지수를 측정하면 팔과 다리의 혈관 상태를 파악할 수 있습니다. 발목 부위의 수축기 혈압을 팔의 수축기 혈압으로 나눈 것으로 정상 범위는 0.9~1.3 사이입니다. 원래 발목 혈압이 팔 혈압보다 약간 높게 나타나는 것이 일반적입니다. 그런데 정상보다 이 수치가 높을 경우 혈관벽의 탄력성이 떨어져 딱딱해져 있을 가능성이 큽니다. 정상보다 낮을 경우 동맥경화가 진행되어 다리 동맥의 50% 이상이 좁아지는 말초혈관 질환이 발생했을 가능성이 큽니다.

이들 검사는 비교적 간단한 검사로 작은 병원에서도 받아볼 수 있지만, 혈관을 눈으로 직접 보는 것이 아니기 때문에 혈관의 상태를 간접적으로 추정하는 것에 불과합니다. 보다 정확한 검사를 위해서는 상급 단계를 밟아야만 합니다. 혈관 건강 상태를 알아보는 상급 단계의 검사로는 경동맥 초음파, 맥파전달속도 검사 등이 있습니다.

우선 경동맥 초음파는 목을 지나는 굵은 혈관인 경동맥을 초음파를 이용해 내막·중막의 두께를 살펴보는 검사입니다. 경동맥의 동맥경화증 정도를 살펴보고 뇌경색이나 뇌졸중 등 뇌혈관 질환의 발병 가능성을 예측할 수 있습니다. 또 경동맥의 경화와 심장동맥의 경화가 같이 발생하는 경우가 많기 때문에 경동맥 초음파를 통해 심혈관 질환 역시 예측할 수 있습니다. 경동맥초음파 검사는 혈관을 눈으로 직접 볼 수 있다는 장점이 있지만, 의료진의 기술이나 주관적인 해석이 결과에 영향을 미칠 수 있어 숙련된 전문의에게 받는 것이 바람직합니다.

맥파전달속도 검사는 혈관이 얼마나 딱딱해졌는지 살펴보는 검사입니다. 이 검사는 몸의 한쪽에서 다른 쪽까지 혈관을 통해 파동을 전달한 뒤 얼마나 빨리 전달되는가를 알아보는 검사입니다. 혈관이 딱딱할수록 맥파의 속도는 빨라집니다. 맥파전달속도는 나이에 따라 조금씩 변하는데요. 연령대별로 혈관의 유연성 기준이 다르기 때문입니다. 이 검사로 혈관 손상에 따른 표적 장기의 손상도 알 수 있고, 심혈관 위험도를 예측할 수 있고, 치료 효과를 판단할 수 있습니다. 특히 고혈압 환자에게 유용한 검사라고 할 수 있습니다.

지금까지 살펴본 검사보다 훨씬 정밀하고 정확한 검사로는 CT, MRI, 혈관조영술이 있습니다. 협심증, 심장마비, 뇌졸중 등 심각한 혈관 질환이 의심되거나 좀 더 정확한 검사가 필요하다면 심장이나 뇌를

CT나 MRI로 촬영하거나 혈관조영술을 시행하게 됩니다.

CT나 MRI 촬영은 심장혈관이나 뇌혈관의 두께와 혈류 흐름을 보기 위한 검사입니다. 심장동맥이나 뇌혈관에 대해 조영제를 정맥에 주사해 혈관을 정확하게 볼 수 있습니다. 심장혈관 CT 검사는 심장에 산소를 공급하는 혈관인 관상동맥의 상태를 확인해 심근경색증이나 협심증의 위험성을 파악할 수 있습니다. 또 뇌혈관 CT를 촬영할 경우 뇌동맥 협착, 뇌동맥류, 뇌동맥 박리 등의 질환을 진단할 수 있습니다. 뇌혈관 질환의 경우 MRI 촬영으로 뇌와 뇌혈관의 상태를 자세히 확인할 수 있습니다. 특히 최근에 개발된 3T MRI는 매우 높은 해상도를 가지기 때문에 뇌와 뇌혈관 상태를 정밀하게 볼 수 있습니다. 상당히 작은 급성 뇌경색이나 미세출혈 등의 미세한 질병까지도 진단할 수 있습니다.

혈관조영술은 심장동맥이나 뇌동맥에 카테터를 근접시켜 확인하고 싶은 동맥 하나하나에 직접 조영제를 주입해 혈관을 살펴보는 검사입니다. 가장 정확하게 혈관의 상태를 볼 수 있는 검사입니다. 특히 혈관성형술이나 스텐트 삽입술 등의 치료까지도 병행할 수 있기 때문에 최근에 자주 활용되는 검사입니다. 그러나 직접 마취, 절개, 카테터 삽입과 같은 방법을 활용하는 침습적 검사이므로 검사의 진행 과정에서 발생할 수 있는 여러 합병증에 대한 예방 조치를 준비한 상태에서 시행해야 합니다.

이 밖에도 새로운 진단법이 속속 개발되고 있습니다. 앞으로는 간단한 혈액검사나 맥파검사 등으로 보다 정밀한 혈관 건강 진단이 가능한 때가 찾아올 것입니다. 항상 가용한 검사에 깊은 관심을 갖고 지속적으로 자신의 혈관력을 모니터링하는 노력이 필요합니다.

048

망가진 혈관도
재생할 수 있나요?

현재는 망가진 혈관을 재생할 방법은 없습니다. 망가진 혈관을 인공혈관으로 대체하거나, 망가진 혈관을 제거하거나, 다른 혈관과 접합하는 의학 기술은 상당한 진보를 이뤘지만 아직까지 망가진 혈관을 새로운 혈관으로 재생, 복구하는 일은 매우 어려운 분야로 인식되고 있습니다. 하지만 과학자들은 이 문제에 관해 오랫동안 고민했고 최근에는 그 가능성이 상당히 열린 것으로 여겨집니다.

최근 미국의 비영리 의학연구소 샌포드번햄프레비스(SBP)는 사람의 혈관 형성에 관여하는 세포 내 핵심 신호전달 체계를 발견하는 데 성공했습니다. 이로써 당뇨 등 질병이나 노화로 기능이 떨어지거나 좁아진 혈관을 치료하는 새로운 가능성이 열렸습니다. 기능이 떨어져 피가 잘 흐르지 않는 혈관을 치료하려면 혈관을 만들거나 확장해야 합니다.

그동안 과학자들은 혈관내피세포성장인자(VEGF) 등의 물질을 넣어 혈관 확장을 촉진하고자 시도해왔습니다. 현재 임상 단계에서 실제로 만들어진 혈관은 불안정하고 모양이 복잡해 산소나 영양을 나르는 기능을 제대로 수행하지 못하는 등 한계가 많았습니다. 고마츠 마사노부 샌포드번햄프레비스 의학연구소 교수팀은 혈관내피세포성장인자가 활성화될 때 함께 활동하는 세포 내 단백질 복합체 전체에 초점을 맞췄습니다. 그 결과 혈관 고유의 튜브 모양을 형성하는 데 아르라스(R-Ras)와 에이케이티(Akt)라는 단백질이 관여한다는 사실을 알아냅니다.

혈관내피세포성장인자가 에이케이티를 활성화해 내피세포의 수를 늘려 평평하고 넓은 막을 만들면, 아르라스가 개입해 새로 만든 혈관 조직을 동그랗게 말아 튜브 모양으로 만든다는 사실을 밝혀낸 것입니다. 또 이렇게 활성화된 에이케이티는 미세소관을 안정화함을 확인했습니다. 미세소관은 가느다란 단백질 선 구조물로, 내피세포를 마치 막대기로 고정하듯 지지하는 역할을 합니다. 고마츠 박사는 "혈관 형성의 비밀을 밝혔으니 다음 목표는 에이케이티 신호를 촉진해 치료에 직접 이용하는 것"이라고 말했습니다.

국내에서도 관련 연구가 활발하게 진행되고 있습니다. 울산과학기술원(UNIST) 생명과학부 김정범 교수팀은 심뇌혈관 질환을 치료하고 생체조직을 3D프린터로 찍어낼 때 필요한 혈관의 원료로 쓸 수 있는 혈관줄기세포를 개발했습니다. 통상 혈관줄기세포는 배아줄기세포나 유도만능줄기세포를 분화해 얻지만, 이런 방법으로 만든 줄기세포는 다양한 종류의 세포로 분화하는 분해능력 때문에 오히려 암세포로 발전할 가능성이 크다고 합니다. 즉 줄기세포 분화 과정에서 미분화된 상태로 남아 있던 세포들이 몸속에서 혈관세포가 아닌 암세포로 변할 수 있는 것입니다. 따라서 이를 실제 환자 치료에 적용하기는 어려웠습니다.

연구팀은 줄기세포를 만들 때 만능분화 단계를 건너뛰고 특정 세포로만 분화될 수 있도록 하는 '직접교차분화' 기술을 이용해 혈관줄기세포를 만들어냈습니다. 직접교차분화는 다 자란 성체세포를 다른 조직의 세포가 될 수 있는 줄기세포로 직접 바꾸는 기술입니다. 환자의 피부세포를 떼어 만능줄기세포가 아닌 혈관세포로만 자랄 수 있도록 한 것입니다. 연구팀은 피부를 구성하는 섬유아세포에 2개의 유전자를 주입해 혈관줄기세포로 바꾸는 데 성공했습니다.

이렇게 만든 혈관줄기세포는 끊임없이 자기를 복제하는 자가증식 능력과 혈관구성세포인 혈관내피세포와 평활근세포로만 잘 분화되는 것을 확인할 수 있었습니다. 실제 혈관이 손상된 생쥐에게 이 혈관줄기세포를 주입하자 막히거나 손상된 혈관이 새로 만들어지면서 혈류 흐름이 회복되었습니다. 연구팀은 뒷다리에 허혈성 질환을 가지고 있는 실험용 쥐에 이 혈관줄기세포를 주입했고 혈관이 재생되고 혈류가 회복되는 것을 관찰합니다. 이번 연구는 배아줄기세포나 유도만능줄기세포를 사용했을 때 나타날 수 있는 부작용을 최소화하고, 심뇌혈관 질환을 치료하는 세포치료제를 상용화하는 전기를 마련할 것으로 예상됩니다.

혈관 건강이 나쁜 사람의 특징은 무엇일까요?

혈관 건강이 나쁜 사람의 특징을 알아보겠습니다. 우선 혈압이 높거나 혈당 수치가 높을 것입니다. 또 혈관 여기저기에 콜레스테롤이 쌓이고, 혈관이 딱딱해지고 좁아질 것입니다. 심한 경우 혈관이 막혀 부분적으로 괴사나 꼬임이 생길 수도 있습니다. 이렇게 혈관이 좁아지고 딱딱해지면, 혈액 흐름이 원활하지 않아서 심장에 부담을 주게 됩니다. 심장은 좁고 딱딱한 혈관으로 혈액을 보내기 위해서 심박을 더 자주 하게 되고, 높은 혈압을 유지하기 위해 심박출량을 늘릴 것입니다. 그럼에도 전반적으로 혈액순환이 잘되지 않을 것입니다. 가슴 답답함, 호흡의 어려움, 저림, 밤에 쥐가 자주 나는 증상을 수시로 겪게 될 것입니다. 조금만 움직여도 숨이 가쁘고, 어지러움을 느낄 때가 많을 것입니다. 이미 과체중이나 비만에 시달릴 수도 있고 고지혈증, 당뇨, 고혈압을 앓고 있을 수도 있습니다. 피부에 영양 공급이 제대로 이뤄지지 않아 피부 노화가 빠르고, 얼굴이 푸석푸석하고, 탄력이 떨어지고, 윤기가 없을 것입니다. 기립성 저혈압이나, 하지혈관의 돌출이나, 하지정맥류가 나타나는 사람도 있을 것입니다.

혈액검사를 해본다면 단박에 혈관 건강 상당 부분을 알아볼 수 있습니다. 혈관 건강이 나쁜 사람이라면 당연히 혈액검사에서 콜레스테롤 수치가 높게 나타날 것입니다. 계단을 오르거나 운동을 하면 가슴에 압박감이 느껴진다면 혈관 건강에 이상이 있을 수 있으므로 반드시 병원을 찾아 혈관 건강 상태를 점검해보기 바랍니다.

혈관 건강이 나쁜 사람은 식생활이 불량할 가능성이 큽니다. 인스턴트식품이나 기름기 많은 식품을 자주 먹는 식습관을 가지고 있을 가능성이 큽니다. 채소나 과일을 거의 섭취하지 않거나 즐기지 않을 수 있습니다. 신체활동을 꺼리고, 규칙적인 운동을 하지 않을 가능성도 큽니다. 손발 저림이나 수족냉증이 있다면 혈관 건강을 의심해봐야 합니다. 또 가족 중에서 심근경색이나 뇌경색과 같은 혈관 질환을 앓았던 사람이 있을 가능성도 큽니다. 다혈질에 급하고 지나치게 책임감이 강한 성격, 스트레스를 잘 받는 성격, 화나 불안을 자주 느끼는 성격, 부정적인 감정을 상대적으로 많이 느끼는 사람, 완벽주의와 같은 성격적인 문제를 가지고 있을 가능성도 큽니다.

혈관을 건강하게 만들고 싶다면?

우선 앞서 말한 여러 혈관 건강과 관련된 뿌리 질환을 예방하는 것이 중요합니다. 비만, 고지혈증, 당뇨, 고혈압이 생기지 않도록 미연에 차단하는 노력이 중요합니다. 혈압이 높다면 혈압을 낮추고, 혈당이 높다면 혈당 관리에 신경을 써야 하며, 콜레스테롤 수치가 높다면 수치를 낮추기 위해 여러 가지 노력을 경주해야 합니다. 만성 피로와 혈관 건강은 서로 관련이 깊습니다. 피로하지 않도록 일을 줄이거나 일상생활을 재구성해 휴식과 수면시간을 좀 더 늘리는 노력이 필요할 것입니다. 앞서 말한 7시간 내외의 깊은 수면과 함께 하루 2시간 정도의 질 좋은 휴식을 위해 생활환경을 바꾸기 바랍니다.

혈관 건강을 지키기 위해서는 규칙적인 운동과 식습관 개선에 힘쓰는 것이 중요합니다. 또 이미 혈관 건강에 문제가 생겼다면 정기적인 검진과 의사와의 협력을 게을리 하지 말아야 합니다. 비만, 고혈압, 당뇨, 고지혈증 등을 조기 발견하거나 예방하고 이미 이런 질병이 생겼다면 약물 복용을 적극적으로 고려해야 합니다.

만약 담배를 피우고 있다면 반드시 금연해야 합니다. 담배 피우는 개수를 줄이는 것으로는 별다른 이득을 볼 수 없습니다. 반드시 끊어야합니다. 비흡연자라고 해도 간접흡연이나 3차 흡연 등을 최대한 피해야 합니다. 흡연은 혈관 질환 발병을 초래하는 최대 원인입니다.

적정 체중, 허리 둘레를 유지하지 위해 노력해야 합니다. 비록 비만이 아니더라도 복부비만이나 내장 지방 여부를 검사를 통해 알아보고, 최대한 이를 줄여나가기 위해 노력해야 합니다. 복부비만과 내장지방은 인슐린 기능을 떨어뜨려 당과 지질 대사에 문제를 일으키고, 당뇨나 심혈관 질환 발병을 2~3배까지 증가시키는 원인이 됩니다.

규칙적인 운동은 근육과 골격을 건강하게 유지하게 해주어 혈액순환을 돕고 혈관이 건강하게 재생되고 복구될 수 있도록 해줍니다. 특히 팔뚝이나 어깨 근육, 허벅지 근육, 종아리 근육은 혈액순환을 도와 심장의 부담을 줄여주는 최고의 혈관 건강 지킴이입니다. 규칙적인 유산소 운동 외에도 꾸준히 근력 운동을 해야 하는 이유가 여기에 있습니다. 여러 번 강조했듯이 한 자세로 오래 있는 것은 혈관 건강을 해치는 최대의 적입니다. 매 30분, 1시간에 한 번은 온몸을 움직여주는 스트레칭, 요가, 가볍게 걷기, 계단 오르기 등을 실천해서 혈액이 정체되거나, 혈관벽에 콜레스테롤이 쌓이거나, 혈관이 딱딱해지는 것을 막아야 합니다.

꾸준히 채소와 과일을 섭취하는 것도 무척 중요합니다. 채소와 과일, 곡물류, 콩류는 다양한 복합 탄수화물, 섬유질, 칼륨, 비타민, 항산화제 등 미세 영양소가 풍부하게 들어 있습니다. 이들 영양소는 혈압을 낮추고, 당과 지질 대사를 돕고, 심혈관 질환을 예방하는 최고의 음식들입니다. 무지개색 채소를 충분히 섭취하는 것은 혈관 건강을 지키는 최고의 실천입니다.

염분, 단순 당, 동물성 적색육, 트랜스지방이 많은 음식은 최대한 줄여나가야 합니다. 특히 짜게 먹는 식습관은 고혈압과 동맥경화증을 일으켜서 무서운 심혈관 질환을 초래하는 주요 원인입니다. 음식을 싱겁게 먹기 위해 여러 가지 노력을 기울여야 합니다. 또 과다한 당류 섭취 역시 비만과 고지혈증의 원인이 되고, 설탕과 과당으로 대표되는 단순 당이 많은 음식은 비타민, 무기질 등과 미세 영양소가 부족한 빈껍데기 식사를 하게 하는 주요 원인입니다. 밥, 빵, 면으로 된 음식을 최대한 멀리하는 식습관 개선이 필요합니다. 포화지방의 과다 섭취 역시 동맥경화증의 주요 요인입니다. 포화지방이 많이 든 음식(소고기, 돼지고기, 닭껍질 부위, 유제품, 버터, 베이컨과 같은 육가공 식품, 코코넛, 팜유, 빵 등)을 멀리해야 합니다.

반면 등푸른생선, 견과류는 적정량을 섭취하면 혈관 건강을 증진합니다. 특히 등푸른생선에는 오메가3지방산이 들어 있어 심뇌혈관 질환을 예방하는 효과가 있습니다. 1주에 2회(약 230g) 이상은 등푸른생선을 섭취하기 바랍니다. 호두, 아몬드, 땅콩 등의 견과류에도 오메가3지방산, 섬유소, 비타민E, L-아르기닌과 같은 혈관 건강을 지키는 영양소가 풍부합니다. 이 성분은 나쁜 콜레스테롤을 낮추고, 혈전을 녹여주고, 혈관 내피세포를 재생하고 복구하는 기능이 있어서 심뇌혈관 질환이나 당뇨를 예방하는 혈관 건강 음식에 해당합니다.

음주 역시 혈관 건강을 해치는 주요 원인입니다. 술을 끊을 수 있다면 가장 좋은 일이지만, 그것이 어렵다면 음주량을 적정선 이하로 줄이도록 노력해야 합니다. 적정 음주는 하루 에탄올 20g 이하인데, 술의 종류에 따라 다를 수 있지만 술잔으로 2잔 이하에 해당합니다. 또 여성의 경우는 1잔 이하여야 하고 체구가 작은 경우 더 적게 마셔야 합니다.

대기오염 물질을 피하는 것도 중요합니다. 여러 연구에서 미세먼지가 동맥 내막을 두껍게 만들어 혈관과 자율신경계를 손상시키고, 심근경색이나 심장마비 등의 심혈관 질환 발병 위험을 높인다는 사실이 확인되었습니다. 실내에서는 공기청정기나 공기정화식물을 적극적으로 활용하고, 날씨 상황에 따라 외출을 자제하거나 마스크를 써서 미세먼지 흡입량을 최소화해야 합니다.

정기적인 건강검진을 반드시 실천해야 합니다. 심혈관 질환은 오랜 기간 무증상의 잠복기를 거쳐서 발생하기 때문에 질병의 차단, 예방, 조기 발견이 대단히 중요합니다. 심혈관 질환은 발생 후에는 회복이 무척 힘든 장기 손상을 동반하기 때문에 정기적이고 적극적인 건강검진이야말로 혈관 건강을 지키는 최선의 대비 태세라고 할 수 있습니다.

많이 웃는 것도
혈관에 도움이 되나요?

잘 웃는 것만으로도 혈관 건강을 상당 부분 지킬 수 있습니다. 특히 소리를 내어 깔깔 웃는 것은 장기가 우리 몸에 혈액을 공급하는 능력을 발달시키는 효과가 있습니다. 또 자주 웃는 사람은 심장병 발병을 줄일 수 있습니다. 미국 메릴랜드대학교 메디컬센터 마이클 밀러 박사가 미국심장학회 연례학술회의에서 발표한 보고서에 따르면, 웃음은 심장병 예방에 탁월한 효과가 있는 것으로 나타났습니다. 연구팀은 심장병 병력이 있는 사람과 건강한 사람 각각 150명을 대상으로 설문조사를 진행했습니다. 파티에서 자기와 똑같은 옷을 입은 사람을 발견했을 때나 웨이터가 자기 옷에 소스를 엎질렀을 때 어떤 행동을 보이겠느냐는 질문에서, 심장병 병력이 있는 사람은 웃음이나 유머로 넘기기보다는 화를 내거나 적대감을 표시할 때가 많았습니다. 또 기분이 좋은 상황에서도 정상인보다 훨씬 웃음이 적은 것으로 나타났습니다.

흔히 정신적 스트레스는 혈관의 보호막인 내피세포를 손상하는 것으로 알려져 있습니다. 자주 웃는 사람은 스트레스 대응능력도 뛰어나 혈관 내피가 손상되는 것을 차단하는 능력도 뛰어났습니다. 스트레스를 받을 때는 코르티솔과 같은 스트레스 호르몬이 분비되면서 혈관 보호 기능이 있는 혈관 내피세포의 산화질소 방출량을 감소시켜 혈관이 수축하게 합니다.

또 다른 연구에서도 웃음이 혈관 건강을 지킨다는 사실이 확인되었습니다. 브라질 포르투알레그레 병원 연구팀은 평균 나이 64세인 성인 26명을 대상으로 웃음 관련 연구를 진행했습니다. 대상자는 심장에 혈액을 공급하는 동맥벽에 혈전이 쌓이는 관상동맥 질환 진단을 받은 환자들이었습니다. 연구팀은 대상자를 두 그룹으로 나눠 한 그룹은 3개월 동안 일주일에 2편의 코미디 방송을 보게 하고, 다른 한 그룹은 진지한 다큐멘터리 방송을 보게 했습니다. 연구 결과, 심장이 얼마나 주변에 많은 산소를 공급할 수 있는지 측정하는 테스트에서 코미디 방송을 본 그룹이 10% 향상된 결과를 얻었습니다. 또 동맥이 얼마나 잘 팽창하는지 측정하는 테스트에서도 향상된 수치를 보였습니다. 혈관에 혈전이 얼마나 쌓였는지, 심장마비나 뇌졸중 위험이 있는지 등을 나타내는 염증성 바이오마커 측정에서도 염증 지표가 감소한 것이 확인되었습니다.

연구에 따르면 박장대소하며 웃을 때 평균 22%의 혈류 개선 효과가 나타나고, 반면 스트레스가 있을 때 평균 35% 혈류가 감소하는 것으로 나타났습니다. 웃으면 자율신경계의 부교감신경을 자극합니다.

자율신경계는 교감신경과 부교감신경으로 나뉘는데, 흥분하거나 긴장하면 교감신경이 자극되어 활성화되고 그러면 혈관이 수축하고 혈압도 올라갑니다. 동시에 혈액순환도 나빠집니다. 반면 휴식을 취하거나 마음이 평온할 때는 부교감신경이 우위에 서는데, 부교감신경은 흔히 긴장이완신경으로 불립니다. 부교감신경이 우위에 서면 혈관은 확장되고 혈압을 낮추며 혈액순환이 원활해집니다. 특히 웃음은 부교감신경을 자극하는 데 뛰어난 효과가 있습니다.

웃으면 부교감신경이 자극되어 혈관벽에서 일산화질소가 방출됩니다. 일산화질소는 심장의 관상동맥에 혈전이 생기고, 혈류가 나빠지면서 생기는 협심증 발작을 억제하는 약인 니트로글리세린 성분이기도 합니다. 일산화질소는 혈관을 넓히고 혈압을 떨어뜨리는 효과를 지니고 있습니다. 웃음으로 부교감신경이 자극을 받으면 스트레스 호르몬의 분비도 억제됩니다. 아드레날린, 노르아드레날린, 코르티솔과 같은 스트레스 호르몬이 과다 분비되면 혈압이 상승하거나 혈당치, 콜레스테롤, 중성지방치가 높아지고 혈액도 탁해지기 마련입니다. 웃는 것만으로 이런 스트레스 호르몬의 폐해를 막을 수 있는 것입니다.

심장이 잘 뛰면
좋은 건가요?

심장박동과 혈관의 건강 상태는 서로 관련이 없습니다. 정상적인 심장
박동 수는 1분에 60~100회입니다. 우리 몸의 피는 심방에 모였다가
심실이 수축하면서 온몸으로 퍼져나가는 반복운동을 합니다. 이 순환
운동의 펌프 역할을 담당하는 것이 바로 심장입니다. 그런데 심장박동
이 빨라지는 경우 더 많은 산소와 영양분이 필요한데 이는 혈액을 통해
운반됩니다. 심장박동이 빨라지면 혈액공급이 증가하기 때문에 신체
조직에 필요한 충분한 산소와 영양분 공급이 가능해집니다. 달리기나
운동으로 숨이 차면 우리 근육에는 산소와 영양분이 더 필요하기 때문
에 심장박동이 빨라지고, 각 신체기관에 필요한 혈액을 빠르게 전달하
게 됩니다.

　　그러나 심장박동이 빠르고 빈번한 것만으로 혈관이 건강하다고 할

수는 없습니다. 대표적인 심장 질환인 부정맥은 분당 60회 이하로 뛰는 상태가 지속하는 서맥, 별다른 육체적 활동이 없는 상태에서 100회 이상 뛰는 빈맥, 맥을 만져볼 때마다 고르지 않거나 심전도 검사 시 박동의 규칙성이 없는 상태가 반복되는 불규칙맥(부정맥)으로 구분할 수 있습니다. 부정맥은 숨이 차고 어지러운 증상을 보이고 가슴이 쿵쾅거리는 느낌을 받기도 합니다.

안정 상태에서 우리의 정상 심장박동은 분당 100회 미만이어야 하며, 꼭 부정맥이 있는 경우가 아니더라도 갑상선 기능 항진증 등이 있으면 심장박동이 빨라질 수 있습니다. 또 빈혈이 있는 경우 정상인보다 혈액 내 산소와 영양분이 부족하기 때문에 이를 보충하기 위해 심장박동 수가 빨라지면서 혈액 공급량을 늘리려는 보상 작용이 일어납니다. 심장박동을 관장하는 자율신경계에 문제가 생겨 심장박동이 빨라지기도 합니다.

따라서 심장이 빨리 뛴다고 절대 심장이 건강한 것은 아닙니다. 오히려 정상 범위 내에서 규칙적으로 뛸 때 건강한 심장이라고 할 수 있습니다. 일시적으로 심장박동이 빨라지거나 느려지는 것은 심장에 부담이 가지 않는 일이지만, 심장박동이 빠른 상태가 쭉 지속된다면 심장이 지치고 무리하게 되면서 심부전과 같은 심장 질환을 초래할 수 있습니다.

관리를 안 하면
합병증이 생기나요?

제대로 관리하지 않으면 언제든 무서운 합병증이 뒤따를 수 있는 것이 혈관과 심장 관련 질환입니다. 합병증이란 말 그대로 어떤 질병에 관련해 다른 질병이 생기는 것을 말합니다. 가령 당뇨병을 제대로 관리하지 않아서 망막혈관에 생기는 당뇨병성 망막증이나 신증 등이 합병증에 해당합니다. 여러 번 설명했듯이 혈관 건강과 관련된 뿌리 질환인 비만, 당뇨, 고혈압, 고지혈증부터 예방하고 치료해야 합니다.

비만을 제대로 관리하지 않으면 당뇨병 및 고지혈증이 생길 가능성이 커지고, 비만으로 인한 성 기능 장애, 관절염, 심혈관계 질환의 발병 위험도 커집니다. 또 비만으로 담석증이 생길 수 있으며 일부의 경우 암이 발병할 수도 있습니다. 고혈압을 관리하지 않고 방치할 경우 뇌출혈의 위험성이 7배나 높아지는데요. 뇌졸중, 뇌경색 등 각종 뇌혈관 질환이 생길 위험이 커집니다. 또 심장근육에 무리가 생기면서 심부전이 올 가능성도 커집니다. 고혈압 환자의 심부전 발병률은 일반인에 비해 4배나 높은 것으로 보고되고 있습니다.

고혈압은 신장의 모세혈관도 손상시키면서 신장의 노폐물 여과능력을 떨어뜨리고, 만성신부전으로 나아갈 수 있습니다. 또 고혈압으로 인해 망막에 있는 많은 모세혈관에 모세 동맥경화가 일어나면서 혈관이 좁아지고, 그로 인해 고혈압성 망막증이 생길 수 있습니다. 여기에 증상이 심해지면 출혈을 일으켜 망막의 기능이 상실되고 실명에까지 이를 수 있습니다. 또 고혈압은 동맥의 탄력성을 떨어뜨리고, 동맥벽 내면에 기름기가 끼고, 이상 조직이 증식해 동맥벽의 폭이 좁아지는 동맥경화를 유발할 수 있습니다.

이렇게 생긴 동맥경화로 인한 심혈관 합병증으로는 심혈관이 점차 좁아지면서 심근조직에 충분한 혈액이 공급되지 못하고, 운동을 하거나 스트레스를 받는 상황에서 왼쪽 가슴에 통증을 느끼는 협심증이 발생할 수 있습니다. 또 혈관 내의 동맥경화반이 터지면서 심혈관이 갑작스럽게 막혀 혈액 공급이 되지 않아 심근조직이 죽는 심근경색이 생길 수도 있습니다.

마지막으로 당뇨병은 신체의 여러 부분에 영향을 미치는 심각한 장기적 합병증을 초래할 수 있습니다. 당뇨병의 합병증은 크게 혈관 합병증과 비혈관 합병증으로 나뉘며, 혈관 합병증은 다시 미세혈관 합병증과 대혈관 합병증으로 구분됩니다.

미세혈관 합병증으로는 시력 감퇴 및 때로는 실명을 초래할 수 있는 당뇨병망막병증, 그리고, 신장에 문제를 일으키는 당뇨병신장 질환,

다리와 발에서 느껴지는 통증, 작열통, 무감각 등을 일으키는 당뇨병신경증 등이 있습니다. 대혈관 합병증으로는 관상동맥 질환과 뇌졸중, 말초동맥 질환 등이 있습니다. 또 당뇨병 환자는 흔히 발 질환이 발생하며, 당뇨병 발 질환이 있으면 발에 궤양이 생기고 심한 경우 발을 절단할 수 있습니다.

054

동맥경화로 인한
합병증이 궁금합니다

우리 몸에 있는 모든 조직과 장기는 동맥으로 혈액을 공급받아 기능이 유지됩니다. 혈액 속에는 조직과 장기에 필요한 영양과 산소가 포함되어 있습니다. 정상적인 동맥의 내면은 부드럽고 매끈해 혈액이 잘 지나갈 수 있습니다. 하지만 고령, 당뇨, 고혈압, 고지혈증 등에 의해 동맥 내벽이 좁아지고 두꺼워지는데 이를 동맥경화라고 합니다. 수도관이 오래되면 찌꺼기로 인해 관이 좁아지는 것과 같은 이치로 이해하면 됩니다.

이러한 동맥경화가 진행되면 동맥 본연의 임무인 혈액 운반 기능을 잃게 되어 혈관이 담당하는 조직과 장기에 대한 영양 및 산소 공급이 부족해집니다. 동맥경화는 수년에서 수십 년에 걸쳐 매우 느리게 진행되는 만성 질환으로 심혈관이 70% 이상 좁아지기 전까지는 증상이 없어 더욱 조심해야합니다.

동맥경화로 인해 한 번 혈관이 좁아지면 대부분 지속적으로 악화되기 때문에 혈관이 더욱 좁아지게 됩니다. 동맥경화가 호전되어 혈관이 넓어지는 경우는 드뭅니다. 동맥경화로 일단 70% 이상 혈관이 좁아져서 조직과 장기로의 혈액 공급이 부족해지면 휴식을 취할 때는 증상이 없지만 운동, 스트레스, 과식 등 심장이 일을 많이 해야 하는 경우 왼쪽 가슴에 쥐어짜는 통증이 생깁니다. 심근조직에 산소가 부족해서 생기는 증상으로 이것이 바로 협심증입니다.

협심증의 증상은 개인마다 약간 다르게 나타날 수 있지만 특징적으로 운동 시 악화되고 휴식 시 호전됩니다. 이러한 상태는 몇 주에서 몇 년 동안 지속될 수 있습니다. 더 심각한 합병증은 동맥경화가 진행된 혈관벽에 있는 동맥경화반이 터지면서 혈관이 몇 분 내에 갑자기 막히는 것입니다. 이 경우 혈관에 의해 영양과 산소를 공급받던 심근이 죽게 되는데 흔히 심장 발작이라고 하는 심근경색입니다.

심근경색은 휴식 시에도 가슴 통증이 있다는 점에서 협심증과 다릅니다. 또한 통증의 정도가 매우 심해서 이제까지 경험했던 통증 중 가장 아프게 느낄 수 있습니다. 심근경색이 생기면 심장이 제 기능을 하지 못하거나 멈춰 사망에 이르게 됩니다. 심근경색이 생기기 직전 동맥경화로 인한 증상이 없는 경우도 많습니다. 우리나라에서 심근경색은 건강한 성인에게 있어 갑작스러운 사망의 가장 큰 원인이기도 합니다.

동맥경화는 심전도나 일반적인 흉부 엑스레이, 피검사를 통해 조기에 발견하기 어렵습니다. 동맥경화를 진단할 수 있는 특수한 검사를 통해 진단이 가능하고 전문가와 상의해 검사법을 결정하는 것이 좋습니다.

혈관 건강이 두통과 연관이 있나요?

두통이 생기는 이유나 과정에 대해서는 아직 밝혀지지 않은 점이 많습니다. 다만 두통이 생기는 가장 직접적인 기전에 관해서는 가설이 존재합니다. 두피와 머리뼈에 존재하는 혈관에 분포하는 신경의 말단으로부터 혈관 작용성 펩타이드인 칼시토닌 유전자 관련 펩타이드(CGRP; Calcitoningene-Related Peptide)가 떨어져 나와서 혈관의 확장이나 혈장의 혈관 밖 수축이나 염증으로 인해 두통이 생기는 것이라는 가설입니다.

국제두통학회의 정의에 따르면 두통은 크게 원발두통(Primary Headache)과 이차두통(Secondary Headache)으로 분류됩니다. 원발두통은 다른 증상 없이 두통 자체가 병인 경우고, 이차 두통은 턱관절 장애나 일자목 등 각종 근골격계 척추 질환으로 인해 유발되는 경우입니다. 그중 편두통은 긴장형두통, 군발두통과 함께 원발두통의 대표적인 형태로 신경계, 위장계 증상 그리고 자율신경 증상이 복합적으로 나타나는 질환입니다. 편두통은 말 그대로 '한쪽(편측) 머리의 통증'이지만 의학적으로는 강도, 빈도, 지속시간에 있어 다양한 정도로 나타나는 반복적인 두통을 가리킵니다.

두통는 대개 머리의 한쪽에서 시작해서 식욕 저하, 구역 또는 구토 등을 동반하며 일부 환자에서는 두통이 발생하기 전에 뚜렷한 감각 장애, 운동 장애, 기분 장애 등이 먼저 나타나기도 합니다. 편두통은 뇌혈관의 기능 이상으로 인해 발작적이며 주기적으로 나타나는데요. 심장이 뛰는 것과 같은 박동성두통으로 지속시간은 대개 4~72시간입니다. 두통의 정도는 가벼운 두통에서부터 아무것도 할 수 없는 정도로 강력한 두통까지 다양할 수 있습니다. 강한 두통을 느끼는 사람들 중에는 증상이 지속되는 동안 일상생활이 거의 힘들고, 제대로 걷기도 어려울 정도로 심한 통증을 느끼기도 합니다.

이런 두통을 유발하는 원인은 무수히 많습니다. 두통의 가장 흔한 원인은 감기처럼 열이 있는 경우, 정신적 스트레스를 많이 받는 경우입니다. 이 밖에 뇌종양, 뇌혈관 질환, 뇌염, 뇌막염 등 뇌 질환이 두통의 주요 원인이 되기도 합니다.

우리가 겪는 두통은 크게 전구 증상, 전조, 두통, 후구 증상과 같이 4단계로 구분합니다. 먼저 기분 변화나 목의 뻣뻣해짐, 오한 등의 전구 증상이 오고, 그다음 시각 왜곡이나 지각 이상이 나타나는 전조, 한쪽이 욱신욱신 쑤시거나 양측 모두 혹은 전체적으로 나타나는 두통, 그리고 두통이 해소된 기분이나 지적 수준의 저하, 중력 손상, 불안정감, 무기력함, 혼란스러움, 무뚝뚝함 등을 느끼는 후구 증상 단계로 나뉩니다. 다만 모두가 순차적으로 이 과정을 겪는 것은 아니고 이 중 일부 단계만을 거쳐 두통을 겪습니다.

두통이 나타나는 부위에 따라 원인이 다를 수 있습니다. 지속적인 두통이 있다면 그 원인부터 파악하는 것이 중요합니다. 몇몇 두통의 경우 치명적인 원인에 의한 것일 수 있기 때문입니다. 어지러움을 동반한 멍한 두통은 뇌졸중이 원인일 수 있고, 극심한 두통은 뇌졸중보다는 뇌출혈일 가능성이 큽니다. 뇌동맥류 파열에 의한 지주막하 출혈의 경우 난생 처음 경험하는 극심한 두통이 갑자기 발생하며 의식을 잃기까지도 합니다.

편두통 환자의 2/3 이상이 하나 이상의 유발 요인을 가지고 있으며, 전조가 나타나는 조짐편두통보다는 전구 단계 없이 곧바로 두통으로 이어지는 무조짐편두통 환자가 흔한 편입니다. 자주 편두통을 겪는 편두통 환자는 일반적으로 다른 사람보다 민감한 뇌, 민감한 신경, 민감한 혈관을 가지고 있습니다. 이는 유전적 원인이 많은 부분을 차지합니다. 이런 상태에서 특정 자극을 받으면 편두통 발작이 생깁니다. 삼차신경에서 주변 혈관으로 염증을 일으키는 다양한 화학물질이 분비되면서 신경 섬유에서 통증이 민감하게 느껴집니다.

군발두통은 시상하부와 삼차신경이 연결되는 경로를 통해 신경혈관계가 활성화되는 것이 원인으로 추정됩니다. 군발두통도 발생 기전은 편두통과 유사하지만 혈관의 확장과 이완을 동반하기 때문에 혈관성 두통으로 분류합니다. 두통의 일부 원인은 이렇게 혈관에 의한 것이기도 합니다. 그래서 처음에는 혈관이 박동성을 가지고 수축과 확장을

혈관력

반복하는 것이 편두통의 원인이라는 혈관 가설이 유력했지만, 이제는 앞서 말한 것처럼 삼차신경에서 어떤 원인에 의해 분비되는 CGRP에 의해 유발된다는 신경탓 이론(Neurogenic Theory)이 정설로 받아들여지고 있습니다. 즉 두통은 혈관 문제보다는 신경 문제에 의해 유발되는 측면이 강한 증상이자 질환입니다. 다만 모든 두통에 대해서 신중하게 접근해야 하며, 가급적 가까운 병의원을 찾아 정확한 원인을 진단해봐야 합니다.

혈관 건강이 안 좋으면
눈에 문제가 될 수 있나요?

혈관은 우리 몸 전체에 산소와 영양분을 전달하는 중요한 역할을 합니다. 특히 눈은 매우 민감한 기관으로 혈관 건강이 떨어지면 다양한 눈 건강 문제가 발생할 수 있습니다. 혈관 건강과 눈 건강 사이에는 밀접한 관련이 있습니다. 여러분이 가장 쉽게 떠올릴 수 있는 병으로는 당뇨로 인한 시력 상실이나 여러 가지 안과 질환이 있습니다. 당뇨가 심해지면 눈에 여러 가지 문제를 일으키고 심지어 실명까지 초래할 수 있습니다. 물론 당뇨 환자 대부분은 사소한 눈 질환에 그치므로 크게 걱정할 필요는 없습니다.

눈의 구조를 이해하면 혈관 질환이 왜 눈 질환에 큰 영향을 미치는지 쉽게 이해할 수 있습니다. 눈은 튼튼한 막으로 둘러싸인 공과 같은 구조를 하고 있습니다. 앞부분에 위치한 투명하게 휘어진 부위인 각막은 눈을 보호하는 동시에 빛에 초점을 맞추는 역할을 합니다. 각막을 통과한 빛은 전방(방수라는 투명한 액체가 채우고 있음)에 이어 동공(홍채의 가운데 구멍)을 지나 빛을 초점으로 모아주는 수정체를 통과합니다. 마지막으로 투명한 젤(유리체)로 채워진 공간을 지나 눈의 뒷부분인 망막에 도달합니다. 망막은 사진기의 필름처럼 영상을 저장할 뿐 아니라, 전기 신호로 바꿔 뇌로 전달됩니다. 망막 중에서 가장 섬세하게 시력을 조절하는 부위가 황반이고 망막혈관, 특히 망막모세혈관은 황반의 영양을 공급합니다.

신경과 망막에는 혈액과 산소를 운반하는 혈관이 풍부하게 분포하고 있습니다. 이러한 혈관 분포는 맥락막(망막과 공막이라 부르는 눈의 외부 흰색층 사이에 있는 혈관층)에서 뻗어 나옵니다. 중앙 망막 동맥(망막의 다른 주요 혈액 공급원)이 시신경 근처 망막에 연결되어 망막 안에서 갈라집니다. 혈액은 망막에서 중앙 망막 정맥의 분지로 배출됩니다. 또 중앙 망막 정맥은 시신경 내에서 눈 밖으로 연결되어 있습니다. 이렇게 우리 눈은 무수한 혈관이 촘촘하게 배열되어 영양분과 노폐물을 순환시킵니다. 따라서 혈관 건강에 문제가 생기면 가장 먼저 타격을 입는 신체 부위 가운데 하나가 눈입니다.

가령 당뇨가 있을 때 눈과 시력에 여러 가지 문제를 일으킵니다. 시력이 자주 변하거나, 젊은 나이에 백내장이 생기기도 하고, 시신경 침범으로 시력 저하가 오거나, 눈 움직임을 조절하는 근육의 일시적 마비로 물체가 2개로 겹쳐 보일 수 있습니다. 그중 눈에 생기는 당뇨 합병증 중 가장 문제가 되는 것이 바로 당뇨망막병증입니다.

당뇨망막병증은 당뇨로 인해 생기는 망막 질환이며 비증식성과 증식성으로 나뉩니다. 대부분의 당뇨망막병증은 비증식성으로, 망막모세혈관이 작은 풍선처럼 커져 꽈리모양으로 변형됩니다. 점점 망막혈관 폐쇄가 심해집니다. 대개 비증식성은 실명을 초래하지는 않습니다. 하지만 모세혈관벽이 약해져서 물이 새어 나가게 되면 황반이 부어 시력 장애를 초래할 수 있습니다. 대개 비증식성은 치료가 필요 없지만 황반부종이 생긴 경우 꼭 치료해야 합니다.

일부 당뇨 환자의 경우 망막병증은 수년 후에는 더욱 심한 형태인 증식성 당뇨망막병증으로 진행할 수 있습니다. 증식성은 망막혈관이 폐쇄 및 손상됨에 따라 신생혈관이 망막에서 유리체를 향해 자라는 경우입니다. 신생혈관은 약해서 쉽게 터지고 혈액이 누출되어 출혈이 시력을 가리게 되는데요. 이를 유리체 출혈이라고 합니다. 또 신생혈관은 섬유조직과 함께 자라며, 섬유조직이 수축해 잡아당겨지면 망막이 구겨지거나 떨어져 망막박리를 일으키기도 합니다.

또 홍채에도 신생혈관이 생길 수 있는데요. 심각한 녹내장의 원인이 됩니다. 이미 심각한 망막 손상이 진행되어 있어도 시력 변화를 느끼지 못할 수 있습니다. 비증식성 당뇨망막병증의 경우 환자 대부분은 증상을 못 느끼지만, 증식성에서도 치료하기에 이미 늦은 지경까지 본인이 모르고 지내는 경우가 있습니다.

당뇨를 오래 앓았다면 망막병증이 생길 확률이 높습니다. 1형 당뇨환자의 대부분은 결국 비증식성 당뇨망막병증이 생기며, 2형 당뇨도 마찬가지입니다. 하지만 실명을 초래할 수 있는 증식성 당뇨망막병증은 매우 드물게 나타납니다. 혈당을 정상으로 유지하는 경우에는 망막병증이 거의 생기지 않습니다. 또 당뇨 환자에게서는 녹내장, 백내장도

혈관력

다른 사람에 비해 많이 발병합니다.

또 혈액에 지방이 많으면 눈 건강에도 악영향을 미칩니다. 눈의 검은자 가장자리에 흰색 띠 모양이 있다면 혈관 건강을 확인해보는 것이 좋습니다. 고혈압 역시 눈의 망막에 영향을 미칠 수 있습니다. 고혈압이 진행되면 눈의 망막혈관에도 변화가 초래되어 망막의 출혈, 삼출액, 유두부종 등이 나타나고 시력이 감소하게 됩니다. 이를 고혈압망막병증이라고 부릅니다.

또 안과 질환이 중대한 심뇌혈관 질환을 예견하는 경우도 있습니다. 연구에 따르면 망막동맥폐쇄 환자 10명 가운데 1명은 1년 이내에 뇌경색이 발생하는 것으로 나타났습니다. 분당서울대학교병원 한문구 신경과 교수와 우세준 안과 교수 연구팀은 최근 국내 최초로 망막혈관 폐쇄의 병인과 그에 따른 뇌경색 및 혈관 질환의 발생을 추적·조사한 연구를 실시했습니다. '눈 중풍'이라고 불리는 망막동맥폐쇄는 여러 가지 원인에 의해 망막혈관이 막히거나 파열되어 시력 감소를 초래하는 질환으로, 가장 많은 원인은 고혈압이며 이 밖에 동맥경화, 당뇨병 혈액 질환 등에 의해 발생하는 것으로 알려져 있습니다.

급격한 시력 저하를 겪는 환자는 높은 비율로 고혈압, 당뇨, 고지혈증, 심장 질환 등의 뇌졸중 위험인자를 가진 경우가 많으므로 뇌혈관 건강에 적신호가 켜진 것으로 의심해볼 필요가 있습니다. 실제로 뇌경색 발생이 시력 소실과 동시에 나타나기도 하고, 망막동맥폐쇄 환자의 뇌경색 발생이 뇌경색 환자의 뇌경색 재발률과 거의 비슷하다는 보고도 있습니다. 국내의 경우 망막중심동맥폐쇄로 인한 시력 소실 발병률은 매년 인구 10만 명당 2명꼴이며, 나이가 많을수록 증가해 80세 이상에서는 매년 인구 1만 명당 1명으로 알려져 있습니다.

연구팀은 2003년 9월부터 2013년 6월 사이 급성망막동맥폐쇄로 분당서울대학교병원에 내원한 환자들 가운데 MRI 및 MRA 등을 포함한 영상검사와 혈관성 위험인자 검사를 시행한 151명을 대상으로 연구를 진행합니다. 분석 결과 151명 중 87명(58%)이 고혈압을, 35명(23%)이 당뇨병을, 35명(23%)이 고지혈증을 앓고 있는 것으로 나타났으며, 망막동맥폐쇄가 발생하기 전에 16명의 환자(10.6%)가 이미 뇌졸중과 일시적인 허혈 발작을 경험한 것으로 확인되었습니다.

즉 망막동맥폐쇄 환자는 뇌경색과 동일한 위험인자를 갖고 있다고 볼 수 있습니다. 갑작스러운 시력 소실이 망막동맥폐쇄에 의해 발생한 경우 10명 중 1명 비율로 뇌경색이 발생하며, 대부분 망막동맥폐쇄 발생 1개월 이내에 뇌경색이 발생하는 것으로 조사되었습니다. 따라서 갑작스럽게 한쪽 눈의 시력이 소실되었다면 조기에 망막동맥폐쇄를 빨리 진단하고 원인을 조사해야 합니다. 조기치료를 하는 것이 뇌경색 발생 위험성을 줄이는 길입니다.

최근 5년간 망막혈관폐쇄증은 24% 급증했습니다. 언젠가부터 한쪽 눈이 침침해졌다면 망막혈관폐쇄증을 의심해봐야 합니다. 만약 자신에게 고혈압, 당뇨, 고지혈증, 동맥경화 등 전신 질환이 있고 50대 이상이라면 단순히 노안이 아닌 망막혈관폐쇄증일 수 있습니다.

망막혈관폐쇄증은 어느 위치, 어느 혈관에 이상이 생겼는지에 따라 종류를 나눌 수 있습니다. 망막의 중심에 있는 혈관인지, 주변에 있는 혈관인지, 심장에서 망막으로 혈액을 운반하는 동맥인지, 망막에서 심장으로 혈액을 운반하는 정맥인지에 따라 치료법도 달라집니다. 가

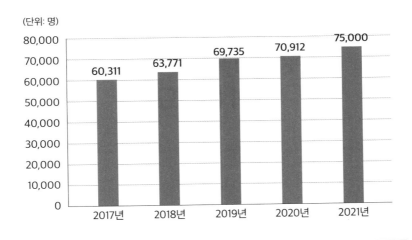

(단위: 명)

자료: 건강보험심사평가원

장 위험한 유형은 망막 내 중심동맥이 막히는 망막중심동맥폐쇄증입니다. 발생 직후 2시간 안에 치료하지 않으면 실명에 이를 수 있는 응급 안과 질환입니다. 폐쇄 정도에 따라 초기 자각 증상이 없을 수 있다는 점에서 무서운 병에 속합니다. 시야 흐려짐, 좁아짐, 비문증 등이 생길 수 있지만 전조증상이나 통증 없이 바로 급격한 시력 저하가 나타날 수도 있습니다. 또 망막은 한 번 막히거나 손상되면 이전의 기능으로 온전하게 되돌리기 어렵습니다. 그렇기 때문에 예방과 조기 발견, 빠른 치료가 무엇보다 중요합니다.

망막혈관폐쇄증의 발병 원인은 정확히 밝혀지진 않았지만 고혈압, 고지혈증, 당뇨, 심장 질환 등 혈액순환을 방해하는 대사증후군이 위험 인자로 꼽힙니다.

057

무조건 약물치료를
해야 하나요?

혈관 건강이 좋지 않은 상태라면 약물 처방을 신중하게 고려해봐야 합니다. 다양한 혈관 질환이 있으므로 여기서는 고혈압을 예로 들어 설명해보겠습니다. 고혈압으로 진단되었다면 신속한 치료가 필요합니다. 고혈압을 치료하지 않으면 심장 질환, 신부전 또는 이른 나이에 뇌졸중 발병 위험이 빠르게 증가하기 때문입니다. 고혈압은 뇌졸중 발생을 초래하는 최고의 위험 인자 가운데 하나입니다. 심장마비를 막기 위해 개인이 스스로 노력할 수 있는 건강 문제가 고혈압의 치료입니다. 고혈압만 고쳐도 다른 질병으로의 진행이나 심장마비 가능성을 크게 줄일 수 있습니다.

만약 고혈압을 진단받았다면 혈압을 낮추는 약물을 복용하는 것이 원칙입니다. 물론 경우에 따라서는 식습관, 운동, 생활습관 개선으로도 혈압을 낮출 수 있으니 이런 노력 역시 게을리 해서는 안 될 것입니다. 이차성 고혈압은 치료하기가 극히 어렵지만 다른 합병증이 생기지 않도록 조절하는 일은 얼마든지 가능합니다. 혈압 상승이나 1단계 또는 2단계 고혈압이 있는 모든 사람은 생활습관부터 개선해야 합니다. 약물 처방을 결정할 때는 실제 혈압 수치 및 죽상경화성 심혈관 질환 여부나 향후 10년간 이 질환이 발생할 위험이 10%를 초과하는지 등의 여부를 세심하게 살펴서 진행해야 합니다. 따라서 이는 전문의와의 상의가 반드시 필요합니다.

만약 고혈압이 생겼다면 그때부터는 가정에서도 자신의 혈압을 꾸준히 모니터링해야 합니다. 항고혈압 치료의 목표는 환자의 혈압을 130/80mmHg 미만으로 낮추는 것입니다. 그러나 고혈압 환자가 갑자기 혈압을 130/80mmHg 미만으로 낮추면 실신, 어지러움, 기억 상실, 현기증 같은 증상이 나타날 수도 있습니다. 처음부터 목표 혈압을 급격하게 낮추기보다는 좀 더 높은 혈압 목표, 140/90mmHg 이하를 목표로 두고 약물과 생활습관 관리를 진행하는 것이 좋습니다. 심장 질환의 위험이 큰 환자라면, 이보다 낮은 수축기 혈압을 제시할 수도 있습니다.

고혈압이 있는 과체중 환자라면 체중을 줄여나가야 합니다. 체중을 4.5kg 정도만 줄여도 혈압이 눈에 띄게 낮아지는 것이 가능합니다. 비만이거나 당뇨병이 있거나 콜레스테롤 수치가 높은 사람은 심장 및 혈관 질환 위험을 줄이기 위해 식이요법(과일, 채소, 저지방 유제품, 포화지방과 지방 함량이 낮은 식사)을 실천해야 합니다. 또 흡연자라면 반드시 금연해야 합니다. 술을 먹는 사람이라면 절주하거나 술을 끊어야 합니다.

증상이 심하지 않다면 약물 사용을 하지 않을 수도 있습니다. 칼슘, 마그네슘, 칼륨 등의 필수 영양소를 꾸준히 섭취하면서 술과 소금 섭취를 크게 줄인다면 약물요법 없이 혈압을 낮출 수도 있습니다. 이를 위해서는 남성의 경우 하루 2잔 이하의 술을 먹도록 해야 하고, 여성의 경우 1잔 이하로 줄여야 합니다. 또 염화나트륨(소금) 섭취량을 6g 미만으로 줄여야 합니다.

고혈압을 치료하기 위해서는 반드시 유산소 운동을 실천해야 합니다. 단 혈압이 높은 것을 감안해 운동량을 세심하게 조절해야 합니다. 가능하다면 전문의나 전문 트레이너의 지도를 받는 것이 바람직합니다. 일차성 고혈압이 있는 사람은 혈압을 조절할 수 있다면 신체활동을 줄이지 않아도 됩니다. 규칙적인 운동은 혈압과 체중을 줄이고, 심장 기능을 전반적으로 높여주는 최고의 방법입니다.

또 의사의 진단에 따라 약물 사용을 진행해야 합니다. 고혈압 약물을 항고혈압제라고 부릅니다. 시판 중인 항고혈압제를 사용해 거의 모든 사람의 고혈압을 조절할 수 있습니다. 그러나 언제나 전문의와 상의해 자신에게 맞는 맞춤 치료를 받아야만 합니다. 환자와 의사가 지속해서 협력하면서 면밀한 모니터링 아래 약물치료와 생활습관 개선을 병행해야 합니다.

여러 종류의 항고혈압제는 각기 다른 기전으로 혈압을 내리기 때문에 사람에 따라, 질병의 상태에 따라 다른 항고혈압제를 사용하는 치료 전략이 필요합니다. 의사는 어떤 사람에게는 다음과 같은 단계별 약물치료 방법을 사용합니다. 대개 항고혈압제 하나를 처방하고 그 제품이 효과가 없으면 복용을 중단하고, 다른 종류의 약물을 처방하는 방식으로 약물치료를 진행합니다. 혈압이 140/90mmHg 이상인 사람은 일반적으로 동시에 2개의 약물을 사용하는 치료를 할 수도 있습니다. 항고혈압제를 선택할 때는 환자의 연령, 성별과 민족, 고혈압의 중증도, 당뇨병 또는 혈중 콜레스테롤 수치가 높은 것과 같은 다른 질환의 존재, 약물마다 다른 부작용 발생 가능성, 특정 부작용을 확인하기 위한 약물 및 검사 비용 등을 고려해 신중하게 접근해야 합니다. 74% 이상의 고혈압 환자들이 목표 혈압에 도달하기 위해 통상 두 가지 이상의 약물을 사용하는 것으로 보고되고 있습니다.

대부분의 경우 항고혈압제 복용에 문제가 생기지 않습니다. 그러나 항고혈압제가 부작용을 초래하기도 합니다. 부작용이 있다면 즉시 의사에게 문의해 복용량을 조절하거나 다른 약물로 대체해야 합니다. 일반적으로 항고혈압제는 혈압을 조절하기 위해 무기한으로 복용해야 합니다.

다른 병으로 인해 발병한 이차성 고혈압 치료에도 약물 사용은 필요합니다. 물론 최대한 고혈압의 원인부터 치료하는 것이 원칙입니다. 신장 질환을 치료하면 종종 혈압이 정상으로 회복되거나 최소한 혈압이 떨어질 수 있으므로 항고혈압제 치료의 효과가 커집니다. 신장으로 향하는 동맥이 좁아지는 경우 끝부분에 풍선이 달린 도관을 삽입하고 풍선을 팽창시켜서 동맥을 넓힐 수 있습니다(혈관성형술). 또는 신장에 혈액을 공급하는 동맥의 좁아진 부분을 우회할 수 있습니다. 그러한 수술을 통해 종종 고혈압이 치료되기도 합니다. 크롬친화세포종과 같이 고혈압을 유발하는 종양은 보통 외과 수술을 통해 제거할 수 있습니다.

때에 따라 고혈압 증상은 응급을 요하는 질병일 때도 있습니다. 고혈압성 응급의 경우 혈압을 즉시 낮춰야 합니다. 고혈압성 응급은 병원 중환자실에서 치료해야 합니다. 혈압을 즉시 내리는 데 사용되는 대부분의 약물(페놀도팜, 니트로프루시드, 니카르디핀, 라베탈롤)은 정맥주사로 투여합니다.

혈관 건강과 밀접한 연관이 있는 비만, 당뇨, 고지혈증도 약물 사용은 항상 신중하게 접근하되 절대 배타적으로 생각해서는 안 될 중요한 치료 전략 가운데 하나입니다.

살 빼면 콜레스테롤이
떨어지나요?

사람에 따라 살을 빼면 곧장 콜레스테롤 수치가 좋아지는 경우도 있습니다. 체중을 단 5%만 줄여도 중성지방 수치가 줄어들고, 혈압 수치도 눈에 띄게 줄 수 있습니다. 또 우리 몸에는 좋은 콜레스테롤이라고 불리는 HDL 콜레스테롤과 나쁜 콜레스테롤이라 불리는 LDL 콜레스테롤이 있는데요. 체중 감소를 통해 LDL 콜레스테롤 수치를 떨어뜨리는 효과를 기대할 수 있습니다. 단 HDL 콜레스테롤은 체중 감량을 하더라도 상대적으로 수치 교정이 어렵습니다.

　여러 연구나 조사를 종합하면 살을 빼는 것과 콜레스테롤 수치 감소 사이에는 큰 상관이 없는 것으로 나타납니다. 살을 뺀다고 해서 콜레스테롤 수치가 정비례해서 떨어지지 않는 사례가 많은 것입니다. 몸무게의 변화는 체수분, 근육량, 체지방 등과 같은 다양한 요인에 영향을 받기 때문에 꾸준한 운동과 건강한 식단 관리를 통해 건강하게 살을 뺐다면 콜레스테롤 수치도 함께 떨어뜨릴 수 있지만, 불건강한 체중 감량법을 사용해 단지 체중만을 뺐다면 그렇지 않을 수 있습니다. 불건강한 방법으로 체중을 빼면 콜레스테롤 수치가 떨어지지 않거나 오히려 증가할 수도 있습니다. 이처럼 살을 빼는 방법과 콜레스테롤을 떨어뜨리는 방법에는 다소 차이가 존재하지만, 건강한 다이어트를 통해 체중을 감량한다면 콜레스테롤 수치 감소를 기대할 수 있습니다.

반대로 체중 감소가 없이도 콜레스테롤 수치를 떨어뜨릴 수 있습니다. 미국에서 혈중 콜레스테롤의 수준을 낮추기 위해 체중을 줄일 필요가 없음을 보여주는 연구 결과가 나온 바 있습니다. 다만 이 연구는 콜레스테롤 수준을 낮추기 위해서 반드시 운동을 실천해야 한다는 사실을 한 번 더 강조하고 있습니다. 연구 결과를 보면 저강도 운동을 충분히 실천할 경우 고강도 운동을 했을 때와 같은 효과를 볼 수 있음을 확인할 수 있습니다. 미국 듀크대학교 연구진은 사상 처음으로 체중 감소 없이도 지속적인 운동으로 콜레스테롤을 낮출 수 있음을 입증했습니다. 콜레스테롤은 단백질 분자들에 붙어 혈액을 통해 운반되면서 체내 조직에 영양분을 공급하는 고에너지 지방의 일종입니다. 그러나 높은 수준의 콜레스테롤은 심장 질환을 일으키는 원인이 됩니다. 혈관 벽에 쌓여 혈액의 흐름을 방해하거나 저지할 수 있습니다.

듀크대학교 연구진은 비만이고, 앉아서 보내는 시간이 많고, 콜레스테롤이 높은 남녀가 일주일에 32km를 뛰는 것과 맞먹는 수준으로 고정자전거나 런닝머신을 이용해 8달 동안 꾸준히 운동할 경우 콜레스테롤 수치가 낮아진다는 사실을 확인합니다. 여전히 그대로 비만 체중

혈관력

임에도 콜레스테롤 수치가 줄어든 것입니다. 특히 연구 대상 가운데 일주일에 32km를 달린 대상자들의 콜레스테롤 수준은 60% 수준의 운동을 한 집단보다 훨씬 탁월한 수치 변화가 나타났습니다. 이 연구를 통해 콜레스테롤이 혈중 지방 감소와 상당히 연관이 있다는 사실이 다시 한번 확인되었습니다.

혈중 콜레스테롤 수치는 식습관뿐만 아니라, 몸에서 나쁜 콜레스테롤을 얼마나 빨리 만들어 저장하느냐에 달려 있습니다. 콜레스테롤 수치는 유전, 식습관, 체중, 신체활동과 운동, 나이와 성별, 음주, 스트레스, 질병과 약물 등 수없이 많은 요인에 의해 결정됩니다. 따라서 단지 체중만 줄여서는 콜레스테롤 수치 변화를 기대하기 어려운 것입니다. 다른 요인을 함께 긍정적으로 개선시켜야 콜레스테롤 수치 변화를 기대할 수 있습니다. 특히 앞선 연구에서 확인했듯이 고강도 운동은 콜레스테롤 수치 변화를 가져오는 가장 강력한 변인이라고 할 수 있습니다.

규칙적으로 운동을 하면 지질 대사를 촉진해 열량을 소비하게 되는데, 이는 지단백의 소비를 촉진해 콜레스테롤 수치를 낮추는 효과를 가져옵니다. 운동은 한 번에 몰아서 하기보다는 매일 규칙적으로 실시하는 것이 좋습니다. 콜레스테롤 수치 개선을 위해서는 힘을 쓰는 근력 운동보다는 빨리 걷거나 가볍게 뛰거나, 등산을 하는 등 산소를 많이 소비하는 유산소 운동이 적합합니다. 유산소 운동능력을 심폐지구력이라고도 부르는데요. 심장과 폐가 지속적인 운동에 견딜 수 있는 능력을 말합니다. 꾸준한 유산소 운동 실천으로 심폐지구력을 향상시킨다면 심장과 혈관의 건강을 개선하고 유지할 수 있습니다.

혈중 총콜레스테롤을 낮추고, 좋은 콜레스테롤인 HDL 콜레스테롤 수치를 높이기 위해 금연과 절주, 정상 체중 유지, 복부비만 탈출, 신선한 과일과 채소 섭취하기, 오메가3가 풍부한 생선 자주 섭취하기, 싱겁게 먹기, 매일 30분 이상 유산소 운동 실천하기 등을 종합적으로 실천해야 합니다. 단 콜레스테롤은 음식으로 섭취하지 않아도 몸에서 저절로 생성되는데요. 지나치게 채식 위주의 식단과 급격한 절식이나 단식 등으로 콜레스테롤 섭취가 부족해지면, 체내에 필요한 콜레스테롤을 몸이 보다 많이 생성하기 때문에 오히려 콜레스테롤 수치가 높아질 수 있습니다. 따라서 급격한 식습관 변화를 가져오기보다는 필요한 칼로리와 영양소를 충분히 섭취하면서 운동을 통해 노력하는 것이 바람직합니다.

특히 체중 감량을 위해 자주 도전하는 저탄수화물·고지방 식사는 콜레스테롤 수치를 악화시키는 원인이 될 수 있습니다. 저탄수화물·고지방 식사를 오래 유지하면 포화지방을 과다하게 섭취하게 되면서 LDL 콜레스테롤 수치가 증가할 수 있습니다. 이로 인해 심혈관 질환의 발생 위험이 높아질 수 있습니다. 극단적인 고지방식은 미량 영양소의 불균형과 섬유소 섭취 감소를 초래할 수 있습니다. 지나치게 탄수화물 섭취를 줄이면 뇌로 가는 포도당이 줄면서 집중력이 떨어지거나 뇌 기능에 문제가 생길 수 있습니다.

심폐소생술 방법을
알고 싶어요

심폐소생술을 숙달해두면 소중한 가족과 타인의 생명을 구할 수 있습니다. 심폐소생술 사용으로 인해 문제가 생기더라도 절대로 처벌되지 않기 때문에 응급을 요하는 상황이라는 판단이 선다면 지체하지 말고 실천하는 것이 중요합니다.

먼저 1단계입니다. 환자가 발생했다면 현장의 안전 상태를 확인한 뒤에 환자에게 다가가 어깨를 가볍게 두드립니다. 그리고 큰 목소리로 "여보세요, 괜찮으세요?"라고 물어봅니다. 의식이 있다면 환자는 대답을 하거나 움직이거나 신음을 내는 것과 같은 반응을 나타낼 것입니다. 만약 반응이 없다면 심정지의 가능성이 크다고 판단할 수 있습니다.

2단계는 119 신고입니다. 반응이 없다면 즉시 큰소리로 주변 사람에게 119 신고를 요청해야 합니다. 주변에 아무도 없는 경우 직접

119에 신고하기 바랍니다. 만약 주위에 심장충격기(자동제세동기)가 비치되어 있다면 즉시 가져와 사용하기 바랍니다.

3단계는 호흡 확인입니다. 쓰러진 환자의 얼굴과 가슴을 10초 이내로 관찰해 호흡이 있는지를 확인합니다. 환자의 호흡이 없거나 비정상적이라면 심정지가 발생한 것으로 판단할 수 있습니다. 일반인은 비정상적인 호흡 상태를 정확히 평가하기 어렵기 때문에 응급의료 전화상담원의 도움을 받는 것이 바람직합니다.

4단계는 가슴 압박입니다. 이제 30회 가슴 압박을 실시합니다. 환자를 단단하고 평평한 곳에 등을 대고 눕힌 뒤에 가슴뼈(흉골) 아래쪽 절반 부위에 깍지를 낀 두 손의 손바닥 뒤꿈치를 댑니다. 손가락이 가슴에 닿지 않도록 주의하면서, 양팔을 쭉 편 상태로 체중을 실어서 환자의 몸과 수직이 되도록 가슴을 압박합니다. 압박된 가슴은 완전히 이완되도록 합니다. 가슴 압박은 분당 100~120회의 속도와 약 5cm 깊이(소아 4~5cm)로 강하고 빠르게 시행합니다. 수를 세어가면서 규칙적으로 시행하며 압박된 가슴은 완전히 이완되도록 합니다.

5단계 인공호흡입니다. 환자의 머리를 젖히고, 턱을 들어올려 기도를 개방합니다. 머리를 젖혔던 손의 엄지와 검지로 환자의 코를 잡아서 막고, 입을 크게 벌려 환자의 입을 완전히 막은 후 가슴이 올라올 정도로 1초에 걸쳐서 숨을 불어넣습니다. 숨을 불어넣을 때는 환자의 가슴이 부풀어 오르는지 눈으로 확인합니다. 숨을 불어넣은 후에는 입을 떼고 코도 놓아주어서 공기가 배출되도록 합니다. 인공호흡 방법을 모르거나 꺼려지는 경우라면 인공호흡을 제외하고 계속 가슴 압박을 실시합니다.

6단계는 가슴 압박과 인공호흡의 반복입니다. 30회 가슴 압박과 2회 인공호흡을 119 구급대원이 현장에 도착할 때까지 반복해서 시행합니다. 다른 구조자가 있다면 한 구조자는 가슴 압박을 시행하고 다른 구조자는 인공호흡을 맡아서 시행합니다. 심폐소생술 5주기(가슴 압박과 인공호흡 각각 5회)를 시행한 뒤에 서로 역할을 교대합니다.

7단계, 만약 가슴 압박 소생술을 시행하던 중에 환자가 소리를 내거나 움직이면 호흡도 회복되었는지 확인합니다. 호흡이 회복되었다면 환자를 옆으로 돌려 눕혀 기도(숨길)가 막히는 것을 예방합니다. 이후 환자의 반응과 호흡을 관찰해야 합니다. 환자의 반응과 정상적인 호흡이 없어진다면 심정지가 재발한 것이므로 신속히 가슴 압박과 인공호흡을 다시 시작합니다.

060

물을 얼마나
마셔야 할까요?

하루에 물 2리터를 마셔야 한다는 주장은 사실 70년 전 미국의 연구에서 나온 내용을 잘못 해석한 결과입니다. 실제로 우리 몸이 하루에 필요로 하는 수분 섭취량은 약 2.5리터지만 이를 꼭 물로 섭취할 필요는 없습니다. 우리가 매일 먹는 음식에도 충분한 수분이 포함되어 있기 때문입니다. 또 사람마다 체중과 연령이 다르기 때문에 하루에 마셔야 하는 물의 양이 다를 수 있습니다. 예를 들어 2020년 한국영양학회 연구에 따르면 남성의 경우 청소년기부터 74세까지는 하루 900mL 이상, 여성의 경우 600~800mL 정도의 물을 섭취하면 충분하다고 분석했습니다. 특정 질환을 가진 사람, 예를 들어 간경화, 신부전증, 심부전증 등의 질환을 가진 사람은 과도한 수분 섭취가 오히려 복수, 폐부종, 전신 부종과 같은 합병증을 일으킬 수 있습니다.

물 섭취량은 개인의 상태와 필요에 따라 달라져야 합니다. 하루에 정해진 양의 물을 마셔야 한다는 것은 잘못된 주장입니다. 물을 마실 때는 본인의 몸 상태에 따라 적절한 양을 섭취하는 것이 가장 중요합니다. 영국 스코틀랜드에 위치한 애버딘대학교의 새로운 연구에 따르면 1인당 하루 권장되는 물 섭취량은 우리의 실제 필요량과 거의 일치하지 않는 것으로 밝혀졌다. 대부분의 사람에게 2리터에 해당하는 하루 8잔의 물은 과도하다는 연구 결과가 있습니다.

　　물이 없으면 인간은 며칠밖에 살 수 없지만 실제로 하루에 필요한 정확한 양은 객관적으로 측정하기 어렵습니다. 애버딘대학교 생물학과 존 스피크먼 교수는 "우리 모두가 8잔의 물(또는 하루에 약 2리터)을 마셔야 한다는 일반적인 제안은 대부분의 상황에서 대부분의 사람에게 아마도 너무 높을 것"이라고 말했습니다. 또한 "대부분의 음식에는 물도 포함되어 있기 때문에 이를 먹는 것만으로도 상당한 양의 물을 공급할 수 있다"고 설명했습니다.

나를 위협하는
혈관 질환들

이상지질혈증의 범위와
위험군은 무엇인가요?

흔히 고지혈증으로 잘 알려진 이상지질혈증은 혈액 속의 지질 또는 지방 성분이 많아진 상태로 혈액에 LDL 콜레스테롤, 중성지방, 총콜레스테롤이 증가했거나 HDL 콜레스테롤이 줄어든 상태를 말합니다. 중성지방이 높은 경우에도 이상지질혈증으로 판정될 수 있습니다. 이상지질혈증은 특별한 증상이 없기 때문에 정기적인 건강검진을 통해 관리하는 것이 중요합니다. 따라서 성인의 경우 1~2년마다 지질검사를 받는 것이 바람직합니다.

그렇다면 여기서 말하는 콜레스테롤이란 무엇일까요? 또 총콜레스테롤과 중성지방은 무엇일까요?

우선 콜레스테롤은 지질(지방질)의 한 종류입니다. 우리 몸의 기본 단위인 세포를 둘러싸는 세포막을 구성하고, 호르몬과 비타민D, 담즙을 만드는 데 사용되는 꼭 필요한 물질입니다. 다만 혈중 콜레스테롤이 필요 이상으로 증가한 채 계속 유지되는 것은 다양한 문제를 일으킬 수 있습니다. 콜레스테롤과 같은 지질은 혼자 이동하지 않고 단백질과 결합해 지단백이라는 형태로 운반됩니다. LDL 콜레스테롤은 간에서 만들어진 콜레스테롤을 우리 몸 곳곳에 운반하고, HDL 콜레스테롤은 세포에서 사용하고 남은 콜레스테롤을 거두어 간으로 운반합니다. 콜레스테롤의 75~80%는 간에서 자체적으로 만들어지고, 나머지 20~25%는 육류, 유제품 등의 음식 섭취를 통해 만들어집니다. 또 HDL 콜레스테롤은 혈액 내 남아 있는 콜레스테롤을 간으로 수거해 죽상동맥경화증을 예방하기 때문에 흔히 좋은 콜레스테롤이라고 부릅니다.

중성지방은 콜레스테롤과는 다른 지방 성분이며 우리 몸의 지방조직에 저장되어 있다가 필요할 때 에너지원으로 사용됩니다. 또 중성지방이 필요 이상으로 많아지면 피하지방이나 내장지방의 형태로 우리 몸에 저장됩니다.

마지막으로 총콜레스테롤은 LDL 콜레스테롤, HDL 콜레스테롤과 다른 콜레스테롤을 모두 포함한 것을 말합니다.

이상지질혈증을 진단하기 위해서는 혈액검사를 통해 총콜레스테롤, LDL 콜레스테롤, 중성지방, HDL 콜레스테롤 수치를 통합해서 확인해야 합니다. 정확한 진단을 위해서는 서로 다른 시점에 최소 2회 이상 검사를 시행하는 것이 바람직합니다. 또 이상지질혈증 진단을 위한 혈액검사는 공복 상태에서 시행해야 합니다. 12시간(적어도 9시간) 금식 후 혈액검사를 해야 합니다. 또 최소 3일간 술을 마시지 않은 상태에서 검사해야 합니다.

🜄 이상지질혈증 진단 기준

위험도	총콜레스테롤	LDL 콜레스테롤	중성지방	HDL 콜레스테롤
적정	<200	<100	<150	≥60 (높음)
정상		100~129		
경계	200~239	130~159	150~199	–
높음	≥240	160~189	200~499	<40 (낮음)
매우 높음		≥190	≥500	

* 해당 기준은 이상지질혈증을 일반적으로 진단하기 위한 수치이며 치료 시작점은 각 환자가 가진 위험요인을 고려해서 결정함

이상지질혈증은 보통 증상이 없으므로 치료가 필요한 사람을 찾아내려면 선별검사를 해야 합니다. LDL 콜레스테롤 농도는 공복 후 측정한 총콜레스테롤, 중성지방, HDL 콜레스테롤 농도로 추정할 수 있습니다. 프리데발트(Friedewald) 공식에 따르면 'LDL 콜레스테롤=총콜레스테롤 – HDL 콜레스테롤 – (중성지방/5)'입니다. 하지만 중성지방 농도가 400mg/dL를 넘으면 계산 값의 정확도가 낮아지므로 되도록 LDL 콜레스테롤을 직접 측정해야 합니다.

지질검사 항목 중 중성지방과 LDL 콜레스테롤 값을 계산하려면 혈액 채취 전에 반드시 12시간 이상 금식해야 합니다. 12시간 금식이 어렵더라도 최소 9시간 이상은 금식해야 합니다. 이때는 12시간 금식한 경우에 비해 LDL 콜레스테롤 계산치가 약 2~4% 낮게 나옵니다. 공복이 아닌 상태에서 혈청 지질을 검사한 경우 총콜레스테롤과 HDL 콜레스테롤 농도만 평가에 사용할 수 있습니다. 검사 결과 총콜레스테롤이

높으면 공복 후 다시 총콜레스테롤, 중성지방, HDL 콜레스테롤, LDL 콜레스테롤을 측정합니다.

일단 혈액검사에서 경계 이상의 수치가 나왔다면 위험군에 속할 수 있습니다. 일반적으로 나이가 들수록 콜레스테롤 수치가 증가하기 때문에 중년 이후부터는 각별히 주의해야 합니다. 가족력이 있다면 이 역시 조심해야 할 부분입니다. 이 밖에 식습관, 비만, 신체활동 부족, 흡연, 과음, 스트레스, 다른 질환과 같은 문제가 있다면 이상지질혈증이 발병하기 쉽습니다. 우선 지방 함량이 높은 식단이나 육류, 튀김류 등을 많이 섭취한다면 이상지질혈증에 걸리기 쉽습니다. 또 비만, 특히 내장지방이 많은 경우나 신체활동량이 부족한 사람도 유병률이 높습니다. 흡연을 하거나 과음이 잦은 사람에게도 생기기 쉽습니다. 심한 스트레스에 자주 노출되는 사람, 갑상선 기능 저하증, 신증후군, 간경변증, 당뇨병 등 다른 질환을 가진 사람에게도 이상지질혈증이 자주 나타나므로 주의해야 합니다.

2022년 한국지질동맥경화학회 자료에 따르면 이상지질혈증은 우리나라 20세 이상 성인 중 40.2%에서 나타날 정도로 흔한 질병입니다. 또 나이가 들수록 유병률도 함께 증가합니다. 남성은 전 연령대에서 약 47.4%가 이상지질혈증을 앓습니다. 반면 여성은 33%의 유병률을 보이는데요. 폐경기 전에는 남성보다 유병률이 낮지만 나이가 들면서 점점 유병률도 높아지다가 폐경 이후 유병률은 남성과 비슷하게 나타납니다.

혈청 지질 농도 분포는 성별과 연령에 따라 다르게 나타나고, 여성에서는 폐경 전후 차이가 현저하게 커집니다. 혈중 총콜레스테롤 농도

혈관력

는 남녀 모두 10~14세보다 15~19세에 약간 감소하다가 20세 이후 다시 증가합니다. 남녀를 비교하면 10대는 여성의 총콜레스테롤이 더 높고, 20대 초반에 교차해 30~40대는 남성의 총콜레스테롤 농도가 높지만, 50세 전후로 다시 한번 교차해 50대 중반 이후 오히려 여성의 총콜레스테롤 농도가 높아집니다. 여성에서 50세 전후 콜레스테롤이 높아지는 것은 폐경에 의한 호르몬 변화 때문입니다.

심혈관계 질환과 관련성이 높은 LDL 콜레스테롤 농도도 총콜레스테롤 농도와 유사한 분포를 나타냅니다. 남성의 LDL 콜레스테롤 농도는 20대 초반부터 빠르게 증가해 30~50대에 높은 수준을 유지하다가 이후 서서히 감소합니다. 반면 여성의 LDL 콜레스테롤 농도는 60세까지 증가하고 그 이후 감소합니다. 연령별 중성지방 농도는 성별 차이가 뚜렷합니다. 남성에서 중성지방 농도는 10세부터 40세까지 빠르게 증가해 40~60세에 높은 수준을 유지하다가 60세 이후에 서서히 감소합니다. 반면 여성은 30대까지 매우 낮게 유지되다가 40대 중반 이후에 증가하기 시작해 65세 이후에 가장 높은 수준에 도달합니다. 따라서 20~50대까지는 남성이 여성보다 중성지방 농도가 월등히 높지만, 60대 이후에는 오히려 여성의 중성지방 농도가 약간 더 높아지는 것으로 나타납니다.

심혈관계 질환 위험도를 낮추는 것으로 알려진 HDL 콜레스테롤 농도는 모든 연령층에서 여성이 남성보다 높습니다. 20~30대에는 여성의 HDL 콜레스테롤 농도가 남성보다 10mg/dL 가량 높지만 60대 이후에는 차이가 5mg/dL 이내로 줄어듭니다. 이 역시 호르몬 변화에 관련이 있습니다.

이상지질혈증의 연령표준화 유병률은 2007년부터 37% 내외를 유지하고 있습니다. 이상지질혈증의 세부 항목에 따라서 살펴보면, 고LDL 콜레스테롤혈증의 유병률은 20.4%, 고중성지방혈증의 유병률은 15.5%, 저HDL 콜레스테롤혈증의 유병률은 16.7%입니다. 이상지질혈증의 유병률은 동반 질환 유무에 따라 큰 차이가 있습니다. 당뇨병이 없는 사람의 이상지질혈증 유병률은 26%지만, 당뇨병이 있는 사람은 87.1%입니다. 고혈압이 없는 사람의 이상지질혈증 유병률은 27%지만, 고혈압이 있는 사람은 72.1%입니다. 또한 비만 정도와도 관련이 있는데요. 저체중, 정상제충, 과체중, 비만에 따른 유병률은 각각 10.5%, 26.2%, 44.0%, 55.4%입니다. 따라서 이상지질혈증의 예방과 치료를 위해서는 상기 질병과 기저 질환(당뇨, 고혈압, 비만)을 먼저 다스리는 것이 관건입니다.

062

이상지질혈증으로 인한
합병증엔 무엇이 있나요?

이상지질혈증이 생기면 죽상경화증이 생기거나 진행하며 이로 인해 심혈관 질환이 생기거나 악화됩니다. 결국 이상지질혈증은 심혈관 질환의 중요한 위험인자라고 볼 수 있습니다. 일반적으로 '이상지질혈증 →지질 농도 변화→죽상경화→심혈관 질환' 순으로 질병이 심해지는 과정을 거칩니다.

이상지질혈증은 혈액 속에 지질 또는 지방 성분이 과다하게 많이 함유된 상태를 가르킵니다. 콜레스테롤과 중성지방을 운반하는 지단백의 생합성 증가 또는 분해 감소로 인해 발생하는 질병입니다. 이상지질혈증의 진단 기준은 통상 총콜레스테롤 240mg/dL 이상, LDL 콜레스테롤 160mg/dL 이상, HDL 콜레스테롤 40mg/dL 미만, 중성지방 200mg/dL 이상이며 네 가지 기준 가운데 하나라도 이상이 있을 때 이

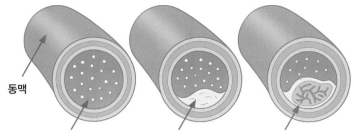

동맥

콜레스테롤 입자 ⟶ 콜레스테롤 침착 ⟶ 죽상경화반 형성

♦ 이상지질혈증을 방치하면 죽상경화증이 발생할 수 있다.

상지질혈증으로 판정합니다.

이상지질혈증은 원인에 따라 1차성과 2차성 분류합니다. 1차성은 주로 지방 위주의 식생활, 운동 부족, 유전적 요인으로 생기는 경우를 말하고, 2차성은 갑상선 기능 저하증, 신증후군, 임신, 약물 복용 등 다른 질병이 원인이 되어 나타나는 경우입니다.

그림에서 보는 것처럼 이상지질혈증을 계속 방치하면 혈관 안쪽 벽에 점점 콜레스테롤 등이 쌓이면서 혈관벽이 두꺼워지고, 염증 반응이 심화되면서 혈관이 점차 좁아지는 죽상(동맥)경화증이 발생할 수 있습니다.

죽상경화증은 오래된 수도관에 녹이 슬고 이물질이 끼면서 관의 직경이 점점 좁아지게 되는 것처럼, 혈관 가장 안쪽을 덮고 있는 내막에 콜레스테롤이 끼면서 내피세포의 증식이 일어나고 죽종이 형성되는 혈관 질환을 가리킵니다. 이 죽종의 내부는 죽처럼 묽은 상태지만 그 주변은 단단한 섬유성 막인 경화반이 둘러싸고 있는데요. 이 상태가 오래 지속되면 경화반이 불안정해지면서 결국 파열되고 혈관 내에 혈

혈관력

전이 만들어집니다. 또 죽종 안으로 출혈이 생길 경우 혈관 내부의 지름이 급격히 좁아지면서 혈관이 완전히 막히게 되고, 그로 인해 말초혈관 부위에서 혈액순환 장애가 생깁니다. 문제는 이렇게 만들어진 혈전이 혈관을 타고 떠돌다가 심장이나 뇌혈관을 막으면서 치명적인 응급 질환(심근경색, 심부전, 뇌경색, 뇌졸중 등)을 일으킬 수 있다는 점입니다.

죽상동맥경화증은 관상동맥 질환(협심증, 심근경색)과 뇌혈관 질환(뇌졸중)을 일으키는 주요 원인입니다. 동맥은 내막, 중막, 외막으로 구성되는데 동맥경화는 그중 가장 안쪽인 내막에 주로 나타납니다. 동맥경화는 내막의 내피세포가 손상되면서 시작되고 이상지질혈증, 당뇨병, 고혈압과 같은 질환으로 지속적인 자극을 받아 더욱 나빠집니다. 혈관 내피세포의 이상으로 산화 스트레스(유해산소가 급격히 증가해 인체에 나쁜 영향을 일으키는 현상)가 높아지는 것이 동맥경화 발생에 중요한 역할을 합니다. 혈관 내막의 내피세포가 손상되어 느슨해지면 LDL 콜레스테롤이 내피세포 아래에 쉽게 쌓여 산화되기 쉬운 상태가 됩니다. 산화된 LDL 콜레스테롤은 염증반응을 유발하고 플라크를 형성해 죽상동맥경화증 진행에 중요한 역할을 합니다.

죽상경화성 플라크가 점점 커지면 결국 한계에 도달해 플라크가 파괴되어 혈전이 형성되며 이로 인해 혈류가 급격히 줄어 불안정협심증, 심근경색, 사망을 초래합니다. LDL 콜레스테롤이 높게 유지되어 죽상경화성 플라크 부담이 커질수록 급성 죽상동맥경화성 관상동맥 질환이나 뇌혈관 질환(뇌졸중) 위험이 급격히 증가합니다. 죽상동맥경화증의 진행을 늦추려면 평생 건강한 생활습관을 지켜서 LDL 콜레스테롤을 낮게 유지하는 것이 중요합니다. 이미 LDL 콜레스테롤이 높은 상태라면 죽상동맥경화증이 생기지 않도록 하거나(1차 예방) 재발을 방지(2차 예방)하기 위해 LDL 콜레스테롤을 낮추는 치료를 적극적으로 받아야만 합니다.

동맥경화증은 주로 혈관 중간층에 퇴행성 변화가 생기면서 섬유화가 진행되고 혈관의 탄력성이 줄어드는 노화 현상의 일종에 해당합니다. 이로 인해 수축기 고혈압이 초래되어 심장근육이 두꺼워지는 심장비대 현상이 나타날 수 있습니다. 최근에는 죽상경화증과 동맥경화증을 혼합해 죽상동맥경화라고 통칭하기도 합니다. 이 죽상동맥경화증은 우리 혈관 어디서나 생길 수 있으며, 혈액순환 장애가 생겨 다양한 합병증을 유발할 수 있습니다.

이상지질혈증의 주요 합병증으로는 뇌혈관에 생기는 뇌경색, 일과성 뇌허혈증, 심혈관에 생기는 심근경색, 협심증, 심부전, 신장 부종 등 다양한 신장 질환과 팔이나 다리에 생기는 말초혈관 질환 등이 있습니다.

우선 뇌경색은 뇌혈관이 막히면서 뇌의 일부가 손상되는 질환을 말합니다. 목 부분에 있는 경동맥, 척추-기저동맥부터 우리 뇌 속에 존재하는 아주 작은 지름의 동맥까지 어떤 혈관이라도 막힐 수 있습니다. 이로 인해 혈관이 지배하던 부위의 뇌가 괴사하면서 장기적으로 증상이 남게 됩니다.

그다음 일과성 뇌허혈증은 혈전이 혈관을 막기 전에 저절로 녹아서 그 증상이 몇 분 또는 몇 시간 이내(24시간 이내)에 사라지는 것을 말합니다. 즉 마비되었던 팔다리가 금방 회복되며 잠시 말을 못하다가 다시 할 수 있게 되기도 합니다. 이러한 일시적인 뇌졸중 증세를 일과성 뇌허혈증, 일과성 허혈 발작이라고 부릅니다. 이런 증상이 나타났다면 지체하지 말고 병원을 찾아 그 원인을 찾아야 합니다.

　심근경색 중에서도 특히 급성 심근경색이 문제가 되는데요. 급성 심근경색은 심장의 근육에 혈액을 공급하는 관상동맥이 여러 원인(특히 혈전)으로 인해 갑자기 막히면서 심장에 산소가 제대로 공급되지 못해 심장근육이 괴사하는 질환입니다. 이는 응급에 해당하는 질환으로 전조 증상이나 주요 증상을 잘 숙지하고 있다가 초기에 신속하게 응급실을 찾아야 합니다.

　협심증은 관상동맥의 폐쇄나 협착으로 의해 심장근육에 충분히 혈액이 공급되지 못하면서 가슴 통증이 유발되는 질병입니다. 마치 가슴이 좁아진 듯이 조이고 뻐근한 통증이 발생하기 때문에 협심증이라고 지칭하게 되었습니다.

　심부전은 각종 심장 질환으로 인해 심장에 구조적 또는 기능적 이상이 생겨 심실의 혈액 충만 또는 박출에 문제가 생긴 상태를 가리킵니다. 좌심실의 충만 이상으로 인해 폐에 물이 차면 호흡곤란이 생기고 좌심실 박출 장애로 인해 피로, 쇠약감이 생길 수 있습니다. 이 역시 응급 상황을 유발할 수 있지만 대개 시간이 지나면 증상이 완화되기도 합니다. 아직 심부전의 원인을 정확하게 알지 못한다면 반드시 병원을 찾아 정확한 원인을 진단받아야 하며 최대한 빨리 치료나 약물 복용을 시작해야 합니다.

　신부전은 신장이 혈액에서 노폐물을 제거하고 몸 안의 수분량과 전해질 농도를 적절하게 유지하는 기능을 상실한 상태를 말합니다. 신장은 복부 뒤쪽에 위치하며, 그 중간은 대략 늑골척추각(맨 아래 12번째 늑골이 척추와 만나는 부분)에 위치하고 있습니다. 이러한 신부전은 급성과 만성으로 나뉘는데요. 급성신부전은 양측 신장의 갑작스러운 기능 저하로 인한 일시적 증상이기 때문에 대부분 치료 후 신장 기능이 다시 회복되지만, 만성신부전은 양측 신장 기능이 서서히 저하되는 것으로 신장 기능을 회복할 수 없는 상태입니다.

대부분의 경우 혈관 건강과는 직접적인 관련이 적은, 신장으로 가는 혈류 감소가 원인인 신전성 신부전입니다. 이는 심한 혈액 손실이나 탈수로 혈액의 흐름이 떨어지면 신장의 혈액이 모자란 허혈 상태가 되는 경우입니다. 저혈량과 저혈압으로 인한 신장 허혈은 신장을 손상시키고 급성신부전을 초래하게 됩니다. 급성신부전의 55~70%가 심한 탈수, 과다 출혈, 화상, 심한 구토, 장기적인 이뇨제 복용, 췌장염이나 복막염, 패혈증 등이 원인이 됩니다.

혈관 건강과 관련이 깊은 경우는 만성신부전인데요. 다낭성신질환, 사구체신염 등 신장 질환이 나빠져서 생기는 경우와 당뇨병, 고혈압 등 전신 질환으로 인해 신장 기능이 떨어지면서 생기는 경우로 나뉩니다. 또 겸상적혈구 빈혈로 인해 이상 적혈구가 신장의 작은 혈관을 막아 만성신부전으로 진행할 수 있으며, 전립선 비대증으로 인해 장기간 요로(소변이 나오는 길) 폐색이 있는 경우에도 만성신부전이 생길 수 있습니다.

우리나라에서 만성신부전의 원인으로는 당뇨병(42.5%), 고혈압(16.2%), 만성 사구체신염(13.7%), 다낭성신질환(2.2%) 순입니다. 만성신부전은 초기에는 특별한 증상이 없으나 체중 감소, 식욕 부진, 메스꺼움 및 구토, 무력감, 두통, 반복되는 딸꾹질, 가려운 느낌 등이 생길 수 있습니다. 대개 후기 증상으로는 소변의 감소 및 증가, 야뇨(밤에 자주 소변을 봄), 쉽게 멍이 들거나 출혈, 주의력 결핍, 무력감, 혼돈 상태, 심한 경우 혼수 상태에 이를 수 있습니다. 간혹 피부가 검게 되거나, 손톱이 쉽게 부서지거나, 근육 경련, 창백함, 호흡에 요독 냄새가 날 수 있습니다.

신장 부종은 신장이 정상적으로 체액을 배설하지 못해 체내 체액량이 증가하면서 발생하는데요. 전신 부종, 다리 부종 등의 형태로 나타납니다. 신부전증, 만성신장 질환, 사구체신염, 요로 감염 등에 의해서 생기고, 고혈압이나 당뇨병과 같은 기저 질환을 앓고 있는 경우에도 신장 부종이 생길 수 있습니다. 신장 부종은 치료하지 않으면 호흡곤란, 심부전, 신장 장애 등을 유발할 수 있으므로 기저 질환 치료와 함께 적절한 치료가 이뤄져야 합니다. 이런 증상이 나타난다면 신속하게 전문의의 진단에 따라 치료를 받아야 합니다.

말초혈관 질환은 심장과 관상동맥을 제외한 대동맥과 사지혈관 등에서 발생하는 혈관 질환입니다. 말초혈관 질환은 주로 하지의 폐쇄성 동맥 질환으로 무증상이거나 일정한 거리를 걸을 때 종아리가 당기는 통증(보행성 파행)이 유발됩니다. 이런 말초혈관 질환이 방치되었을 때는 급성 동맥폐색이 나타날 수 있습니다. 급성 동맥폐색은 이미 좁아진 동맥 안에 혈전(피떡)이 형성되면서 급성으로 완전한 폐색이 일어나는 경우입니다. 혈전이 심장이나 대동맥과 같은 부위에서 탈출해 혈류를 따라 이동하다가 동맥 하류에 머물 때도 급성 폐색이 생길 수 있습니다. 그로 인해 심방 세동, 기타 심장 장애, 응고 장애 등이 생길 수 있습니다. 자가면역 질환으로 인해 혈관 염증(혈관염)이 심해진 경우에도 급성 동맥폐색을 유발할 수 있습니다.

죽상동맥경화증에 대해 자세히 알고 싶습니다

죽상동맥경화증은 동맥의 혈관벽 내부에 콜레스테롤 등이 쌓이면서 혈관이 좁아지는 질환입니다. 이와는 별도로 혈관벽이 좁아지는 질병은 동맥경화증이라고 부릅니다. 죽상동맥경화증은 유전, 사회 환경(소득, 교육 수준, 주거지 등), 생활습관(흡연, 운동 부족 등), 대사(이상지질혈증, 고혈압, 당뇨병, 비만 등) 등 여러 요인의 영향을 받습니다.

우리나라에서 관상동맥 질환이 증가한 이유 중 하나는 이상지질혈증의 증가일 것으로 추정됩니다. 고혈압의 유병률은 크게 변하지 않았으며 흡연율도 소폭 감소한 반면, 이상지질혈증과 당뇨병은 늘고 있기 때문입니다. 특히 이상지질혈증의 증가가 뚜렷합니다. 관상동맥 질환의 예방을 위해서도 이상지질혈증의 진단과 치료가 중요합니다.

비만은 중성지방 수치 상승, LDL 콜레스테롤 수치 상승, HDL 콜레스테롤 수치 감소와 관련이 있습니다. 30세 이상 성인의 경우 비만도가 증가할수록 이상지질혈증의 유병률이 높아집니다. 체질량이 25kg/m² 이상이거나 복부비만(허리 둘레 남성 90cm 이상, 여성 85cm 이상)이 있는 경우 이상지질혈증이 동반됩니다. 체중을 줄이면 대개 콜레스테롤과 중성지방이 낮아집니다.

식습관도 중요합니다. 칼로리가 높은 식사를 하면 남는 칼로리를 몸속에 저장하기 위해 간에서 콜레스테롤을 보다 많이 만들어 총콜레스테롤 수치가 올라갑니다. 고지방 식이, 특히 포화지방을 많이 섭취하면 이상지질혈증이 생기기 쉽습니다. 그리고 신체활동이 부족하면 비만을 초래해 결국 콜레스테롤 수치가 높아집니다. 일반적으로 운동은 총콜레스테롤을 낮추고 HDL 콜레스테롤을 높이는 효과가 있습니다.

과도한 알코올 섭취와 흡연도 주의해야 합니다. 흡연은 이상지질혈증 및 심혈관계 질환 위험을 증가시키므로 금연을 강력히 권고합니다. 흡연은 총콜레스테롤, 중성지방, LDL 콜레스테롤을 증가시키고, HDL 콜레스테롤은 감소시킵니다. 금연하면 HDL 콜레스테롤이 상승하며 심혈관계 질환 발생률과 사망률이 감소합니다.

이 밖에 당뇨병, 갑상선 저하증, 간 질환, 신장 질환 등 다른 질환에 의해서도 이상지질혈증이 생길 수 있습니다. 이때는 원인 질환을 우선 치료해야 합니다.

일부 환자는 유전적 이상으로 이상지질혈증이 발생합니다. 가족성 고콜레스테롤혈증은 LDL 콜레스테롤 대사에 관련된 유전자 이상으로 발생하는데, 혈중 LDL 콜레스테롤이 매우 높아져서 관상동맥 질환이 생길 위험이 높습니다.

임신이나 약물에 의해서도 이상지질혈증이 발생할 수 있습니다. 또 여성은 폐경 전후 콜레스테롤 수치가 크게 달라집니다. 여성 호르몬인 에스트로겐은 HDL 콜레스테롤 수치를 올리고 LDL 콜레스테롤 수치를 낮춰서 혈관을 보호하는데요. 폐경 후에는 여성 호르몬이 급격히 줄어들기 때문에 주의해야 합니다.

콜레스테롤 수치는 20대 전까지 낮게 유지되다가 20세 이후 증가하는 양상을 보입니다. 남성은 30~50대에 가장 높은 수치를 보였다가 60대 이후 서서히 감소하며, 여성은 60세까지 증가하고 이후 서서히 감소합니다.

064

이상지질혈증 치료제에는
어떤 것이 있나요?

이상지질혈증은 특별한 증상이 나타나지 않을 때가 많습니다. 그러나 장기간 방치하면 콜레스테롤이 혈관벽에 쌓여 혈관이 좁아지거나 막히고 결국 협심증, 심근경색, 뇌졸중(뇌경색)과 같은 치명적인 심뇌혈관 질환을 일으킬 수 있습니다. 따라서 혈액검사를 통해 이상지질혈증을 진단했다면 신속하게 치료를 시작해야 합니다.

이상지질혈증 치료 지침에 따르면 저위험군(주요 심혈관계 위험인자 1개 이하) 환자는 LDL 콜레스테롤 '높음' 기준에 해당할 때 약물치료를 권고합니다. 중등도 위험군은 LDL 콜레스테롤이 '경계' 기준에 해당할 때 약물치료를 권고합니다. 주요 심혈관 질환 위험인자가 없고, 유병기간이 10년 미만인 당뇨병군은 LDL 콜레스테롤이 정상이라도 약물치료를 권고합니다. 고위험군과 초고위험군은 LDL 콜레스테롤이 각각

70mg/dL 이상, 55 mg/dL 이상이면 곧바로 약물치료를 시작해야 합니다.

심혈관 질환 발생 위험군별로 저밀도지단백질 콜레스테롤과 비고밀도지단백질 콜레스테롤 목표치(총콜레스테롤에서 고밀도지단백질 콜레스테롤 수치를 뺀 값)가 다릅니다. 콜레스테롤 수치가 심혈관 질환 위험도에 따른 목표치 이상이면 이상지질혈증으로 진단하고 치료하게 됩니다.

이상지질혈증의 경우 약물치료 효과가 우수한 편입니다. 고콜레스테롤혈증, 고중성지방혈증, 저HDL콜레스테롤혈증 및 복합형 이상지질혈증으로 분류합니다. 이후 개인별 심혈관 질환 위험도와 LDL 콜레스테롤 수치에 따라 치료 계획을 정합니다. LDL 콜레스테롤의 혈중 농도와 심혈관 질환의 발생률은 양의 상관관계를 보이며 LDL 콜레스테롤을 낮춘 만큼 심혈관 질환의 발생률이 감소하므로, 이상지질혈증의 치료 목표는 LDL 콜레스테롤을 감소시키는 것입니다. 환자들의 심혈관 질환 위험도에 따라 목표로 하는 LDL 콜레스테롤 수치도 달라집니다. LDL 콜레스테롤 외에 비HDL 콜레스테롤을 감소시키는 것을 2차 치료 목표로 삼기도 합니다. 이 지질 목표치를 기준으로 약물을 증량하거나 병용하며 부작용이나 약제의 위험도를 고려해 감량 혹은 다른 약제로 대체합니다.

그러나 어디까지나 이상지질혈증 치료의 시작은 생활습관 개선입니다. 식이요법, 운동, 금연 등 치료를 위한 생활습관 개선을 우선 시행하면서 약물치료를 병행하는 것이 원칙입니다. 약물치료는 심혈관 질환 위험도와 LDL 콜레스테롤 수치를 종합적으로 판단해 시작합니다.

혈관력

심혈관 질환 위험도는 저위험군, 중등도 위험군, 당뇨병군, 고위험군, 초고위험군으로 분류합니다. 위험도에 따라 LDL 콜레스테롤 목표치가 다른데, 위험인자가 1개 이하인 저위험군에서는 LDL 콜레스테롤이 160mg/dL 이상이면 스타틴 치료를 시작할 수 있습니다.

고콜레스테롤혈증의 경우 심혈관 질환의 발생과 사망을 예방하려면 LDL 콜레스테롤을 낮추는 것이 매우 중요합니다. 스타틴 약물은 이미 심혈관 질환이 생긴 환자에게 재발이나 심혈관 질환으로 인한 사망을 예방하는 효과가 있습니다(2차 예방). 또한 고혈압, 당뇨, 흡연, 이상지질혈증 등으로 심혈관 질환이 생길 위험이 높은 사람이 처음부터 심혈관 질환이 생기지 않도록 예방하는 효과도 있습니다(1차 예방). 스타틴 계열의 약물은 이상지질혈증 치료의 일차 선택 약제이며 심혈관 질환 예방 효과가 입증되었습니다. 심혈관 질환 위험도에 따른 LDL 콜레스테롤 목표치에 도달하도록 용량을 조절합니다.

이미 관상동맥 질환이 있다면 심혈관 질환이 재발할 위험이 커서 초고위험군으로 분류합니다. 초고위험군은 LDL 콜레스테롤 55mg/dL 미만 또는 기저치 대비 50% 이상 감소를 목표로 철저히 조절해야 합니다. 약물치료로는 복용할 수 있는 최대 용량의 스타틴을 우선 사용해야 합니다.

죽상경화성 허혈뇌졸중 및 일과성 뇌허혈 발작, 경동맥 질환, 말초동맥 질환, 복부대동맥류가 있으면 고위험군으로 분류합니다. 고위험군은 LDL콜레스테롤 70mg/dL 미만 또는 기저치 대비 50% 이상 감소를 목표로 철저히 조절해야 합니다.

심혈관 질환의 주요 위험인자가 2개 이상이라면 중등도 위험군으로 분류합니다. 중등도 위험군은 LDL 콜레스테롤이 130mg/dL 이상이면 스타틴으로 치료를 시작합니다. 위험인자가 많을 경우 LDL 콜레스테롤 100~129mg/dL에서도 스타틴 사용을 고려할 수 있습니다.

심혈관 질환의 주요 위험인자가 1개 이하라면 저위험군으로 분류합니다. 저위험군은 LDL 콜레스테롤 160mg/dL 이상이면 스타틴으로 치료를 시작합니다. 저위험군 또는 중등도 위험군에서 수주 또는 수개월간 치료적 생활습관 개선 노력에도 LDL 콜레스테롤 수치가 기준치 이상으로 높게 유지되면 약물치료를 시작합니다.

복용할 수 있는 최대 용량의 스타틴 계열 약물로 LDL 콜레스테롤이 위험도에 따른 목표치까지 조절되지 않으면 콜레스테롤 흡수 억제제인 에제티미브(Ezetimibe)를 추가합니다.

초고위험군과 고위험군에서 스타틴 단독 또는 에제티미브를 함께 복용해도 LDL 콜레스테롤 목표치에 도달하지 않으면 PCSK9 억제제를 병용할 수 있습니다. PCSK9 억제제는 주사제로 LDL 수용체의 발현을 증가시켜 더 많은 LDL 콜레스테롤을 혈액에서 제거해 LDL 콜레스테롤을 낮추는 약입니다.

고중성지방혈증은 중성지방 농도가 높은 경우인데, 기저 원인이 있는지 찾아보고 심혈관 위험도를 평가해 치료 계획을 세웁니다. 급성 췌장염의 약 10%는 고중성지방혈증으로 인해 발생하므로 중성지방이 500mg/dL 이상인 경우 급성 췌장염을 예방하기 위해 즉시 약물치료와 생활습관 개선이 필요합니다. 저지방 식사와 완전 금주가 중요합니다. 약물치료는 우선 스타틴을 고려하고, 피브레이트나 오메가3지방산 등도 사용합니다.

저HDL 콜레스테롤혈증은 HDL 콜레스테롤이 40mg/dL 미만인 경우로 심혈관 질환의 주요 위험인자입니다. 그러나 치료 목표, 즉 심혈관 질환을 예방하려면 HDL 콜레스테롤을 얼마까지 높여야 하는지에 대한 근거는 부족합니다. 또한 HDL 콜레스테롤을 높이는 약물이 심혈관 질환 예방 효과가 있다는 연구 결과도 아직 없습니다. 따라서 우선 HDL 콜레스테롤을 높게 유지하는 생활습관 교정을 권고합니다. 운동, 금연, 체중 감량 등의 생활요법으로 10% 정도 HDL 콜레스테롤 상승을 기대할 수 있습니다.

이상지질혈증 치료에서는 스타틴이 주로 사용되며 다른 보조 약물이 활용될 수 있습니다. 한국인을 포함한 아시아인은 동일한 용량의 스타틴을 투여해도 LDL 콜레스테롤 강하 효과가 서양인보다 우수하다고 합니다. 따라서 외국 치료지침에서 권고하는 용량보다 적은 용량으로 치료를 시작하고, 목표에 도달하지 못하면 추가적으로 증량할 수 있습니다.

스타틴의 부작용은 당뇨병 발생, 근육 관련 증상(근육통, 근육 쇠약), 간 효소 수치 상승 등입니다. 그러나 부작용은 흔치 않은 반면, 심혈관 질환 예방 효과는 큽니다. 아시아인 대상 연구에서도 스타틴으로 인한 당뇨병 등의 위험보다 심혈관 질환 예방으로 얻은 이익이 훨씬 큰 것으로 나타났습니다. 근육통, 근육 쇠약과 같은 근육 관련 증상도 사실은 스타틴이 원인이 아닌 경우가 많습니다. 근육 관련 증상이 생기면 의사를 만나 진찰과 근육 효소 수치 검사 등을 통해 원인을 찾고 적절한 처방을 받는 것이 좋습니다. 스타틴 치료를 받는 100명 중 1~2명 이하 (약 0.5~2%)에서 간 효소 수치가 상승할 수 있습니다. 스타틴 치료 중

이유 없는 피로감, 식욕 감소, 복통, 짙은 색 오줌, 황달 등이 나타나면 진료와 간기능 혈액검사로 확인할 수 있습니다.

스타틴 외에도 몇 가지 약물을 보조적으로 활용할 수 있습니다. 중성지방 수치가 높아도 심혈관 질환 발생 위험이 상승합니다. 스타틴을 투여해 LDL 콜레스테롤을 70mg/dL 미만으로 낮춰도 심혈관 질환 발생 위험이 남는데 그 원인 중 하나가 중성지방입니다. 초고위험군 및 고위험군에서 스타틴을 투여하고 생활습관을 교정한 후 LDL 콜레스테롤 치료 목표에 도달했으나 중성지방이 200mg/dL 이상이라면 피브레이트나 오메가3지방산을 고려할 수 있습니다.

에제티미브는 장에서 콜레스테롤 흡수를 방해해 LDL 콜레스테롤을 낮춥니다. 대개 스타틴 치료에도 불구하고 LDL 콜레스테롤이 치료 목표에 도달하지 못하는 경우 스타틴과 함께 복용합니다. 심근경색증과 같은 급성 관상동맥 증후군 연구에서 에제티미브를 스타틴과 같이 복용했을 때 심혈관 질환 발생이 감소하는 효과가 있었습니다.

주사제인 PCSK9 억제제는 LDL 수용체의 발현을 증가시켜 더 많은 LDL 콜레스테롤을 혈액에서 제거해 LDL 콜레스테롤을 낮추는 약입니다. 세포막의 LDL 수용체는 혈액 속에 있는 LDL 콜레스테롤과 결합해 제거하는 역할을 합니다. 즉 세포막에 LDL 수용체가 많으면 보다 많은 LDL 콜레스테롤을 혈액에서 제거할 수 있습니다. PCSK9는 LDL 수용체를 분해하므로, PCSK9의 작용을 억제하면 LDL 수용체의 발현이 늘어나 LDL 콜레스테롤을 낮출 수 있습니다. 고위험군과 초고위험군에서 스타틴 단독 또는 에제티미브를 함께 복용해도 LDL 콜레스테롤이 목표에 도달하지 못하면 PCSK9 억제제를 병용할 수 있습니다. 가족성 고콜레스테롤혈증 등으로 LDL 콜레스테롤이 매우 높아 고용량의 스타틴 치료로도 치료 목표에 도달하지 못하는 경우에도 PCSK9 억제제를 고려할 수 있습니다.

스타틴계 약물이 나오기 전까지 혈중 콜레스테롤 수치를 낮추는 고지혈증 치료제로 널리 쓰인 것은 나이아신입니다. 혈액 속 좋은 콜레스테롤 수치를 높이는 작용을 합니다. 최근 나이아신을 스타틴과 함께 복용했을 때 고지혈증 치료 성적을 더 높일 수 있다는 연구 결과가 나왔습니다. 비타민B2 복합체로 건강기능식품으로도 판매되고 있습니다. 하루 2g 정도 먹습니다. 참고로 간 질환자는 간 독성 등 부작용의 위험이 있으므로 복용하지 않습니다. 일반 식품으로는 올리브오일, 견과류 등에 많이 들어 있습니다.

그다음으로 식이섬유가 있습니다. 식이섬유는 장에서 콜레스테롤의 흡수를 막아 5~10g의 식이섬유를 매일 먹으면 나쁜 콜레스테롤을 5%까지 낮출 수 있습니다. 특히 물에 녹는 수용성 식이섬유가 도움이 됩니다. 수용성 식이섬유는 건강기능식품으로 나와 있지만, 다른 약의 흡수를 저하시킬 수 있으므로 최대 2시간 간격을 두고 먹습니다.

쌀에 붉은 효모균을 배양해 만든 홍미(紅米)도 혈중 유해 콜레스테롤과 지방을 감소시켜 비만 체질을 개선함과 동시에 고지혈증과 동맥경화증과 같은 생활습관병을 예방하는 효과가 있습니다. 홍미의 모나콜린K 성분은 혈중 콜레스테롤 감소에 효과가 있는데 고지혈증 치료제인 로바스틴과 같은 성분입니다.

또 고지혈증 환자는 하루 2g 이상 오메가3지방산을 섭취해야 관상동맥 질환의 위험을 감소시킬 수 있습니다. 오메가3 보조제를 선택할 때는 1개 캡슐에 든 오메가3지방산인 EPA와 DHA의 총량이 500mg 이상인지 확인해야 합니다. 500mg 이상이어야 고지혈증을 예방할 수 있는 충분한 양의 오메가3지방산을 섭취할 수 있습니다. 혈액응고에 이상이 있거나 아스피린, 와파린 등의 약물을 복용 중인 환자는 오메가3지방산을 함께 복용하면 출혈에 문제가 생길 수 있으므로 의사와 상담해야 합니다.

아티초코는 국내에서는 생소한 채소지만 영국, 독일, 스위스 등에서 소화불량 개선용 기능식품으로 인기가 높습니다. 최근에 아티초코가 혈중 콜레스테롤 수치를 떨어뜨리는 등 고지혈증을 개선하는 데 도움이 된다는 연구 결과가 발표되었습니다. 현재 국내에 판매 중인 아티초코 관련 건강기능식품은 없습니다. 식품으로는 구할 수 있습니다.

마지막으로 콩단백질입니다. 미국 식품의약국은 1회 제공량당 콩단백질이 6.25g 이상 함유된 식품에 대해 '심장병 발생 위험을 낮춘다'는 건강 강조 표시를 허용하고 있습니다. 미국의 한 연구 결과에 따르면 콩단백질을 섭취하면 나쁜 콜레스테롤이 12%까지 떨어지고 중성지방이 10%까지 떨어진다고 합니다. 콩에 들어 있는 이소플라본은 고지혈증을 비롯한 심혈관계 질환 예방에 도움이 됩니다. 콩단백질은 50g씩 매일 먹는 것이 좋습니다. 보통 두유 1컵에 10g 들어 있고, 두부 1/2컵에 20g 들어 있습니다.

혈관력

왜 바로 약물치료를
하지 않나요?

고지혈증이 발견되었다면 대부분 스타틴이라는 약을 통해 약물치료를
진행하게 됩니다. 그러나 경우에 따라 곧장 약물치료를 진행하지 않는
경우가 있습니다. 고지혈증 관리를 위해 일반적으로 콜레스테롤 섭취
를 줄이도록 권고하고 있지만, 콜레스테롤 제한이 반드시 저밀도지단
백 콜레스테롤 수치를 낮추는지는 명확한 증거가 존재하지 않습니다.
콜레스테롤 섭취에 따른 변화는 개인차가 큰 문제라서 이상지질혈증
의 예방과 관리를 위해 모든 환자에게 콜레스테롤을 제한하기보다는,
혈중 콜레스테롤 수치가 높은 경우 제한하는 것이 일반적입니다.

　이상지질혈증, 그중에서도 높은 저밀도지단백 콜레스테롤혈증을
관리하기 위해서는 약물요법이 가장 중요하고 우선되어야 합니다. 콜
레스테롤은 주로 간에서 합성되는데, 이상지질혈증 치료의 핵심 약제

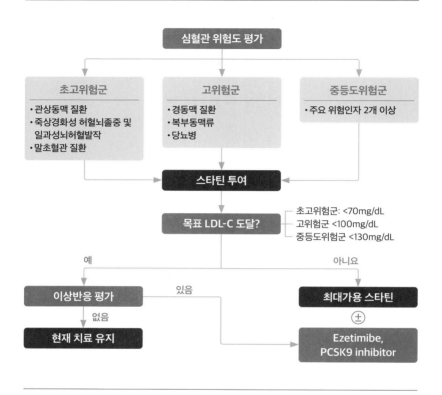

인 스타틴은 콜레스테롤 합성 효소의 활성도를 떨어뜨려 콜레스테롤 수치를 낮추고 혈중 저밀도지단백 콜레스테롤을 낮춥니다.

그러나 이상지질혈증 약물치료 전략 자료에서 볼 수 있듯이 고지혈증을 판정받더라도 모두 약물치료가 진행되지는 않습니다. 이상지질혈증 치료에서 1차 목표는 혈중 저밀도지단백 콜레스테롤의 감소입니다. 만약 저밀도지단백 콜레스테롤이 목표 수치까지 조절되었다면

2차적으로는 비고밀도지단백 콜레스테롤을 조절하는 것을 목표로 삼아야 합니다. 고위험군, 초고위험군에서는 치료 기준에 따라 저밀도지단백 콜레스테롤이 목표 수치에 도달할 수 있도록 스타틴 용량을 적절하게 조절해 투약해야 합니다.

단 저위험군 또는 중등도 위험군은 수주 또는 수개월간 생활 교정을 먼저 진행합니다. 이후 저밀도지단백 콜레스테롤 감소가 목표치 이하로 진행되지 않았을 때 최종적으로 스타틴을 사용하게 됩니다. 만일 스타틴을 투여해도 저밀도지단백 콜레스테롤이 목표 수치 미만으로 감소하지 않는다면 차례대로 에제티미브, PCSK9 억제제, 담즙산 결합 수지를 병용해 사용하게 됩니다. 단 환자가 급성 심근경색증이 있다면 기저 저밀도지단백 콜레스테롤 농도와 상관없이 곧장 스타틴을 투약해야 합니다.

중성지방이 500mg/dL 이상인 경우라면 즉각적인 약물치료가 이뤄져야 하지만, 중성지방이 200~499mg/dL인 경우라면 약물치료에 앞서 생활 개선 요법을 통해 저밀도지단백 콜레스테롤을 목표치까지 낮추는 것이 바람직합니다. 또 중성지방이 200~499mg/dL인 경우 저밀도지단백 콜레스테롤 목표치 달성 후에, 중성지방이 200mg/dL 이상이고 심혈관 위험인자가 있거나 비고밀도지단백 콜레스테롤이 목표치 이상이면 생활 개선 요법보다는 중성지방을 저하시키기 위한 약물치료를 고려해야 합니다. 이때는 피브린산 유도체나 오메가3지방산 등의 약제를 사용하며, 단일 약제 투여에도 중성지방이 목표치에 도달하지 않으면 병용 요법을 고려합니다.

이상지질혈증의
치료 절차가 궁금합니다

이상지질혈증의 치료 원칙은 크게 체중 감량, 규칙적인 운동, 식습관 개선을 통한 포화지방 감소 전략, 지질강하제 사용을 꼽을 수 있습니다. 이 중 가장 중요한 것은 건강한 체중 감량입니다. 균형 잡힌 식생활을 하되, 자신의 상황에 맞는 칼로리 섭취를 통해 정상 체중으로 돌아가는 것입니다. 이상지질혈증 치료에서 가장 시급한 항목을 꼽아보면 우선 과체중이나 비만 상태라면 체중을 감량해야 하고, 흡연을 하고 있는 경우 금연을 시작해야 하며, 식습관 변화를 통해서 포화지방과 콜레스테롤 섭취 총량을 줄여야 하며, 운동과 신체활동을 규정 수준으로 늘려야 하며, 필요한 경우에는 지질강하제를 복용해야 합니다.

특히 규칙적인 신체활동만큼 중요한 치료 원칙도 없습니다. 충분한 신체활동은 트리글리세리드 수치를 낮추고 HDL 콜레스테롤 수치를 높이는 데 도움을 줍니다. 매일 최소 30분 이상, 가능하다면 7천~1만 보 이상 걷는 것이 권장됩니다. 단 무리한 운동이나 과도한 근력 운동은 오히려 위험한 상황을 초래할 수 있으므로 의사와 상의해 체계적인 운동 전략을 짜는 것이 바람직합니다.

운동과 신체활동을 충분하게 실천하면서 음식 섭취에도 각별히 주의를 기울여야 합니다. 포화지방과 콜레스테롤이 낮은 음식으로 바꿔야만 LDL 콜레스테롤 수치를 낮출 수 있습니다. 또 트리글리세리드 수치가 높은 사람이라면 당분, 정제 밀가루, 탄수화물이 많은 음식의 섭취를 엄격하게 제한해야 합니다. 트리글리세리드는 글리세린과 지방산, 에스테르의 결합화합물로 1분자의 글리세롤에 3분자의 지방산이 에스터 결합을 통해 연결된 글리세라이드의 한 종류입니다. 트리글리세리드는 혈관, 동맥을 막아 인슐린 저항성, 비만, 췌장염, 제2형 당뇨병, 심혈관 질환 등 건강을 위협하는 여러 질환을 유발하는 핵심 원인입니다.

지방은 종류에 따라 포화, 고도불포화 또는 단일불포화로 분류할 수 있습니다. 포화지방은 다른 형태의 지방보다 콜레스테롤 수치를 빠르게 높입니다. 포화지방은 매일 섭취하는 총 칼로리에서 5~7%를 넘어서는 안 됩니다. 고도불포화지방(오메가3지방 및 오메가6지방 포함)은 혈중 트리글리세리드 및 LDL 콜레스테롤 수치를 낮추는 데 도움이 됩니다. 음식을 고를 때는 용기 라벨에 적힌 지방 함량을 살피면서 신중하게 구매해야 합니다.

포화지방은 주로 육류, 난황, 전지 유제품, 일부 견과류, 코코넛에 많이 들어 있습니다. 식물성 기름은 포화지방 함량이 상대적으로 적지만 다른 이유로 적합하지 않습니다. 예를 들어 고도불포화 식물성 기름으로 만든 마가린은 포화지방이 많은 버터(약 60%)보다 건강에 이롭습니다. 그러나 마가린에는 트랜스지방이 많이 들어 있으며, 이는 LDL 콜레스테롤 수치는 높이고 HDL 콜레스테롤 수치는 낮추는 원인이 될 수 있습니다. 따라서 이 역시 고지혈증 치료에 도움이 되는 음식이라고 볼 수는 없습니다. 아예 이 두 가지(포화지방이 많은 음식, 식물성 기름)로 조리된 음식을 먹지 않는 것이 바람직합니다.

지방이 적고 콜레스테롤이 거의 함유되지 않은 채소, 과일, 전곡류 등의 저지방, 무지방 음식을 섭취하는 것이 바람직합니다. 특히 섬유질이 풍부한 채소나 과일은 장에서 지방에 결합해 콜레스테롤 수치를 낮추는 데 도움이 줍니다. 귀리겨, 오트밀, 콩, 완두콩, 쌀겨, 보리, 감귤류 과일, 딸기, 사과 등이 이런 음식입니다.

식습관 개선에도 불구하고 차질이 없다면 의사와 상의해 약물치료를 시작할 수 있습니다. 스타틴 등의 지질강하제를 이용한 약물치료는 지질 수치를 포함한 관상동맥병, 당뇨병 등의 여부에 따라 결정될 수 있습니다. 이러한 병 등이 있는 경우 스타틴이라는 지질강하제를 사용해 심장마비나 뇌졸중의 위험을 줄여야 합니다. 스타틴은 조기사망 위험을 낮추는 것으로 알려져 있습니다. 콜레스테롤 수치가 매우 높거나 심장마비 또는 뇌졸중 위험인자가 있는 사람이라면 적극적으로 지질강하제 복용을 고려해야 합니다.

이때 사용되는 지질강화제로는 스타틴, 콜레스테롤 흡수 억제제, 담즙산 결합체, PCSK9 억제제, 피브린산 유도체, 오메가3지방 보충제, 나이아신, 뱀패도익산 등이 있습니다. 이런 약제는 각기 상이한 기전으로 지질 수치를 낮춥니다. 약물에 따라 부작용이나 지질 수치에 다른 효과를 미칠 수 있습니다. 약물 사용과 함께 식습관 개선이 잘 이뤄질 때 약물의 효과도 기대할 수 있습니다.

경우에 따라 콜레스테롤을 낮추는 시술을 시행할 수도 있습니다. 콜레스테롤 수치를 낮추는 시술은 LDL 콜레스테롤 수치가 매우 높으며 식이요법 및 지질강하제에 반응하지 않는 사람에게 필요합니다. 가족성 고콜레스테롤혈증이 있는 환자도 시도할 수 있는 시술입니다. 그중 LDL 성분채집술은 가장 일반적으로 수행되는 시술입니다. 또 LDL 분리교환술은 환자의 혈액을 빼낸 후 특수기계를 이용해 혈액의 나머지 부분에서 LDL 콜레스테롤 성분을 분리하는 비외과적 시술입니다. 시술에서는 LDL 콜레스테롤 성분이 제거된 혈액을 환자에게 다시 주입하게 됩니다.

콜레스테롤 수치 상승을 일으키는 원인을 찾아 치료하는 것도 중요합니다. 다시 말해 콜레스테롤 수치를 상승시키거나 상승 위험요인이 되는 기저 질환이 있다면 이를 치료하거나 증상을 개선하는 것이 우선입니다. 가령 당뇨는 일단 발병하면 완치가 대단히 어려운 질병입니다. 따라서 당뇨가 있다면 치료가 아닌 관리와 조절이 중요하겠죠. 당뇨가 있는 사람은 혈당 수치를 주의 깊게 관리해야 합니다. 신장 질환, 간 질환, 갑상선 기능 저하증도 치료하거나 증상을 개선해야 합니다. 드물게 약물치료로 인해 콜레스테롤이 오히려 상승하는 경우도 있는데요. 이때는 의사의 지시에 따라 용량을 줄이거나 다른 약물을 대신 사용해야 합니다.

또 이상지질혈증의 치료에서 중요한 것이 치료 모니터링입니다.

여러 가지 이상지질혈증 치료를 세심하게 모니터링하면서 문제가 생겼을 때 신속하게 치료 전략을 바꾸거나 다시 짜야 합니다. 의사는 지질 수치가 잘 감소하는지 알아보기 위해 치료를 시작한 후 2~3개월 주기로 혈액검사를 실시하게 됩니다. 여러 치료를 통해 지질 수치가 충분히 감소했다면 의사는 1년에 1~2번 혈액검사를 시행하는 쪽으로 바꿀 것입니다. 의사가 더 이상 지질 수치에 대한 특정 표적을 참고하지 않을 수도 있습니다. 대신 의사는 지질 수치를 특정한 범위, 일반적으로 약 30~50%로 낮추려 합니다.

이상지질혈증은
완치가 가능한가요?

모든 경우 이상지질혈증이 완치되는 것은 아니지만 일부 이상지질혈증은 완치에 가깝게 증상이 호전될 수 있습니다. 이상지질혈증은 그 원인에 따라 1차적 또는 2차적 고지혈증으로 나뉩니다. 1차적 고지혈증은 다른 원인 없이 유전적 원인으로 발생하는 경우를 말하고, 2차적 고지혈증은 다른 질환이나 약제 등이 원인이 되는 경우입니다. 이상지질혈증 중에서 LDL 콜레스테롤이 주로 상승하는 고콜레스테롤혈증은 대부분 유전적 요인이 복합적으로 작용하지만, 잘못된 식습관이나 생활습관 등과 같은 2차적 원인으로 발생하는 이상지질혈증의 경우 얼마든지 완치에 가까운 상태까지 도달할 수 있습니다.

중성지방 수치가 상승하는 고중성지방혈증은 주로 2차적인 원인으로 인해 생깁니다. 비만, 운동 부족, 흡연, 과음 등 불량한 생활습관이나 당뇨, 갑상선 기능 항진증 또는 저하증, 신증후군, 만성신부전, 폐쇄성 간 질환, 경구피임제, 여성 호르몬, 스테로이드 호르몬 등의 약제 등이 그 원인에 포함됩니다. 2차적 요인으로 생긴 고지혈증이면 원인을 잘 파악해서 잘못된 생활습관을 조절하고, 동반 질환의 치료와 유발 약제를 중단할 경우 완치에 가까운 상태에 이를 수 있습니다.

이상지질혈증을 거의 완치에 가깝게 만들기 위해서는 치료 매뉴얼에 따라 약물을 꾸준히 복용하면서 다음과 같은 사항을 반드시 실천해야 합니다.

우선 과도한 포화지방과 트랜스지방 섭취를 줄여야 합니다. 채소 중심의 식습관으로 바꿔야 합니다. 정기적인 운동, 규칙적인 유산소 운동과 적정 강도의 근력 운동은 이상지질혈증을 개선해줍니다. 가만히 앉아 있거나 누워 있는 시간, 몸을 움직이지 않는 활동은 가급적 줄이고 최대한 신체활동을 늘려야 합니다. 정기적인 검진과 의사와의 협업은 필수 요소이며 문제 상황이 생기기 전에 미리미리 예방과 대처가 필요합니다.

한국지질동맥경화학회의 자료에 따르면, 이상지질혈증의 평균 조절률은 84.1%로 다른 질병에 비하면 비교적 관리가 수월한 질병에 해당합니다. 치료율이 질병을 발견하고 치료하는 비율이라면, 조절률은 치료를 받은 사람 가운데 정상 범위 안으로 각종 수치를 관리하는 것을 말합니다. 예를 들어 고혈압의 경우 유병률은 29%, 인지율은 67%, 치료율은 63%지만, 조절률은 47%에 불과합니다. 그럼 이상지질혈증은 어떨까요? 유병률이 20.7%로 매우 낮고, 인지율 역시 57.6%에 불과합니다. 다만 치료율은 48.1%로 제대로 된 치료를 받지 못하고 있는 것으로 분석됩니다. 다만 조절률은 84.1%로 일단 치료를 시작하면 잘 관리되는 질병에 해당합니다.

따라서 조기에 이상지질혈증을 발견하고 적극적으로 치료에 임하면 정상적인 관리가 얼마든지 가능한 질병입니다. 치료가 이뤄질 경우 이상지질혈증은 고혈압보다 조절이 수월합니다. 심혈관 질환 위험을 낮추기 위해서는 고혈압과 이상지질혈증을 함께 조절하는 것이 무척 중요합니다.

068

고중성지방혈증은
어떤 질환인가요?

고중성지방혈증은 혈액 내에 중성지방이 정상보다 높은 경우를 말합니다. 고중성지방혈증이 있는 경우 심혈관 질환의 위험요인이 될 수 있습니다. 총콜레스테롤과 LDL 콜레스테롤은 정상이지만 중성지방만 높다면 주의가 필요합니다. 최근 연구 결과에 따르면 중성지방만 높더라도 관상동맥 질환의 위험이 높은 것으로 나타났습니다.

죽상경화 심혈관 질환 예방을 위해서는 중성지방 수치가 높은 고중성지방혈증 관리에 특별히 신경 써야 합니다. 미국심장학회에서 제시한 고중성지방혈증 환자의 죽상경화 심혈관 질환 위험 감소를 위한 지침에 따르면, 고중성지방혈증은 공복 혈중 중성지방 150mg/dL 이상 또는 비공복 혈중 중성지방 175mg/dL 이상이고 500mg/dL 미만인 경우로 정의하고 있습니다. 중성지방이 500mg/dL 이상이면 중증

💧 중성지방 수치에 따른 구분

중성지방 수치	결과	치료
<150mg/dL	정상	-
150~199mg/dL	약간 높음	체중 감량과 운동요법
200~499mg/dL	높음	생활요법과 함께 약물치료 고려
>500mg/dL	아주 높음	즉시 약물치료

고중성지방혈증으로 분류합니다. 이를 기준으로 해당 지침에서는 고중성지방혈증 환자군의 특징에 따라 크게 죽상경화 심혈관 질환을 앓는 성인, 40세 이상으로 당뇨병을 동반했지만 죽상경화 심혈관 질환이 없는 성인, 20세 이상으로 당뇨병 또는 죽상경화 심혈관 질환이 없는 성인, 20세 이상의 중증 성인 네 가지로 세분화해 제시하고 있습니다.

공통으로 강조하는 것은 고중성지방혈증의 2차성 원인을 평가하고 관리한다는 사실입니다. 2차성 원인에는 중성지방을 중등도 또는 중증 수준으로 높이는 질환과 식이요법 및 생활습관 관련 원인, 고중성지방혈증 유발 약물, 대사 장애 등이 포함되어 있습니다.

중성지방을 높이는 질환은 혈당이 조절되지 않는 당뇨병, 만성 콩팥병, 가족성 부분 지방이영양증, 쿠싱증후군, 류마티스관절염 등이 있습니다. 이와 함께 해당 지침에서는 체내에서 지질을 분해하지 못하게 되는 상태인 다인성 유미립자혈증증후군 평가의 중요성도 강조하고 있습니다. 유미립자혈증증후군은 가족성이 있는 질환으로 체내에서 지질을 제대로 분해하지 못하게 되는 상태입니다. 지질의 입자인 유미립자(Chylomicrons)가 혈액 속에 쌓이는 질환입니다.

체중 감량으로 중성지방을 최대 70% 감소시킬 수 있으므로, 고중성지방혈증 환자의 첫 번째 관리 전략은 콜레스테롤 가이드라인과 마찬가지로 생활습관 개선입니다. 체중 감량과 식이요법, 신체활동 등으로 중성지방을 낮출 수 있습니다. 대다수 고중성지방혈증 환자는 체중 감량을 통해 중성지방이 10~20% 감소하며, 일부 환자는 최대 70% 감소 효과를 얻을 수 있다고 지침은 강조합니다.

이어서 금주 또는 알코올 섭취 제한 등 식이요법으로 중성지방이 70% 이상 감소할 것으로 예상합니다. 이 부분은 초기 중성지방 수치와 얼마나 엄격하게 식이요법을 진행했는지에 따라 달라질 수 있습니다. 아울러 신체활동 및 운동으로 중성지방 감소가 나타날 수 있으며 활동 유형, 기간, 강도 등에 따라 조절 정도가 달라질 수 있습니다.

고중성지방혈증 약물치료로 가장 일반적으로 사용되는 약물은 스타틴입니다. 지침에서는 가이드라인에서 권고하는 스타틴 또는 최대 내약용량 스타틴 치료를 진행하도록 주문하고 있습니다. 스타틴은 일반적으로 LDL 콜레스테롤을 낮춘다고 알려져 있지만, 중성지방 수치가 높은 환자는 중성지방을 10~30% 낮출 수 있습니다.

여러 방안에도 불구하고 중성지방 수치와 죽상경화 심혈관 질환 위험이 여전히 높다면, 중성지방 관리를 위한 추가적인 약물치료를 고려해야 합니다. 지침에서 제시한 약물치료는 오메가3지방산 성분인 아이코사펜트 에틸(제품명 바세파)입니다. 아이코사펜트 에틸은 2018년 발표된 연구(REDUCE-IT)를 통해 심혈관계 사건 발생 위험을 낮추는 혜택을 입증하며 주목받고 있습니다. 해당 연구는 4주 이상 스타틴 치료를 받았지만 중성지방이 150~499mg/dL로 조절되지 않는 환자를 대상으로 진행되었습니다. 2차 예방 대상 환자가 70%를 차지했습니다. 최종 결과에서 고용량 아이코사펜트 에틸을 복용한 환자는 심혈관 질환에 의한 사망, 심근경색 등 심혈관계 사건 발생 위험이 25% 감소하는 것으로 나타났습니다.

아이코사펜트 에틸은 2019년 FDA로부터 스타틴 치료에도 불구하고 중성지방 수치가 여전히 높은 환자의 심혈관 질환 위험을 낮추는 약물로 처음 승인받았습니다. 그러나 모든 오메가3지방산 제제가 심혈관계 사건 발생 위험을 낮추는 것은 아니므로, 예후를 면밀하게 살피면서 지속해서 투약할지 여부를 확인해야 합니다.

동맥경화로 의심되는 증상은 무엇인가요?

동맥은 심장에서 근육과 장기로 뻗어 있는 혈관입니다. 동맥벽은 탄력성이 있고 벽면이 매끈해서 피가 잘 흐를 수 있도록 생겼습니다. 동맥경화는 동맥의 탄력성이 감소하고, 동맥벽 내면에 기름기가 끼고, 이상 조직이 증식해 동맥벽의 폭이 좁아지는 현상을 말합니다. 동맥의 폭이 좁아지면 자연히 좁아진 부분을 통과하는 혈액의 흐름은 장애를 받게 되는데, 어느 정도까지는 불편한 증상이 나타나지 않다가 어느 수준 이상으로 좁아지면 비로소 그 증상이 나타나게 됩니다. 동맥경화란 말 자체는 병명이 아니고 동맥의 병적 변화를 말하는 용어입니다. 동맥경화증에 의해 문제가 생긴 장기에 따라서 구체적 병명이 붙게 됩니다. 가령 뇌에서 뇌동맥 경화가 나타나면 뇌경색, 심장에서 관상동맥 경화가 나타나면 심근경색으로 명명됩니다.

동맥경화는 동맥벽의 손상을 일으키는 여러 가지 복합적인 요인으로 인해 발생합니다. 고혈압, 고지혈증, 흡연, 당뇨병, 비만, 운동 부족, 스트레스 등이 동맥경화를 일으키는 주요 위험 요소로 밝혀진 바 있습니다. 이 밖에 남자, 고령자, 유전 등이 동맥경화를 일으키기 쉬운 조건입니다. 여러 위험요인 중 고혈압, 고지혈증, 흡연이 가장 큰 원인이라고 할 수 있습니다.

동맥경화가 상당히 진행되어 있더라도 증상이 나타나지 않을 때가 많습니다. 그러다가 동맥 내부 공간의 70% 이상이 막히면 말초 부위에 혈류가 감소하면서 증상을 느끼게 됩니다. 이렇게 환자가 별다른 불편을 느끼지 않더라도 동맥경화가 많이 진행되기도 합니다. 동맥경화로 인해 혈액순환이 저하되어 나타나는 초기 증상으로는 손발이 차갑고 저림, 뒷목 당김, 어깨 결림, 기억력 감퇴, 현기증, 만성 피로, 통증으로 인한 보행 장애, 근육통 등이 있습니다.

동맥경화증을 진단하기 위해서는 혈압 측정과 검사(콜레스테롤, 중성지방 등의 측정), 요검사, 심전도 측정, 안저검사 등을 종합적으로 살펴봐야 합니다.

070

동맥경화는 왜
위험한 질병인가요?

동맥경화는 혈관에 콜레스테롤이나 중성지방이 쌓여 혈관이 좁아지고 딱딱하게 굳으면서 결국 막히는 질환으로, 이를 줄이거나 없애는 확실한 방법은 아직까지 존재하지 않습니다. 이미 동맥경화가 나타났다면 더 이상 증상이 진행하지 않게 만들거나, 동맥경화로 인한 사망이나 합병증을 예방하는 데 초점을 맞추는 치료가 진행됩니다. 아직 동맥경화가 발생하지 않았을 때 동맥경화 위험인자를 조절하거나 제거해 미리 예방하는 방법이 최선입니다.

　이미 동맥경화가 나타났다면 더 이상 증상이 진행하지 않도록 막아야 합니다. 동맥경화 진행과 가장 관련 깊은 질병은 고혈압과 당뇨병입니다. 고혈압이 있다면 생활요법과 함께 약물 복용을 통해 혈압을 140/90mmHg 이하로 낮추고, 당뇨병이 있다면 혈당을 적정 수준으로 조절하는 것이 대단히 중요합니다. 아직 동맥경화가 발생하지 않았다면 2년마다 국민건강보험에서 시행하는 건강검진에 꼭 참여해 정기적으로 혈관 건강을 확인하기 바랍니다.

예방 차원에서 아스피린을 복용하는 것은 신중하게 접근해야 합니다. 심혈관 질환을 예방하기 위한 아스피린 사용과 관련해서는 여전히 논란이 존재합니다. 분명 아스피린이 동맥경화로 인한 여러 질병을 예방하는 효과가 있는 것은 사실이지만, 위장관 출혈이나 출혈성 뇌졸중 발생과 같은 합병증도 증가시킬 수 있기 때문입니다. 따라서 아스피린을 복용하고 싶은 경우 의사와 충분히 상담하고 결정하는 것이 좋습니다. 이전에 관상동맥 스텐트 삽입술을 시술받았거나 기타 아스피린 치료가 필요한 경우에는 반드시 복용해야 하며, 중단할 때는 주치의와 상의해야 합니다. 동맥경화를 막는 가장 확실한 방법은 건강한 습관을 유지하는 것입니다. 또 체중 감량도 무척 중요합니다.

참고로 뇌동맥이 차츰 막히면서 생기는 질환이 뇌경색입니다. 뇌경색 역시 동맥경화증이 심해지며 생깁니다. 뇌경색이 생기면 뇌 일부가 손상되면서 반신불수, 언어 장애, 시야 장애, 어지러움, 의식 소실 등의 증상이 나타납니다. 혈관이 막힌 위치에 따라 증상이 다양하게 나타날 수 있으므로, 사전에 뇌경색 증상을 정확하게 숙지해둘 필요가 있습니다. 뇌경색은 주로 혈전 침착이나 혈관 파열, 혈관의 죽상경화로 인해 생깁니다. 뇌경색 증상이 나타나면 지체하지 말고 가까운 응급의료기관을 찾아야 하며, 정확한 진단을 위해서는 CT나 MRI 검사를 통해 뇌신경과 뇌혈관 상태를 확인해야 합니다.

뇌경색이 진단된 후에는 곧장 약물치료나 수술치료가 이뤄져야

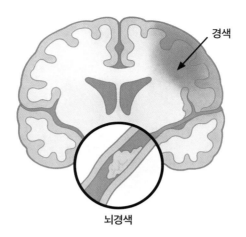

경색

뇌경색

♦ 뇌경색은 뇌혈관이 막혀 뇌의 일부가 손상되는 질환을 의미한다.

합니다. 치료를 위해서는 혈전 용해제, 항혈소판제제, 항응고제, 비약
물요법 등이 활용됩니다. 다만 뇌경색은 뇌동맥 일부가 파열되며 출혈
이 생기는 뇌출혈(출혈성 뇌졸중)과는 증상이나 경과, 예후에서 차이가
납니다.

혈관이 좁아지면서 동맥경화반이 약해지는 부위가 생기고, 이 부
위가 찢어지면 해당 부위에 혈액 속 혈소판이나 섬유소 등 여러 물질이
침착합니다. 이렇게 혈전이 만들어집니다. 이 혈전 때문에 점점 좁아졌
던 뇌혈관이 막히면서 뇌경색이 찾아옵니다. 앞서 설명했듯이 혈전이
항상 제자리에 있는 것이 아니므로 혈전이 생기지 않도록, 혈전을 줄이
도록 노력해야 합니다. 한 번 생긴 혈전은 생긴 부위에서 떨어져나가
혈액을 떠돌다가 뇌혈관이나 심장동맥 등을 막고 이로 인해 치명적인
혈관사고를 일으킵니다.

혈전이 많이 생기지 않았어도 동맥경화반이 커져서 혈관이 심하게

좁아지면 문제가 생길 수 있습니다. 이런 상황에서는 갑자기 혈압이 떨어진다거나 탈수가 심하게 오는 상황이 생기면서 곧장 뇌경색으로 이어질 수 있습니다. 따라서 혈관 건강이 나쁘거나 혈관 질환이 있는 사람이라면 갑작스러운 혈관 충격이 생기지 않도록 각별히 주의해야 합니다. 더운 날이나 추운 날 무리한 외부활동은 혈관 충격을 일으킬 수 있습니다. 사우나, 찜질방 이용도 마찬가지입니다. 갑작스러운 스트레스 상황에서는 혈관에 충격이 생기지 않도록 주의를 기울여야 합니다. 또 심한 탈수 상태가 지속되지 않도록 주의해야 합니다.

동맥경화는 어떻게 치료하나요?

동맥경화증 여부를 알아보기 위해서는 동맥경화도 검사를 받아보면 됩니다. 동맥경화도 검사는 심장에서 혈액을 사지로 보내는 시간, 속도, 맥박을 통해 동맥경화 정도를 알아보는 검사입니다. 물론 동맥경화증의 진단을 위해서는 혈압 측정, 혈액검사(콜레스테롤, 중성지방 등의 측정), 요검사, 심전도 측정, 안저검사 등을 종합적으로 살펴봐야 합니다. 동맥경화도 검사는 편안한 자세로 누워 양쪽 발목과 양쪽 팔에 혈압 측정 커프를 착용한 후, 심장 부근에 심음을 측정하는 센서를 붙입니다. 양쪽 손목에는 심전도 전극을 부착하고, 심전도 파형과 심음도의 파형이 안정되면 심장의 맥박과 사지의 혈압을 동시에 측정해서 여부를 판단하게 됩니다.

검사를 통해 동맥경화증이 확인되었다면 지체하지 말고 치료를 시작해야 합니다. 동맥경화증 치료에는 식사요법, 운동요법, 약물요법이 있습니다. 또 동맥 질환을 일으키거나 악화시킬 수 있는 흡연, 고지혈증, 고혈압, 당뇨 등을 치료해야 합니다. 약물치료는 혈관을 확장해 혈액순환을 돕거나 혈관이 완전히 막히는 것을 예방하는 데 도움을 줄 수는 있지만, 동맥경화증으로 인해 이미 좁아진 혈관 병변 자체를 제거하지는 못합니다.

먼저 식사요법을 알아보겠습니다. 동맥경화증을 예방하거나 진행을 막기 위해서는 콜레스테롤과 포화지방을 많이 함유하는 음식 섭취를 적극적으로 줄여야 합니다. 다음은 이 두 가지 물질이 많이 함유된 음식 항목입니다.

1. **콜레스테롤이 아주 많은 식품**(100mg 이상): 명란젓, 메추리알(5개), 돼지간, 계란 노른자, 물오징어
2. **콜레스테롤이 많은 식품**(50~100mg): 새우, 소라, 장어, 문어, 전복
3. **콜레스테롤이 약간 많은 식품**(50mg 이하): 치즈, 소고기, 돼지고기, 닭고기, 참치, 참도미, 가자미, 갈치, 우유
4. **콜레스테롤이 적은 식품**(0mg): 달걀 흰자, 채소, 과일, 식물성 기름, 두부, 콩

콜레스테롤 함량이 50~100mg 이상으로 비율이 높은 식품은 일주일에 2~3회 정도로 제한하고, 콜레스테롤 섭취는 1일 300mg 이하로 제한해야 합니다.

고혈압과 고지혈증이 있다면 최대한 빨리 치료하거나 정상 범위를 유지할 수 있도록 관리해야 합니다. 정상 체중을 유지하는 것도 중요합

니다. 과체중이나 비만이라면 가급적 의사와 상의하면서 체계적인 감량 계획을 세우고 정상 체중을 회복해야 합니다. 담배를 피우고 있다면 역시 의사나 금연 전문가와 협조해 빠른 시일 내에 금연해야 합니다. 지속적이고, 체계적인 운동 실천도 중요합니다. 동맥경화증의 예방과 치료를 위해서는 규칙적인 운동이 필요합니다

술도 중요한 동맥경화증 위험인자입니다. 술보다는 담배가 좀 더 문제가 되는데 고혈압의 각종 합병증 중 동맥경화증 관련 합병증을 유발할 수 있습니다. 술은 급격한 혈압 상승이나 부정맥을 유발할 수 있습니다. 담배 하루 10개피 이상, 술은 소주 1잔 또는 맥주 2잔 이상인 경우 특히 위험해질 수 있습니다.

고혈압 역시 주요 위험인자입니다. 이완기 혈압 90mmHg 이상 또는 수축기 혈압 140mmHg 이상이면 고혈압으로 진단하는데, 대체로 성인의 약 10%가 여기에 해당합니다. 나이가 증가하면 고혈압 유병률도 증가하기 때문에 더욱 주의를 기울여야 합니다. 고지혈증 역시 주요 위험인자이므로 반드시 치료해야 합니다.

죽상동맥경화의 치료는 크게 두 가지로 나눌 수 있는데, 질환의 진행을 예방하기 위한 치료와 장기로의 혈액 공급에 이미 장애가 생겨 증상이 나타났거나 장기의 기능 저하가 초래된 경우 좁아진 혈관을 넓히거나 혈관을 붙여 우회로를 만들어주는 치료가 있습니다. 동맥경화라고 진단되었다면 우선 진행을 막기 위해 금연, 저지방식 섭취, 혈당 조절, 혈압 조절 등 환자 본인의 자기 관리가 꼭 필요합니다. 또 당뇨병 관리, 규칙적인 유산소 운동과 체중 관리, 혈액의 콜레스테롤 함량을 개선하기 위한 생활습관 관리가 선행되어야 합니다.

이와 더불어 병원에서 적절한 치료를 받아야만 합니다. 동맥경화로 인한 협착이 심하지 않은 경우 항혈소판제제 등의 약물로 예방적 치료를 받는 것이 바람직합니다. 만약 협착이 심한 경우 약물로는 좁아진 혈관의 회복을 기대하기 어렵기 때문에 중재적 시술이나 수술을 시행할 수 있습니다. 중재적 시술로는 혈관을 넓혀주기 위한 풍선을 이용한 혈관 성형술, 스텐트 삽입술이 있으며 수술로는 동맥내막절제술, 동맥우회로수술 등이 있습니다.

좁아진 혈관의 혈행(혈액순환)을 개선하기 위해 혈관 조영술을 시행해 좁아진 곳이 있으면 카테터를 통해 혈관성형풍선을 넣어서 부풀려줌으로써 동맥경화로 인해 좁아진 부분을 넓힐 수 있습니다. 또는 그물망처럼 생긴 스텐트라는 것을 넣어서 관상동맥의 혈관벽을 지지해줌으로써 다시 좁아지는 것을 방지하기도 하는데, 이를 혈관 성형술이라고 부릅니다. 그러나 혈관이 좁아졌다고 모두 확장해야 하는 것은 아닙니다. 확장 시술을 했을 때 혈류 공급에 이득이 된다고 생각되고 시술하기 적절한 병변일 때 풍선 성형술 또는 스텐트 시술을 시행합니다.

외과적 치료는 내과적 치료, 특히 동맥 성형술이 여의치 않은 경우 주로 행해집니다. 우회로이식술이 대표적입니다. 이는 자신의 다른 혈관이나 인공혈관을 이용해서 혈관의 좁아진 부분의 아래로 혈관을 우회해 연결시켜주는 수술입니다.

혈관개통술은 동맥경화로 좁아진 혈관을 넓혀주거나 수술로 혈액의 통로, 즉 우회로를 만들어주는 수술법입니다. 경피적 혈관 확장술은 가장 많이 사용되는 침습적 방법으로 협착된 혈관에 풍선을 넣어 확장해 혈류를 개선하는 방법입니다. 이 치료는 관상동맥, 경동맥, 하지동맥경화에 효과적이나 재협착의 문제점이 존재하는 치료법입니다. 스텐트 삽입술은 풍선 확장술의 제한점인 재협착을 막기 위해서 금속제 그물망을 혈관을 확장한 부위에 끼워 넣는 방법입니다. 재협착을 줄일 수 있으며 특히 약물을 입힌 스텐트를 사용하면 재협착 예방 효과가 매우 큽니다.

072

협심증, 심근경색증은
유전인가요?

심뇌혈관 질환은 유전적 요소와 생활습관 요소가 모두 관련이 있습니다. 유전적인 요소는 가족력이 있는 경우 심뇌혈관 질환에 걸릴 확률이 높아집니다. 가령 직계가족 중 뇌졸중 환자가 있다면 그렇지 않은 경우보다 뇌졸중 위험이 1.5~2배가량 증가하는 것으로 알려져 있습니다. 심뇌혈관 질환은 여러 요인이 발병에 영향을 미치는 다요인 질환이기 때문에 정확하게 가족력이 어느 정도의 영향을 미치는가에 대한 종합적인 연구는 아직 부족합니다. 가령 고혈압일 경우, 특정 유전자를 보유한 경우 최대 30%가량 고혈압 발병 위험이 높은 것으로 알려져 있습니다. 국민건강영양조사에 따르면 부모 모두 고혈압이 있으면 성인 자녀의 29.3%가 고혈압, 형제자매가 고혈압이 있으면 57%가 고혈압이 있었습니다. 급성 심근경색의 경우 가족력만으로도 발병 위험이

40~60%가량 높은 것으로 알려져 있습니다.

최근 국내 의료진이 고혈압, 당뇨병, 이상지질혈증 환자의 심뇌혈관 질환 발생 위험을 높이는 유전자 변이를 발견했습니다. 심혈관대사복합질환이환(Cardiometabolic Multimorbidity)은 당뇨병, 뇌졸중, 심근경색 가운데 2개 이상에 걸린 경우를 가리키며 최근 유병률이 급상승하고 있습니다. 가령 희귀 질환으로 분류되는 '모야모야병(Moyamoya Disease)'은 주요 사망 원인으로 알려진 뇌졸중의 중요 원인으로 꼽힙니다. 모야모야병은 원인을 알 수 없이 뇌혈관의 협착 또는 폐쇄가 천천히 진행하는 질환으로 이로 인해 뇌경색과 뇌출혈이 발생합니다. 모야모야병을 가진 환자의 약 15%가 가족력, 즉 부모 혹은 형제가 모야모야병을 가지고 있는 것으로 나타났습니다. 최근 유전자 연구 기술의 발전과 맞물려 모야모야병에 대한 유전자 연구가 많이 진행되었는데요. 이를 통해 'RNF213'이라는 유전자가 가족력을 가진 모야모야병 환자에게 많이 발견된다는 사실이 밝혀졌습니다.

최근에는 심뇌혈관 질환 관련 유전자 변이가 발견되면서 많은 관심을 받았습니다. 이 부분은 10번 '유전적으로 혈관 건강이 안 좋을 수 있나요?'를 참고하기 바랍니다.

지금까지 특정 유전자 변이와 심혈관 질환 관련성에 관한 유전 연구가 계속해서 진행되었습니다. 대표적인 예가 PCSK9 유전자 돌연변이 연구로, 이 유전자에 돌연변이가 있으면 콜레스테롤이 낮게 유지되는 동시에 심혈관 질환 발생이 줄어듭니다. 하지만 높은 콜레스테롤 수치 등 위험요인이 여럿 동반된 상황에서도 혈관이 정상인 이유를 밝힌 연구는 드문 상황입니다. 세브란스병원 심장내과 이상학 교수와 성균관의대 삼성 융합의과학원 원홍희 교수 연구팀은 혈관 질환 위험요인이 여러 가지 있는 고위험 환자 중에도 혈관이 깨끗한 사람이 있다는 사실에 착안해 혈관 보호 유전자가 있을 것으로 가정하고 조사를 진행했습니다.

성별, 나이, 혈압, 콜레스테롤, 당뇨병 등으로 향후 10년간 관상동맥 질환 발생 위험을 계산할 수 있는 프레밍험 위험도 점수가 14점 이상(10년 안에 심혈관 질환 발생 확률 16% 이상)인 고위험군을 대상으로 관상동맥조영술과 CT검사 등에서 혈관이 정상인 슈퍼혈관군 72명, 그리고 위험 점수는 같지만 실제 심혈관 질환을 앓는 일반군 94명을 각각 연구했습니다. 연구팀은 유전체 전체에서 변이를 발굴하는 전장유전체연관분석(GWAS)을 활용해 슈퍼혈관과 관련 있는 유전자 변이를 발굴했습니다. 또 유전자 발현량 조절 연구(eQTL)를 통해서 유전자 변이와 관련된 유전자 발현량 차이가 실제로 인체 조직 변화를 발생시키는지 검증했습니다. 상염색체 500만 개를 분석한 결과, 슈퍼혈관과 관련된 변이가 있는 유전자자리 10개를 발견합니다.

유전자자리는 혈관 생성 등에 영향을 미치는 'PBX1'과 인체 시계에 영향을 주는 'NPAS2' 유전자 등이 포함되었습니다. 이번 연구에서는 혈관 질환 환자를 주로 대상으로 삼은 기존 연구를 뒤집어 혈관이 건강한 사람을 대상으로 진행되었습니다. 고혈압, 당뇨병, 고지혈증 등 전통적인 위험요인을 넘어 새로운 의학적 표적을 발견해 혈관 질환을 예방할 수 있는 치료제 개발의 단초가 될 것으로 전망됩니다.

073

협심증, 심근경색증이 스트레스와 연관이 있나요?

비단 협심증이나 심근경색증뿐만 아니라, 심뇌혈관 질환 대부분은 스트레스와 밀접한 관련이 있습니다. 예를 들어 스트레스를 느꼈을 때 생리적 반응으로 교감신경이 흥분하면서 싸움회피반응(Fight-or-Flight Response)이 유발됩니다. 이는 진화를 통해 만들어진 인체가 환경에 정상적으로 대응하는 반응입니다. 하지만 스트레스에 의한 반응이 지속하거나 지나치게 심해지면 전체 건강은 물론, 신체 여러 부위에 심각한 위험이나 질병을 초래할 수 있습니다. 특히 심한 스트레스에 노출될 때 우리 심장과 혈관에도 심한 충격이 가해집니다. 그로 인해 여러 가지 심뇌혈관 질환이 생길 수 있으며 때로는 치명적인 상황에 이르는 직접적 원인이 되기도 합니다.

급성 스트레스에 의한 심혈관 질환의 발생은 스트레스와 심혈관 질환의 관련성을 가장 잘 보여주는 사례입니다. 대표적인 연구로 사별한 배우자 9만 5,647명을 추적한 결과가 있습니다. 배우자가 사망한 지 1개월 이내에 사망률이 남성의 상대위험도(RR; Relative Risk)는 2.6, 여성은 3.5로 높아졌습니다. 이러한 사망률 증가는 사건 발생 한 달 후 정상화되는 것으로 나타났습니다. 또 1994년 LA 지진에 의해 관상동맥 질환 급성 심장사가 발생 당일 4.6건(일일 평균)에서 24건으로 6배 증가된 것으로 조사되었습니다.

이처럼 급성 스트레스가 관상동맥 질환을 유발하는 것으로 확인된 바 있습니다. 그 이유는 첫째, 스트레스가 교감신경을 흥분시켜 일시적 심근허혈을 유발하기 때문입니다. 둘째 스트레스가 부정맥의 발현 가능성을 높이는 것입니다. 또 다른 기전으로는 경화반이 보다 터지기 쉬운 상태가 되거나 혈전 형성의 위험성이 증가하는 것입니다. 심한 스트레스가 생기거나 극심한 신체활동을 했을 때 이런 일이 생깁니다.

만성 스트레스 역시 심혈관 질환 발생을 높입니다. 직장에서의 스트레스, 경제적 스트레스 등으로 초조하고, 불안하고, 수면에 방해를 받는 경우 심근경색 발병 확률이 2.1배 높아지는 것으로 나타났습니다. 만성 스트레스가 심혈관 질환에 미치는 영향은 직접적 경로와 간접적 경로로 나눌 수 있습니다. 직접적 경로는 스트레스에 지속적으로 노출되면 교감신경과 시상하부 뇌하수체 부신 축(HPA축)이 과잉 자극되어 생리적 반응을 유발하는 것입니다. 간접적 경로는 두 가지인데 하나는 만성 스트레스가 우울증이나 불안장애 등의 정동장애를 유발해서 2차적으로 HPA축에 영향을 주는 것, 다른 하나는 건강하지 못한 생활습관으로 심혈관 질환이 생기는 것입니다. 일단 HPA축에 이상이 생기면 코티솔의 변이성 저하, 혈중 코티솔 상승, 노르에피네프린 상승, 자율신경계 부전, 맥박수 증가 등 다양한 기전을 통해 심혈관 질환을 유발할 수 있습니다

직무 스트레스 역시 심혈관질환 위험을 높입니다. 가령 직무 긴장도가 높은 직군은 다른 직군 대비 4배 정도 심혈관 질환이 높게 나타났습니다. 예를 들어 운전에 종사하는 사람에게 심혈관 질환의 발병 위험이 높아진다는 연구 결과가 있습니다. 직업적으로 운전을 하면 장기간 운전과 관련된 사고 등의 경험으로 인해 운전 행위 자체가 즉각적인 스트레스로 작용해 HPA축의 과잉반응(혈압, 맥박, 부정맥, 심전도, 혈중 코티솔 변화 등)으로 심혈관 질환 위험을 강력히 높이는 것으로 나타났습니다.

우울증이나 불안장애가 있는 사람의 경우 심혈관 질환 발병이 높게 나타납니다. 또 A유형 성격(적개심, 분노, 경쟁심, 성급함 등)을 가졌거나 증오 감정이 심한 사람에게도 심혈관 질환 발병이 높게 나타났습니다.

최근 진행된 스웨덴 예테보리대학 의과대학 심장전문의 아니카 로센그렌 교수 연구팀의 연구에 따르면, 심한 스트레스가 심뇌혈관 질환의 발생을 22%까지 높이는 것으로 나타났습니다. 우선 연구팀은 참가자들에게 지난 한 해 동안 겪은 스트레스가 어느 정도였는지를 질문했습니다. 힘들고 어려운 사건과 고난에는 이혼, 실직, 사별, 중병 등이 포함되었습니다. 연구팀은 2021년 3월까지 평균 10년간 이들의 조사 자료를 검토했고, 전체적으로 스트레스가 심한 그룹은 스트레스가 가벼운 그룹보다 심뇌혈관 질환 발생률이 22% 높게 나타났습니다. 심근경색은 24%, 뇌졸중은 30% 높은 것으로 나타났습니다.

074

지질검사는 왜
공복으로 하나요?

통상 지질검사 전에는 12시간 동안 금식을 취하도록 권고하는데요. 단 금식하는 동안에도 물은 섭취 가능합니다. 특히 중성지방 수치는 식사에 많은 영향을 받습니다. 식사 후 중성지방 수치는 공복 시 측정한 수치보다 5~10배 이상 증가하므로, 검사 전 9~12시간 금식을 해야 정확한 결과를 얻을 수 있습니다. 이렇게 많은 의료기관에서 관행적으로 지질 농도를 혈액검사로 측정하기 전 최소 8시간 이상 굶도록 권고하고 있습니다. 그러나 최근 이런 공복 측정이 의학적 근거가 부족하고 오히려 실제 의료에 필요한 지질 수치를 제대로 파악하지 못하게 한다는 주장이 나온 바 있습니다. 유럽동맥경화학회와 유럽임상화학실험의학연맹은 대규모 연구를 통해 이와 같은 결론을 내리고 일부 환자를 제외하고는 대부분 비공복으로 측정하는 것이 여러 면에서 낫다고 권고하고 있습니다.

두 협회 전문가로 구성된 공동 연구진은 덴마크, 캐나다, 미국 등에서 30만 명 이상을 대상으로 조사한 결과, 공복과 비공복 상태에서 측정한 콜레스테롤 및 중성지방 수치에 의미 있는 차이가 없었다고 밝힌 바 있습니다. 공복 상태에서 잰 수치가 아닌 정상적으로 식사한 상태에서 재는 것이 하루 평균 콜레스테롤 및 중성지방 농도를 보다 잘 반영하고, 또 심혈관 질환 위험을 평가하는 데 유용하다고 설명하고 있습니다. 검사를 위해 8시간 이상 굶어야 하는 것이 검사받는 사람에게 일종의 장벽으로 작용해 검사를 꺼리게 하며, 때로는 건강을 해칠 수도 있다고 설명합니다.

특히 두 협회에서는 어린이, 노인이 대상일 때, 처음 지질검사를 받을 때, 심혈관 질환 위험을 평가하기 위한 검사일 때 규칙적 약물 복용자, 당뇨 환자, 급성 관상동맥 증후군 환자, 육체노동자, 본인이 원하는 경우 등만 비공복 측정을 하라고 권고하고 있습니다. 가령 당뇨 환자의 경우 공복 측정은 저혈당증을 일으킬 위험성과 고중성지방혈증이 검사에서 나타나지 않게 만드는 블라인드 효과가 있다고 말합니다.

물론 경우에 따라서는 공복 측정이 필요한 경우도 있습니다. 비공복 검사에서 중성지방 농도가 5mmol/L(440mg/dL)일 때, 고지혈증으로 인한 췌장염에서 회복될 때, 심한 고지혈증을 일으키는 약물치료를 시작할 때 등이 그런 예입니다. 연구진은 공복과 비공복 두 방식은 서로 배척관계가 아닌 보완관계에 있다면서 여러 나라에서 비공복 검사의 이점이 확인된 바 있다고 강조하고 있습니다. 예컨대 환자를 8시간 이상 굶겨 필요 없이 힘들게 만들면 검사를 회피할 수 있다고 강조합니다.

비공복 검사를 하면 추가 검사와 심혈관 질환 예방 및 치료가 필요한 경우 환자가 의료진의 권고를 보다 잘 받아들이고 수칙을 잘 지키는 것으로 나타났습니다. 또 배고픈 환자들이 대부분 오전 일찍 검사를 받기 위해 몰려들기 때문에, 비공복 검사를 하면 의료진과 행정직원 등의 비효율적 배치와 운영 시스템을 개선할 수 있다고 말합니다.

한국인의 콜레스테롤
수치가 낮은 이유는?

최근 연구 결과, 한국인의 총콜레스테롤 수치가 연구에 참여한 17개국 중 가장 낮게 나타나 많은 이를 놀라게 했습니다. GC녹십자의료재단과 글로벌진단네트워크가 전 세계 17개국 콜레스테롤 및 중성지방 검사 결과의 다양성에 대해 공동으로 진행한 연구에서 이런 결과가 나타났습니다(연구 내용은 국제학술지 유럽심장학회지에 게재). 참고로 글로벌진단네트워크는 글로벌 12개 대표 진단검사기관 협의체입니다. 국내에서 유일하게 GC녹십자의료재단이 이 협의체에 소속되어 있습니다. 연구진은 글로벌진단네트워크 소속 검사기관에서 2018년부터 2020년까지 진행한 약 5억여 개의 지질검사 결과를 종합적으로 분석해 국가, 지역, 성별, 나이에 따라 심혈관 질환의 위험 정도에 어떤 차이가 존재하는지 살펴봤습니다.

대부분의 국가에서 남녀 모두 중년기에 총콜레스테롤과 저밀도 콜레스테롤 수치가 가장 높게 나타났습니다. 그런데 전 연령대 및 성별을 통틀어 총콜레스테롤 평균 수치가 한국이 177.1mg/dL로 가장 낮게 나타났으며, 오스트리아는 208.8mg/dL로 가장 높게 나타났습니다. 이번 연구에서 세계보건기구가 제시하는 총콜레스테롤 정상치(193mg/dL)를 초과한 국가는 오스트리아, 독일, 일본, 호주를 포함한 7개국이었습니다.

17개 국가 중에서 한국의 평균 총콜레스테롤 수치가 가장 낮게 나타난 원인 중 하나는 발전된 보건의료 정책과 꾸준한 노력으로 고콜레스테롤혈증에 대한 인지율과 치료율이 향상된 결과로 판단됩니다. 다만 여전히 국내 고콜레스테롤혈증 환자 10명 가운데 3명은 아직도 자신의 건강 상태를 제대로 인지하지 못하고 있다는 사실이 밝혀졌습니다. 주기적인 혈액검사와 교육을 통해 이를 개선해야 할 것으로 보입니다.

반면 한국인의 중성지방 수치가 특히 높게 나타났는데요. 이는 음식 섭취 때문으로 여겨집니다. 국내 이상지질혈증 지침에서는 공복 후 지질검사를 권장하지만, 실제 진료실에서는 환자나 대상자의 사정 때문에 공복을 지키지 못한 채 측정되는 경우가 많습니다. 그 증거로 한국인의 중성지방 농도는 평균값이 높고 표준편차가 무척 크게 나타납니다. 이는 중성지방 농도가 저농도에서 고농도까지 넓게 분포한다는 뜻입니다. 한국의 지질검사 대상자들 가운데 공복 상태를 유지하지 않은 채 검사를 받은 경우가 많기 때문입니다. 정확한 진단과 검사를 위해서는 가급적 공복을 유지한 상태에서 검사를 진행할 수 있도록 해야 한다는 의견이 있습니다.

076

뇌졸중이 발생하면
어떤 증상이 생기나요?

뇌졸중은 크게 뇌에 혈액을 공급하는 혈관이 막히는 뇌경색과 뇌혈관이 터져서 출혈이 생기는 뇌출혈로 나뉩니다. 뇌졸중으로 인해 뇌 조직에 손상이 생기면서 그에 따른 다양한 신체장애가 나타날 수 있습니다. 뇌경색은 허혈성 뇌졸중으로 불리는데, 뇌혈관이 혈전에 의해 막혀 뇌에 충분한 혈액이 공급되지 않아 뇌 조직이 손상되는 질환입니다. 반면 뇌출혈은 일명 출혈성 뇌졸중으로 불리고, 뇌혈관이 터지면서 출혈로 인해 뇌 조직이 손상되는 질환입니다. 고혈압이나 뇌동맥류 등으로 약해진 혈관벽이 파열되어 발생합니다. 일단 뇌졸중이 생겼다면 이는 응급상황입니다. 증상을 인지하면 발병 여부를 떠나서 가까운 응급응료기관을 찾아야 합니다.

뇌졸중 중 80%는 뇌경색이 차지합니다. 뇌경색은 '골든타임' 안에 치료를 시작해야 합니다. 정맥 안에 막힌 혈관을 뚫을 수 있는 혈전용해제 투약이 가능한 것은 증상 발생 후 4시간 30분 이내입니다. 증상 발생 후 4시간 30분이 지나면 심각한 장애가 생길 수 있으며, 경우에 따라서는 생명에 지장을 줄 수도 있습니다. 뇌졸중이 치명적인 이유는 한 번 뇌 조직이 손상되면 영구적인 장애로 남기 때문입니다. 뇌졸중 발생 후 시간이 지날수록 손상 부위가 커지기 때문에 신속한 치료가 대단히 중요합니다. 4시간 30분을 초과한 경우 동맥으로 접근해 막힌 부위를 뚫는 동맥 내 혈전제거술을 받아야 합니다. 6시간이 지난 후 병원에 도착했다면 뇌 손상이 완전히 진행되지 않은 경우만 선별해 치료를 받게 됩니다. 이미 뇌 손상이 모두 진행되었다면 급성기 치료를 실시하지 않습니다. 막힌 혈관을 뚫다가 오히려 출혈이 생기면서 심각한 상황이 벌어질 수 있기 때문입니다.

뇌졸중 초기 증상은 갑자기 나타납니다. 한쪽 마비, 언어장애, 시야 장애, 어지럼증, 심한 두통 등이 대표적인 뇌졸중 증상입니다. 이런 증상이 나타난다면 신속하게 응급의료 기관을 찾아야 합니다. 뇌졸중 발생과 관련해서 꼭 기억해야 할 것이 'F·A·S·T' 법칙입니다. F·A·S·T는 미국심장뇌졸중학회에서 제시한 응급상황 조치 원칙으로 얼굴(Face), 팔(Arm), 언어능력(Speech), 시간(Time)의 약자입니다. 첫째, 얼굴은 안면 마비를 뜻합니다. 미소를 지었을 때 한쪽 입꼬리가 처진다거나 입꼬리가 올라가지 않으면 뇌졸중일 수 있습니다. 둘째, 팔은 팔다리 마비를 의미합니다. 팔이 제대로 올라가지 않거나 힘이 들어가지 않으면 역시 뇌졸중일 수 있습니다. 눈을 감고 손바닥을 위로한 채 양팔을 앞으로 쭉 뻗고 수평을 유지할 수 있는지 확인해야 합니다. 한쪽 팔이 돌아가거나 내려간다면 뇌졸중일 수 있어 즉시 응급의료 기관을 찾아야 합니다. 섯째, 언어능력은 같은 단어를 빠르게 반복했을 때 말이 제대로 나오는지 확인해보는 방법입니다. 마지막 시간은 앞서 말한 골든타임을 지키라는 뜻입니다. 이와 같은 뇌졸중 증상이 나타났다면 지체하지 말고 곧장 119에 연락하거나 다른 교통수단을 통해 응급의료 기관을 찾아야 합니다.

뇌졸중이 무서운 이유는 생사를 다투는 질병이라고, 설사 생명을 유지하더라도 심각한 후유증을 남기 때문입니다. 한 번 손상된 뇌세포는 다시 회복되기가 대단히 어렵습니다. 뇌졸중 환자의 뇌는 뇌세포가 죽으면서 빈 공간으로 남습니다. 또 생존하더라도 각종 마비 증상, 언어장애 등과 같은 심각한 후유증을 남는 경우가 많습니다. 뇌졸중 후유증으로 정신 질환을 앓는 경우도 다반사입니다.

출혈성 뇌졸중, 즉 뇌출혈은 더욱 심각한 질병입니다. 뇌출혈은 출혈이 발생하는 위치에 따라 크게 뇌내출혈과 지주막하출혈로 구분합니다. 뇌내출혈(뇌실질출혈)은 뇌 안쪽 깊은 조직 부위에서 혈관에 출혈이 생기는 경우입니다. 주로 크기가 작은 혈관이 장기간 높은 혈압에 노출되면서 혈관의 탄력성이 떨어지고, 갑작스러운 혈압 상승에 대응하지 못해 뇌혈관이 터지면서 발생합니다. 또 지주막하출혈(거미막하출혈)은 뇌의 표면에 있는 혈관이 터지면서 혈액이 뇌와 두개골 사이 공간에 고이는 뇌출혈 질환입니다. 뇌출혈은 대부분(약 75~85%) 뇌동맥류가 터지면서 발생하는데, 일부는 혈관 기형이나 두부 외상에 의해 발생할 수 있습니다.

뇌동맥류는 뇌에 혈액을 공급하는 뇌동맥의 일부 약해진 혈관벽이 혈압을 버티지 못하고 늘어나 꽈리 모양으로 풍선처럼 부풀어 나온 증상입니다. 혈관벽이 매우 얇고 약해져 있기 때문에 압력이 가해지면 쉽게 파열되어 출혈을 일으키게 됩니다. 뇌동맥류는 성인의 1~3%에서 발생하며 환자 중 1~2%에서 뇌출혈이 발생합니다. 만약 뇌동맥류를 진단받게 된다면 뇌동맥류 클립결찰술이나 뇌동맥류 코일술을 통해 뇌동맥류로 가는 혈류를 차단해 뇌출혈을 예방할 수 있습니다.

뇌출혈이 발생했을 때는 심한 두통 및 구토 증상이 동반되는 경우가 많습니다. 또 뇌경색과 마찬가지로 한쪽 마비, 언어장애, 시야장애, 어지럼증 등의 증상이 나타날 수 있으며 심할 때는 의식 소실이 생길수 있습니다. 뇌출혈 증상 역시 갑자기 나타나며 이 밖에 심한 두통, 구토 등이 나타날 수 있습니다. 두통의 경우 살면서 한 번도 경험하지 못한 극심한 두통이 나타날 수 있습니다. 뇌출혈 환자는 이 두통을 천둥소리가 들렸다거나 도끼로 맞은 듯이 아팠다고 표현합니다. 특히 출혈이 심한 경우에는 의식을 잃고 자극을 주거나 흔들어도 깨어나지 못하게 됩니다. 또 갑자기 한쪽 팔다리 감각이 둔해지거나 힘이 빠집니다. 발음이 어눌해지거나 타인의 말을 이해하지 못하고 안면 마비를 동반하는 경우가 많습니다. 갑자기 어지러움을 느끼면서 똑바로 걷지 못하고 몸이 한쪽 방향으로 기울어집니다. 갑자기 시야의 절반이 캄캄해지며 반쪽만 보이거나 중심이 잘 보이지 않을 수도 있습니다. 또 물체가 겹쳐 보이는 경우도 있습니다.

이런 증상이 나타났다면 전문 치료 병원으로 최대한 빨리 이송하거나 119에 도움을 요청해야 합니다. 119에 전화하면 뇌졸중 진단과 치료가 가능한 병원으로 즉시 이송할 수 있습니다. 최단시간 내에 진단과 치료가 이뤄질 수 있는 의료진과 시스템이 잘 갖춰진 병원을 찾아야 합니다. 증상이 발생한 후 최대한 빨리 병원에 도착해야 합니다.

설사 이런 뇌졸중 증상이 갑자기 사라졌다고 해도, 이는 일시적으로 좋아진 것일 수 있으므로 지체하지 말고 병원을 찾아 정확한 진단을 받아야 합니다. 비록 증상이 호전되었다 해도 1~2주 후에 다시 출혈이 생길 위험이 높기 때문입니다.

심근경색의 합병증은
무엇이 있나요?

급성 심근경색증 환자에게는 일시적으로 관찰되는 가벼운 합병증에서부터 생명을 위협하는 위험한 합병증까지 다양한 합병증이 발생할 수 있습니다. 신속한 재관류 치료 및 적극적인 약물치료를 통해 합병증 발생을 최소화하는 것이 중요합니다. 심근경색증의 합병증은 여러 가지가 있는데, 중요한 합병증으로는 발생 부위의 기능부전 및 파열로 생길수 있는 급성 승모판 역류증, 급성 심실중격결손증 등이 있으며 이와같은 합병증이 있는 경우 수술이 필수적입니다. 발생 부위가 매우 광범위한 경우 혈압이 떨어지는 심인성 쇼크가 발생해 매우 위험할 수 있기때문입니다. 앞서 말한 것처럼 심실빈맥, 심실세동을 비롯해 치명적인부정맥이 동반되는 경우도 위험한 합병증 중 하나입니다.

부정맥은 몇 가지로 나눌 수 있는데, 우선 심실성 빈맥은 급성 심근경색증으로 인한 급사의 원인이 될 수 있습니다. 심실성 빈맥은 심근 허혈(피 부족)과 관련되어 대개 첫 24시간 이내에 일시적으로 발생할 수 있으며, 48시간 이후 발생하는 경우 임상 전기생리학적 검사 후에 삽입형 제세동기로 시술할 수 있습니다. 심방 세동은 좌심실 기능 저하와 관련되어 발생할 수 있으며 심부전 발생 가능성이 높습니다. 방실 전도 차단으로 심한 서맥이 발생할 수 있으며, 임시형 심박동기를 필요로 하는 경우도 있습니다. 기타 여러 종류의 경미한 부정맥이 일시적으로 발생할 수 있습니다. 신속한 관상동맥 재관류 치료 및 베타 차단제 치료로 부정맥 발생을 최소화시킬 수 있습니다.

또 심인성 쇼크는 경색 첫 몇 시간 이내에 발생할 수 있으며, 입원 초기에도 생길 수 있습니다. 적극적인 치료에도 70% 이상의 높은 사망률을 보이는 합병증입니다.

그다음으로 급성 승모판 폐쇄부전증 및 급성 심실중격결손증은 대개 심근경색증 후 2~4일 사이에 자주 발생합니다. 회복 중 갑자기 호흡곤란이 발생하고, 혈압이 떨어지면 의심해야 합니다. 응급 수술을 필요로 하며 사망률이 높습니다.

미지막으로 심부전은 경색 부위 및 정상 심근의 확장으로 인해 심장의 수축기 기능이 감소하면서 발생할 수 있습니다. 이때도 심장 기능을 보존할 수 있는 약물치료를 적극적으로 실시해야 합니다.

협심증은 무엇이고
어떻게 예방하나요?

협심증은 관상동맥이 죽상동맥경화로 좁아져 심장에 혈액 공급이 부족하게 되어 가슴 통증이 발생하는 질환입니다. 협심증은 가슴 통증의 원인과 증상에 따라 안정형 협심증과 불안정형 협심증으로 구분됩니다. 안정형 협심증은 주로 심장에 혈액을 많이 필요로 하는 활동(운동, 정신적 스트레스)을 할 때 가슴 통증이 나타납니다. 불안정형 협심증은 관상동맥이 심하게 좁아져서 휴식 시에도 가슴 통증이 발생하고 지속 시간이 길게, 더 자주 나타납니다.

협심증의 가장 흔한 통증은 가슴 통증입니다. 환자에 따라 조금씩 다를 수 있지만 대개 가슴을 짓누르는 느낌, 벌어지는 느낌, 고춧가루를 뿌려놓은 느낌, 숨이 차는 느낌 등으로 통증을 표현합니다. 협심증의 가슴 통증은 몇 가지 특징을 가지고 있습니다. 가장 중요한 특징은 안정 시 통증이 없다가 심장근육에 많은 산소가 필요한 상황, 즉 운동을 하거나 무거운 물건을 드는 경우, 차가운 날씨에 노출되는 경우, 흥분한 경우 통증이 발생합니다. 지속시간은 심근경색증과 달리 대개 5~10분 미만이며 안정을 취하면 없어집니다. 그러나 병이 심해지면 안정 시에도 통증이 발생하고 지속시간도 길어질 수 있습니다.

심근경색증으로 진행될 확률이 높은 매우 위급한 상황이므로 즉시 병원을 찾아야 합니다. 당뇨병을 가지고 있는 환자는 비전형적인 양상의 가슴 통증을 호소하는 경우가 있으므로, 가슴 통증이 지속된다면 협심증을 의심해봐야 합니다. 특히 언덕이나 계단을 올라갈 때 가슴 통증이 생기는 경우가 많습니다. 버스를 타기 위해서 갑자기 뛰면 가슴 한가운데가 무거운 느낌이 들면서 쥐어짜듯이 통증이 동반된다면 협심증이 생겼을 가능성이 큽니다.

협심증은 가슴이 좁아진 것처럼 조이고 뻐근하면서 소화불량처럼 느껴질 수 있습니다. 어깨나 팔, 등, 목, 턱에서도 감지될 수 있습니다. 또 가슴 부위(흉부) 불편감이나 통증은 꼭 협심증 때문이 아니라 위-식도 역류, 폐의 감염-염증에 의해서도 생길 수 있습니다. 하지만 협심증은 갑작스러운 심장 발작이나 급사의 징후로 나타날 수 있습니다. 협심증이 의심되는 흉부 통증이나 불편감이 있을 경우 반드시 의사의 진찰을 받아야 합니다.

아직 자신에게 협심증이 생기지 않았다면 예방을 위해 최선을 다해야 할 것입니다. 일단 발병하면 생존을 장담하지 못하는 질병이기 때문입니다. 협심증은 돌연사의 위험요인이기 때문에 예방이 핵심입니다. 혈중 콜레스테롤 수치가 높은 사람은 고지혈증 약제(스타틴)를 복용

🔍 심근경색증과 협심증의 양상 비교

구분	안정형 협심증	불안정형 협심증	심근경색증
통증 지속시간	2~10분	10~20분	30분 이상
통증 발생	운동을 하거나 스트레스를 받을 때	휴식 시에도 나타남	
양상	가슴이 누르거나 조이듯, 쥐어짜듯 아픔	가슴 통증이 안정형 협심증보다 더 심하거나 자주 나타남	
휴식 시	통증이 완화됨	통증이 완화되지 않음	

하고, 콜레스테롤이 적은 음식과 채소류와 같은 식물성 식품을 많이 먹어야 합니다. 당연히 규칙적인 운동도 중요하겠습니다. 협심증을 유발하는 동맥경화에 도움이 되는 운동은 일시적으로 힘을 쓰는 운동이 아니라 달리기, 줄넘기, 가벼운 등산, 수영, 에어로빅 등과 같은 유산소 운동입니다. 오히려 고강도 운동은 이런 운동 경험이 없는 고혈압, 심혈관 질환 환자에게는 위험요인일 수 있습니다. 과도하게 살이 찐 사람은 체중을 줄이고, 혈압이 높거나 당뇨병이 있으면 철저하게 조절해야 합니다. 금연은 필수이며, 장기간에 걸친 과도한 스트레스도 위험할 수 있으니 주의해야 합니다.

아무 증상이 없는데
고혈압 치료가 필요한가요?

고혈압은 증상이 전혀 없거나 미미한 경우가 무척 많습니다. 그래서 일명 '침묵의 살인자'라는 무서운 별명이 생긴 것입니다. 별다른 증상이 없기 때문에 환자 역시 자각 증상을 거의 느끼지 못하고, 혈압 측정 장치로 혈압을 측정하지 않으면 고혈압인지 진단하기가 어렵습니다. 물론 목덜미에서 뒷목으로 이어지는 부분이 뻣뻣하게 느껴지는 두통이나, 어지러움을 느끼는 분도 있습니다. 또 수시로 안면 홍조, 가슴 두근거림 증상을 느끼는 분도 있습니다. 여성의 경우 폐경기 증상과 혼동되면서 고혈압을 인지하지 못할 때가 많습니다. 간혹 호흡곤란, 손발 저림이 찾아오기도 하지만 극히 드문 경우입니다. 사람에 따라 혈압이 오르는 느낌이나 혈압으로 두통이 심해지는 것과 같은 느낌을 받기도 하지만 매우 민감한 사람에 한해 증상이 감지될 수 있습니다.

고혈압은 대부분 증상이 없습니다. 그러므로 고혈압으로 인한 합병증을 예방하려면 아무 증상이 없어도 정기적인 건강검진과 혈압 측정이 필요합니다. 최근에는 전자식 혈압계가 가정에 많이 보급되어 있으니 스스로 측정하거나 병원, 직장인 건강검진, 보건소 등을 통해 1년에 1~2회는 꼭 혈압을 측정해야 합니다.

고혈압이 무서운 이유는 그로 인한 합병증 때문입니다. 고혈압은 대부분 평생 치료해야 하는 만성 질환으로 잘 관리하고 치료하면 정상인과 같이 건강한 생활이 가능한 반면, 증상이 없다고 치료하지 않으면 돌이킬 수 없는 합병증을 초래하게 됩니다. 따라서 체계적인 관리와 치료, 반복적인 교육이 중요합니다.

고혈압은 심장 손상을 유발합니다. 높은 혈압 때문에 좌심실의 기능이 약해져 심부전이 발생하고, 관상동맥 질환을 유발시켜 협심증이나 심근경색증을 일으키기도 합니다. 고혈압 환자의 사망 원인이 대부분 심장성 합병증인 심근경색증이나 심부전일 정도로 고혈압은 심장을 손상시키는 무서운 병입니다.

또 고혈압은 신경계통 손상을 가져옵니다. 고혈압이 지속되면 망막의 변화나 뇌와 같은 중추신경계통에 손상을 줍니다. 망막출혈이나 시력에 손상을 주기도 하며, 중추신경계 손상으로 가벼운 경우 후두통, 현기증, 이명, 흐린 시야, 실신이 유발될 수 있으며 심하면 뇌경색, 뇌출혈 등 치명적인 결과가 나타납니다.

다행히 증상이 없는 합병증 전단계에서는 고혈압을 철저하게 관리하면 정상적인 상태로 좋아질 수 있습니다. 그러나 이미 심뇌혈관 질환이나 콩팥 질환 증상이 나타나는 고혈압 합병증 단계에 이르면, 현대

의학으로도 원래 상태로 되돌리기란 거의 불가능해집니다. 증상이 있는 합병증이 생긴 이후에는 고혈압 치료와 함께 해당 합병증을 전문적으로 치료해야 합니다.

잘 알고 있는 질병 외에
또 어떤 것들이 있나요?

심뇌혈관 질환은 무척 다양하지만 모두 우리 혈관에 생기고, 또 혈관 건강과 관련이 깊은 질병이라는 공통점을 가지고 있습니다. 우선 잘 알려진 심뇌혈관 질환으로는 허혈성 심장 질환(심근경색증, 협심증), 심부전증 등 심장 질환과 뇌졸중(뇌출혈, 뇌경색) 등 뇌혈관 질환, 그리고 이런 질병을 유발하는 뿌리 질병에 해당하는 고혈압, 당뇨병, 이상지질혈증(고지혈증), 동맥경화증 등 선행 질환이 있습니다.

현재도 인구 대비 혈관 질환 발병자 수는 계속 증가하는 추세이며, 혈관 질환이 늘어나는 가장 큰 원인으로는 식생활의 서구화를 꼽을 수 있습니다. 서구화된 식생활에서 큰 비중을 차지하는 기름진 음식은 혈관에 노폐물이 쌓이게 하고, 석회화를 초래합니다. 이로 인해 혈관의 내경이 좁아지고 점차 막히면서 혈액이 조직에 제대로 공급되지 못하고 여러 가지 질병을 초래합니다. 나쁜 생활습관 역시 혈관 질환을 부추기는 주요 원인인데요. 그중 대표라고 할 수 있는 운동 부족은 혈관의 탄력성을 떨어뜨리고, 흡연은 장기적으로 혈관을 손상시켜 동맥경화를 악화시킵니다.

앞서 열거한 심뇌혈관 질환은 다른 문항에서 자세히 설명했으므로, 여기서는 자주 들어보지 못했지만 치명적인 혈관 질환 몇 가지를 알아볼까 합니다.

우선 동맥 질환 가운데 가장 무서운 질병으로 복부대동맥류 파열이 있습니다. 복부대동맥류 파열은 대동맥의 일부가 꽈리처럼 부풀어 오르다가 어느 순간 압력이 높아지면서 파열하며 생기는 질병입니다. 복부대동맥류 파열이 생기면 심장에서 오는 혈액이 모두 뱃속으로 빠져나가고 맙니다. 이는 촌각을 다투는 응급 질환이며, 응급실에 도착하기 전 사망률이 20%에 이르고, 발병 후 30분 안에 응급실에 도착해 수술실에 오른다고 해도 절반밖에 생존하지 못합니다.

복부대동맥류 파열 역시 단번에 생기는 병은 아닙니다. 복부대동맥에 서서히 콜레스테롤이 침착하면서 중상경화반이 형성되고, 어느 순간 완전히 복부대동맥이 막혔을 때 점점 피가 쌓이면서 복부대동맥류를 형성하게 되고, 한순간 복부대동맥이 터지면서 발병합니다. 발병 후 최대한 단시간 안에 개복 수술을 통해 터진 혈관을 막아야 하며, 파열 후 혈관 차단까지 40분을 넘겨서는 안 됩니다.

또 말초동맥 질환 가운데는 장골동맥폐색증과 하지동맥폐색증이 있습니다. 장골동맥은 복부대동맥에서 다리로 내려가는 골반 안에 있는 큰 동맥으로, 이는 동맥경화나 혈전으로 장골동맥이 막히면서 발병하게 됩니다. 인체에서 가장 큰 동맥인 복부대동맥은 배꼽, 허벅지, 무릎 아래를 지나면서 여러 동맥으로 나뉘어 발끝까지 혈액을 전달합니다. 하지동맥폐색증은 허리 디스크와 증상이 유사해 디스크로 오인하고 정형외과를 찾았다가 혈관 문제임을 알게 되는 경우가 많습니다. 하지동맥폐색증은 동맥경화로 인해 다리 동맥이 막히면서 혈액이 충분히 공급되지 못하면서 생기는 질환입니다. 하지동맥폐색증 초기에는 걷거나 뛸 때 다리에 통증이나 경련이 나타나는데, 휴식을 취하면 금방 사라져 다시 활동할 수 있습니다. 그 때문에 많은 환자가 가벼운 통증이나 만성 디스크 등으로 생각해 증상이 심해질 때까지 방치할 때가 많습니다. 증상이 심해지면 피부가 차가워지고, 발가락 색깔이 검게 변합니다. 또 발에서 맥박이 잘 잡히지 않고, 상처가 잘 낫지 않습니다. 심하면 다리 조직 일부가 괴사할 수 있으므로, 이 역시 신속한 대처가 필요한 질병입니다. 하지동맥폐색증은 발목과 팔 혈압을 재서 쉽게 파악할 수 있는데, 발목 혈압을 팔 혈압으로 나눈 후 그 값이 0.9 이하인 경우 하지동맥폐색증으로 판정할 수 있습니다. 혈압 측정 후 초음파와 CT검사를 통해 보다 정확한 진단을 해볼 수 있습니다.

음식과 운동에서
답을 찾다

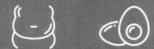

081

혈관 건강을 지키는
식단을 알려주세요

혈관 건강을 지키고, 혈관 질환을 예방하기 위해서는 무엇보다도 식습관 관리가 중요합니다. 혈관 건강을 위한 식습관 관리에서는 다음과 같은 사항이 중요합니다.

첫째, 무엇보다 중요한 것은 자신의 체중을 정상 범위 내로 줄이기 위해 칼로리 제한이 필요합니다. 만약 정상 체중을 유지하고 있다면 항상 체중 변화에 신경 쓰며, 현재와 같은 식사량을 유지해야 합니다. 비만, 과체중과 같이 체중이 많이 나간다면 체중을 감량하는 식사로의 변화가 필요합니다. 전체적으로 식사량을 줄이고 신체활동과 운동은 늘리되, 다른 영양소보다는 탄수화물부터 줄여나가는 것이 바람직합니다.

둘째, 포화지방과 트랜스지방 섭취를 피하고 총 지방 섭취량을 차츰 줄여나가야 합니다. 포화지방이나 트랜스지방이 혈액 내 콜레스테롤 수치를 상승시킨다는 것은 주지의 사실입니다. 반대로 포화지방 대신 불포화지방을 섭취할 경우 혈액 내 콜레스테롤을 떨어뜨리는 데 도움을 받을 수 있습니다. 단 이때도 총 지방 섭취량이 늘지 않도록 주의해야 합니다.

불포화지방이 많이 든 음식으로는 등푸른생선, 견과류, 올리브유, 해바라기씨유, 콩류, 아보카도 등이 있습니다. 반면 마가린, 쇼트닝, 높은 온도로 오래 가열한 기름, 튀긴 음식, 각종 육류의 기름, 치즈, 우유, 코코넛오일, 버터 등과 같은 음식에는 포화지방이 많이 들어 있으므로 섭취를 제한해야 합니다.

셋째, 콜레스테롤이 많이 들어 있는 식품 섭취를 줄여나가야 합니다. 흔히 접하는 음식 중에 콜레스테롤 함유량이 많은 음식이 있습니다. 계란 노른자, 간, 육류의 내장, 삼겹살, 갈비, 오징어, 문어, 낙지, 버터 등에는 콜레스테롤이 많이 들어 있으므로 섭취를 제한해야 합니다. 단 새우, 가재, 조개류 음식의 경우 콜레스테롤 함량은 많으나 포화지방산이 적고 타우린과 같은 콜레스테롤 저하에 효과가 있는 성분이 있으므로 가끔씩 섭취해도 괜찮습니다.

넷째, 식이섬유와 콩류의 섭취를 늘려야 합니다. 각종 채소나 해조류에는 식이섬유가 풍부합니다. 식이섬유는 콜레스테롤을 변으로 배설시키도록 도와주므로, 과식하지 않는 선에서 충분히 섭취하는 것이 바람직합니다. 주식 역시 백미보다는 잡곡밥이나 현미로 먹는 것이 좋습니다. 흰밀가루 대신 통밀로 만든 음식, 렌틸콩, 완두콩, 에다마메(풋콩), 병아리콩, 흰강낭콩(화이트 키드니빈), 핀토콩, 검은콩, 쥐눈이콩과 같은 각종 콩류를 잡곡밥에 섞어 적당량 섭취하는 것이 좋습니다. 각종

혈관력

콩류에는 식이섬유뿐만 아니라 이소플라본이 들어 있어 콜레스테롤을 떨어뜨려 줍니다. 콩으로 만든 각종 두부, 비지, 두유 등의 형태로 다양하게 먹도록 합니다. 과일을 자주 먹되 지나치게 많이 섭취하지 않도록 주의해야 합니다. 지나친 과일 섭취 역시 당뇨병을 일으키는 원인이 될 수 있습니다. 하루 과일 섭취는 자신의 주먹보다 작은 양을 먹도록 합니다.

다섯째, 탄수화물을 과다 섭취하지 않습니다. 당질 음식을 과다하게 섭취하면 체내 중성지방 수치를 높이고 비만을 유발합니다. 좀 더 적극적으로 전체 식사 가운데 탄수화물 섭취량을 절반 이하로 줄이는 것이 좋겠습니다. 이와 같은 식사법을 저탄수화물 식사라고 부릅니다. 미국 조지메이슨대학 연구팀이 저탄수화물 식단에 관한 500개 이상의 기사 및 연구를 분석해본 결과, 저탄수화물 식사의 정의는 대체로 하루 탄수화물 섭취량이 100g 이하인 것으로 나타났습니다. 물론 일부에서는 하루 탄수화물 섭취량을 40~60g으로 더 엄격하게 제한한 경우도 있습니다. 하지만 해당 연구팀은 이런 엄격한 탄수화물 제한보다는 하루 최소 130g 이상의 탄수화물을 섭취할 것을 권고합니다. 그래야 뇌 기능과 신체활동을 원만하게 유지할 수 있기 때문입니다.

하루 탄수화물 섭취량이 130g 미만으로 제한할 경우 오히려 건강을 해칠 수도 있다는 연구도 존재합니다. 실제로 지나친 저탄수화물 식사를 6개월간 유지했을 때 오히려 LDL 콜레스테롤 수치가 높아지고 혈중 지질 수치가 개선되지 않는 등 좋지 않은 결과를 초래할 수 있습니다. 따라서 최소 130g 이상의 탄수화물을 섭취하되, 일일 권장 칼로리의 절반을 넘지 않는 선으로 탄수화물을 제한하는 것이 좋습니다. 쌀

밥, 떡, 국수, 빵, 감자, 고구마 등 탄수화물 위주 음식의 섭취를 줄이고, 단순당이 많이 든 음료, 케이크, 과자류, 사탕, 잼, 젤리, 벌꿀, 아이스크림 등의 섭취를 삼가야 합니다. 대신 앞서 말한 통밀, 통곡물, 현미와 같은 전곡류 탄수화물로 대체하기 바랍니다.

여섯째, 음주를 줄이거나 술을 끊기 바랍니다. 지나친 음주는 간에서 지방 합성을 촉진시켜 체내에 중성지방을 쌓이게 합니다. 정 끊을 수 없다면 술의 종류와 관계없이 하루 1~2잔 정도로 음주량을 제한해야 합니다.

일곱째, 식단이나 식사법을 바꾸는 것도 중요하지만, 음식을 조리하는 방법도 개선해나가야 합니다. 찜, 구이, 조림 등 기름을 적게 쓰는 조리법으로 요리하기 바랍니다. 조리 시 튀김은 피하고 기름이 많은 양념은 하지 않습니다. 조리 시에 발생하는 이른바 조리흄(Cooking Fumes)은 대단히 치명적인 물질입니다. 최근 급식실에서 장기간 일한 조리사들이 폐암을 겪는 사례가 꾸준히 발생하고 있습니다. 국제암연구소는 폐암 발생의 직업적 요인으로 비소, 석면, 검댕, 디젤엔진 배기가스, 코크스 생산 등을 충분한 근거가 있다고 평가했습니다. 그리고 조리흄, 고체연료 연소물질, 인쇄 공정, 벤젠 등을 제한적 근거로 분류한 바 있습니다. 혈관 건강과는 다소 거리가 있을 수 있지만 최근 조리흄이 뇌경색과 같은 혈관 질환과 관련이 있다는 보고가 연이어 전해지고 있습니다. 가정에서 요리를 즐기는 주부라면 가급적 조리흄에 노출되지 않도록 특히 주의해야 하겠습니다.

조리 시 지나친 소금 사용도 피하기 바랍니다. 최근 소금과 혈관 건강에 관해서 새로운 이견이 등장하고 있지만, 여전히 소금과 고혈압 사이의 상관관계나 소금으로 인한 혈관 손상과 같은 문제를 무시할 수 없습니다. 스웨덴 카롤린스카 연구소 조나스 우오피오 박사 연구팀이 발표한 논문에 따르면, 고염분 섭취가 관상동맥과 경동맥 죽상경화증을 유발하거나 심화시켜 심장마비나 뇌졸중 위험을 높이는 것으로 나타났습니다. 죽상동맥경화증은 플라크라고 불리는 침전물로 인해 동맥이 좁아지는 증상인데요. 죽상동맥경화증이 있으면 심장과 뇌에 혈액을 공급하는 동맥의 혈류가 손상되어 심장마비와 뇌졸중의 위험이 높아집니다.

연구팀은 연구에 참여한 50~64세의 성인 1만 778명을 대상으로 관상동맥 CT 혈관조영술을 통해 죽상동맥경화증의 추이를 살펴봤습니다. 그 결과 염분 섭취 증가는 관상동맥과 경동맥 모두에서 단계적으로 죽상동맥경화증 발병 증가를 가져오는 것으로 나타났습니다. 연구팀은 소금 섭취량이 증가할수록 더 많은 죽상동맥경화증 위험에 노출되는 것으로 결론을 내립니다.

이번에는 식단에 포함시켜야 할 음식들을 살펴보겠습니다.

첫째, 우선 고등어, 삼치, 꽁치 등 등푸른생선에는 오메가3지방산이 풍부하게 들어 있습니다. 오메가3지방산은 혈관 속 기름을 몸 밖으로 배출하는 좋은 콜레스테롤인 HDL 콜레스테롤을 높여줍니다. 또 염증을 줄이는 효과가 있어 혈관 건강에 유익합니다.

둘째, 양파는 퀘르세틴이라는 물질을 함유하고 있어 혈관벽의 손상을 막고, LDL 콜레스테롤의 혈중 농도를 낮춥니다. 또 양파의 톡 쏘는 맛을 만드는 유화아릴은 혈관을 확장하는 데 도움을 주고, 알리신은 유해균의 증식을 억제하고 혈당 수치를 감소시켜줍니다. 혈당을 낮추는 크롬도 많이 들어 있어 혈당 조절에 도움이 됩니다.

섯째, 고구마는 폴리페놀 성분을 많이 함유하고 있어 혈압을 낮추는 데 유용합니다. 또 혈관을 튼튼하게 만들어줘서 고혈압, 동맥경화, 심근경색 등의 질병을 예방합니다. 고구마에 든 베타카로틴은 항산화 작용을 해서 콜레스테롤 수치와 혈압을 낮춥니다. 고구마의 당분은 다른 당과 달리 혈당 조절에 유리하며, 급격한 혈당 상승을 막아줍니다. 고구마에 풍부한 철분 역시 빈혈과 혈액순환 개선에 도움이 되며, 비타민C가 풍부해 혈행을 도와줍니다.

넷째, 캐슈넛, 브라질너트, 땅콩, 아몬드, 피칸, 마카다미아, 호박씨, 피스타치오, 은행, 깨와 같은 각종 견과류에는 우리 몸에 꼭 필요한 지방이 풍부하게 들어 있어 혈관 건강을 도와줍니다. 견과류에 많이 함유된 불포화지방산은 동맥경화의 원인인 LDL 콜레스테롤은 낮추고 HDL 콜레스테롤은 높여줍니다. 또 비타민E, 비타민C, 셀레늄 등 다양한 항산화 물질을 함유하고 있어 세포 손상을 예방하고 염증 감소에도 도움을 줍니다. 이 밖에 철분, 마그네슘, 포타슘과 같은 각종 미네랄이 풍부하게 들어 있어 혈액순환에 도움을 줍니다. 단 이 역시 과다 섭취는 금물이며, 견과류의 하루 적정 섭취량은 30g입니다. 손으로 한 줌 분량 선에서 섭취하기 바랍니다. 개수로 환산하면 아몬드 23개, 호두 6개, 마카다미아 10개 정도입니다.

다섯째, 브로콜리, 콜리플라워, 양배추, 배추, 무, 유채, 케일과 같은 십자화과 채소도 혈관 건강에 유익합니다. 십자화과 채소는 배추처럼 4개 꽃잎이 십자 형태를 보이기 때문에 붙여진 이름입니다. 십자화과 채소에는 식이섬유가 풍부하게 들어 있으며 비타민C, 비타민E, 베타카

로틴 등의 항산화 물질이 풍부하게 포함되어 있습니다.

여섯째, 사과는 혈관 건강에 도움을 주는 대표적인 과일입니다. 사과에는 수용성 섬유인 펙틴이 들어 있는데, 이 물질은 장에서 콜레스테롤 흡수를 차단합니다. 사과에 들어 있는 항산화 성분인 폴리페놀 역시 유해산소의 세포 손상을 억제하고 혈중 콜레스테롤 수치를 낮춰 혈관 질병을 발생하는 것을 막아줍니다. 또 사과에는 칼륨도 풍부하게 들어 있어서 혈압 조절에 도움이 됩니다.

082

혈관 건강에 좋은 식사법이 있을까요?

앞서 혈관 건강에 도움이 되는 음식과 식습관을 이야기했습니다. 하지만 수십 년 이상 몸에 밴 식사법은 좀처럼 바뀌지 않을 때가 많습니다. 여기서는 한국인에게 자주 나타나는 나쁜 식습관을 고칠 수 있는 몇 가지 식사법을 소개하겠습니다.

우선 제가 줄곧 강조한 작식(嚼食)입니다. 작식은 입에 들어온 음식을 최대한 꼭꼭 씹어서 가루가 되도록 해서 먹는 식사법입니다. 작식을 위해서는 편안하고 느긋한 마음가짐이 먼저 필요합니다. 급한 마음, 불편한 마음이 없어야 작식도 가능합니다. 작식을 할 때는 우걱우걱 먹거나 크게 한입 먹는 식사법은 가급적 피해야 합니다. 편안하게 꼭꼭 씹기 좋은 양을 한입 넣은 후 적어도 20회 이상 꼭꼭 씹어야 작식의 효과를 거둘 수 있습니다. 작식은 치매 예방은 물론 비만, 소화 불량, 당뇨와 같은 각종 성인병을 예방하는 최고의 식사법 가운데 하나입니다.

두 번째, 필자가 창안하고 계발한 '거꾸로 식사법'을 능동적으로 실천하는 것입니다. 거꾸로 식사법은 한식을 바탕으로 실천할 때 매우 효과적입니다. 한식이 아닌 다른 메뉴로 식사할 때는 거꾸로 식사법을 위한 사전 준비와 설계가 필요합니다. 한식은 거꾸로 식사법을 하기에 이상적인 식단입니다. 거꾸로 식사법은 기존의 식사 순서를 바꿔서 애피타이저로 과일부터 먹고, 본 식사에서 채소 반찬을 가장 먼저 먹는 것이 핵심 원칙입니다. 과일은 빠르게 혈당을 상승시켜 식사 전 높아진 식욕을 잠재우는 효과가 큽니다. 단 과일 역시 중간 사이즈 사과 반 개 정도로 양을 제한하는 것이 원칙입니다. 과일 먼저 먹기는 과식을 예방하는 중요한 식사 기술입니다.

본 식사에서도 거꾸로 원칙을 지키는 것이 중요합니다. 보통 식사할 때 밥 한 술, 반찬 한두 가지를 먹는 것이 일반적입니다. 일단 탄수화물 음식을 중점적으로 먹고 다른 음식을 먹는 식이죠. 이러면 채소나 단백질과 같은 다른 영양소보다는 탄수화물을 더 많이 먹게 됩니다. 대부분의 사내식당에서 샐러드 반찬을 함께 제공할 것입니다. 집에서 식사한다면 미리 준비하거나 구입해 샐러드 한 접시를 준비하기 바랍니다. 구내식당이나 한정식 식당이라면 배식판이나 접시 하나에 샐러드를 가급적 많이 담아 이를 주메뉴로 삼아야 합니다. 다른 반찬을 많이 먹는 것도 중요하지만 항상 샐러드 반찬을 충분히 섭취하는 것이 포인트입니다. 대신 밥을 풀 때는 예전보다 조금 줄여서 담기 바랍니다.

거꾸로 식사법은 샐러드 반찬을 중심으로 채소와 단백질 음식을 먼저 먹고, 그다음 지방이나 탄수화물 음식을 먹는 역순서를 따르는 것이 중요합니다. 즉 밥보다 반찬, 반찬보다 채소 섭취가 우선입니다. 식사할 때는 채소 반찬 한 젓가락, 단백질 반찬 한 젓가락을 각각 먹은 후에 밥 한 술을 먹습니다. 그다음에 채소 한 젓가락, 지방이 든 반찬 한 젓가락을 각각 먹고 밥 한 술을 먹습니다. 이렇게 밥과 반찬의 비율을 1:2로 맞추면 됩니다. 식탁 위에 탄수화물과 단백질, 지방 등 각종 영양소가 채워질 수 있도록 반찬을 골고루 가져오는 것이 중요합니다.

이 두 가지 식사법만 잘 실천해도 여러분은 정상 체중을 지키면서 생활과 일에 필요한 에너지와 영양을 빠짐없이 챙길 수 있습니다. 이런 식사법이 궁극적으로는 혈관 건강에도 긍정적인 영향을 미칠 것임은 확신합니다.

083

과실주와 생식이
정말 좋나요?

적당량의 포도주는 혈관 건강에 좋을 수 있지만, 지나친 음주는 오히려 혈관 건강을 해치는 가장 큰 원인이 될 수 있습니다. 또 포도에 든 좋은 성분을 꼭 포도주 형태로 먹어야 하는 것은 아니며, 생과일이나 주스의 형태로 섭취하는 것과 별다른 차이가 없습니다. 포도주가 혈관 건강에 좋은 이유는 오직 '포도' 때문이라는 연구 결과가 이미 나온 바 있습니다. 영국 앵글리아러스킨대학 연구팀은 포도주를 마셔서 얻을 수 있는 건강상 이점이 다른 음주 형태에서도 가능한지, 오로지 포도주를 통해서만 얻을 수 있는 것인지 알아보기 위해 40~69세 성인 44만 6,439명의 데이터를 7년 동안 분석했습니다. 연구팀은 실험 참가자들에게 맥주, 사이다, 포도주, 무알코올 포도주, 샴페인 및 증류주 등을 얼마나 마셨는지 7년 동안 자가 보고하도록 했습니다. 이후 전체 사망률, 심뇌혈관 질환, 암 발병 등을 체크했습니다.

연구 결과 술을 마시지 않거나 폭음을 하는 사람과 비교했을 때 일주일에 11잔 정도의 포도주를 마신 사람은 관상동맥 질환 위험이 40% 줄어든다는 사실을 밝혀냅니다. 그런데 같은 효과가 무알코올 포도주를 마신 경우에도 나타났습니다. 반면 맥주, 증류수 등 비슷한 양의 다른 술을 마시는 사람의 경우 심뇌혈관질환 위험이 약 10% 증가하는 것으로 나타났습니다. 연구팀은 이런 결과를 종합해 포도에 들어 있는 특정 성분이 심혈관 질환 발병 위험을 줄인다는 결론에 도달합니다.

이는 포도에 든 특정 성분이 지닌 항산화 효과 덕분인데요. 포도주의 건강 효과는 알코올이 아니라 카테킨, 에피카테킨, 토코페롤, 비타민 C, 안토시아닌, 레스베라트롤, 탄닌, OPC 등과 같은 각종 항산화 물질 덕분일 것으로 판단할 수 있습니다. 이런 성분이 심장 내벽의 기능을 개선하고 일명 착한 콜레스테롤인 HDL 콜레스테롤 수치를 높여줌으로써 혈관 건강을 증진하는 것입니다.

문제는 포도주에는 이런 항산화 성분과 함께 알코올이 함께 포함되어 있다는 점입니다. 다시 말해 비록 포도주의 항산화 물질 효과를 볼 수 있다고 치더라도 알코올이 주는 건강 해악을 모두 막을 수는 없다는 뜻입니다. 술을 마시는 사람은 항상 중독에 빠질 위험이 있고, 이는 포도주라고 해서 예외일 수는 없습니다.

따라서 혈관 건강을 위해 포도주와 같은 과실주를 마시는 것은 전혀 합리적인 선택이 아닙니다. 금주를 하거나 자제할 수 있을 때만 조금 포도주를 허용해야 합니다. 무엇보다 아예 술을 마시지 않는 것이 혈관 건강에서 가장 우위를 차지하는 방법입니다. 포도의 주요 성분은 주스나 건포도, 포도 생식으로 얼마든지 취할 수 있습니다.

최근 선식(禪食)이나 생식(生食)을 찾는 사람이 늘고 있습니다. 생식이 과연 혈관 건강에 도움이 될까요? 재료를 조리하지 않고 생으로 먹는 생식은 육류 위주의 식단에 비해 혈관 내 콜레스테롤 농도를 낮추는 데 도움이 될 수 있습니다. 실제로 이와 같은 식품을 찾는 사람들은 건강 증진의 목적으로 이런 식품을 섭취할 때가 많습니다. 선식은 승려들의 사찰음식에서 유래한 음식으로 식물성 원료를 기본으로 최소한의 조리만을 거친 음식입니다. 승려들에 의해 어느 정도 검증된 식품이라는 사실에서 선식을 좀 더 선호하는 사람도 있습니다. 생식은 화식(火食)의 반대말로 열을 가하지 않은 식품을 뜻합니다. 대부분 생식 제품은 동결건조 방식으로 만들어집니다.

이 두 가지 음식을 옹호하는 사람이나 단체는 이런 음식이 원래 영양소를 파괴하지 않고 그대로 담고 있으며, 불로 조리한 음식에 비해 건강에 유리하다고 주장합니다. 두 종류의 음식이 비타민이나 각종 효소와 같은 영양 성분을 잘 간직하고 있다고 말합니다. 채소나 곡물에 열을 가하면 영양소 절반 이상이 파괴된다는 논리입니다. 특히 채소나 곡물에 들어 있는 수백 가지 이상의 효소가 사멸된다는 것이 주된 논리입니다. 가령 현미의 경우, 미강 부분에 있는 풍부한 효소가 화식을 하면서 파괴된다는 것입니다. 그러나 이런 주장과 달리 선식이나 생식을 접한 상당수가 졸음, 두통, 변비, 설사, 어지럼증, 콧물, 가래와 같은 각종 부작용을 겪기도 합니다. 이런 음식이 화식에 비해 소화에 큰 부담을 주기 때문입니다.

화식은 인류가 뇌를 키우고, 효율적으로 삶을 영위하기 위해 구축

한 요리 방식입니다. 화식 덕분에 인류의 뇌는 수백만 년이라는 짧은 진화 시기에도 빠르게 커질 수 있었습니다. 음식을 익히면 얻을 수 있는 에너지의 양이 늘어나고, 녹말이 젤라틴화되는 등 음식이 부드러워져 소화가 쉬워지고, 음식 섭취에 들이는 에너지를 대폭 줄일 수 있습니다. 따라서 많은 에너지가 소비되는 소화 과정도 절약할 수 있습니다. 화식 덕분에 내장이 작아지면서 인류는 다른 유인원에 비해 에너지 소모량의 10%를 절약하게 됩니다. 이 말은 선식을 하게 되면 뇌로 가는 영양소 공급에 문제가 생길 수 있으며, 소화에 너무 많은 에너지를 소모해 다른 일을 많이 할 수 없게 된다는 뜻이기도 합니다.

결정적으로 선식과 생식 제품으로 한 끼를 해결하면 영양 결핍에 시달릴 수도 있다는 문제가 있습니다. 한국소비자원이 시중에 판매 중인 간편 대용식 25개 제품(생식 7개, 선식 12개, 식사대용표방제품 6개)의 실태를 조사한 바로는 이들 제품의 1회 섭취 열량과 단백질의 함량은 식사 한 끼를 통해 필수로 섭취해야 할 열량의 약 18.9%, 단백질의 약 35.6% 수준에 불과한 것으로 나타났습니다. 따라서 간편 대용식을 섭취할 때는 반드시 다른 음식과 함께 섭취해야 하며, 해당 제품의 영양 성분을 고려해 부족한 영양소를 섭취할 수 있도록 음식 선택에 많은 신경을 써야 합니다.

또 한국소비자원의 조사에 따르면 몇몇 제품에는 곰팡이독소의 일종인 '제랄레논'이 검출되기도 했습니다. 제랄레논은 인체 독성이 의심되는 물질입니다. 따라서 생식이나 선식 제품을 선택할 때는 믿을 만한 기업의 검증된 제품인지 알아봐야 합니다. 또 자칫 성분 표시를 잘 확인하지 않았다가는 함유된 알레르기 유발물질로 인해 알레르기 증상을 겪을 수도 있습니다. 화식에 비해 선식에는 열로 제어가 되지 않은 많은 활성물질이 존재하고, 이런 활성물질은 특정 개인에게 알레르기 원인이 되는 항원으로 작용할 수 있습니다.

또 선식이나 생식을 장기적으로 섭취하면 소화능력이 떨어질 수 있습니다. 탄수화물은 입에서 분비된 아밀라아제로 분해해 소화기로 넘겨줘야 췌장이 무리하지 않는데, 선식이나 미숫가루 등을 그냥 삼키듯이 마시면 위에선 아밀라아제가 전혀 나오지 않기 때문에 췌장이 아밀라아제를 분비해 소화시키는 과정이 생략됩니다. 이 경우 위와 장에 큰 부담을 줄 수 있습니다. 만약 생식 제품을 먹게 된다면 천천히 꼭꼭 씹거나 오물거려서 침이 음식에 섞일 수 있도록 해야 합니다.

생식은 동물성 식품에 많이 든 영양소가 부족해 영양 결핍을 초래할 수 있습니다. 특히 양질의 단백질이 부족하기 쉽고 전체적인 체력, 면역력 저하의 원인이 될 수 있습니다. 단백질 이외에도 철 등 무기질, 일부 비타민이 부족해질 수 있습니다. 불로 가열하지 않은 음식은 영양소 흡수가 잘되지 않기 때문에 영양 결핍을 겪을 수 있습니다. 특히 지용성 영양소의 체내 흡수가 원활하게 이루어지지 않을 수 있습니다. 곡류와 채식 위주인 생식과 선식 제품은 탄수화물 비율이 너무 높아 영양 결핍을 초래할 수 있습니다.

동물성 지방과 식물성 지방, 어느 것이 좋나요?

사실 지방을 포화지방 혹은 불포화지방이라 부르는 것은 잘못된 표현입니다. 불포화지방산 혹은 포화지방산의 비율이 높거나 낮은 지방이라 불러야 옳은 표현입니다. 지방의 이중 결합 구조는 기본적으로 불안정하고 반응성이 강해 쉽게 산화됩니다. 잘 변한다는 뜻입니다. 따라서 흔히 통용되는 포화지방은 나쁘고, 불포화지방은 좋다는 생각 역시 과학적 근거가 많이 부족한 이야기입니다. 포화, 불포화라는 말은 지방이 아닌 지방의 구성성분인 지방산을 분류하는 말이기 때문입니다.

지방은 글리세롤 한 분자에 지방산 세 분자가 결합한 구조를 이루고 있습니다. 또 이 지방에는 포화지방산과 불포화지방산이 뒤섞여 결합해 있는데요. 그 비율은 지방(기름)의 종류마다 조금씩 달라질 수 있습니다. 따라서 포화지방산의 비율이 높다, 혹은 불포화지방산의 비율이 높다는 식으로 말하는 것은 바른 표현이 아닙니다.

흔히 식품에 따라 동물성 지방과 식물성 지방으로 나뉘는데, 동물성 지방은 돼지비계처럼 포화지방산 함량이 높아 실온에서 고체 상태로 존재하고 식물성 지방은 불포화지방산이 높아 실온에서 액체 상태로 존재하는 특징이 있습니다. 최근 서구화된 식생활 탓에 지방 섭취량이 빠르게 늘고 있습니다. 그에 따라 비만, 동맥경화, 뇌심혈관 질환과 같은 각종 만성 질환도 함께 증가하고 있습니다. 그런데 지방이 그 원인이라고 말하면 이는 지나치게 광범위한 지적입니다. 마치 과한 운동이 나쁜 것인데 운동 모두가 나쁘다고 말하는 것과 같은 원리입니다.

지방산의 종류 가운데 가장 문제가 되는 것이 트랜스지방산입니다. 굳이 건강을 해치는 범인을 지적하자면 트랜스지방산을 꼽는 것이 맞을 겁니다. 흔히 식물성 기름을 수소화해 고체로 만든 것을 트랜스지방산이라고 부르는데요. 겉으로는 포화지방산과 비슷한 성질을 지니고 있습니다. 포화지방산과 함께 이 트랜스지방산은 알츠하이머의 위험을 증가시키는 등 각종 질병의 원인으로 지목되고 있습니다. 그에 반해 불포화지방산은 인지 저하를 예방하는 등 건강에 유익한 것으로 보고되고 있습니다. 포화지방산은 모든 탄소가 수소와 결합한 이중 결합이 없는 구조를 하고 있는데요. 주로 버터, 쇠기름, 돼지기름, 베이컨 등 동물성 식품에 많으나 예외적으로 식물성 식품인 팜유, 코코넛유에도 많이 포함되어 있습니다.

고기를 섭취할 때 갈비, 삼겹살 등 포화지방산이 많은 부위 대신 목심, 등심, 뒷다리살과 같이 상대적으로 포화지방산 함량이 적은 부위를 선택하는 것이 좋습니다. 눈에 보이는 지방과 껍질을 제거하거나 끓는 물에 살짝 데쳐 기름을 제거하는 방법으로 포화지방산 섭취를 줄일 수 있습니다.

트랜스지방산은 마가린, 쇼트닝 등에 많으며 이러한 식품을 이용한 과자류, 빵류, 패스트푸드 등에도 많이 들어 있습니다. 또 각종 음식을 식물성 기름으로 튀길 때도 트랜스지방산이 생기며 기름을 오래 가열하거나 여러 번 가열하면 트랜스지방산이 증가하기 때문에 동일한 기름을 여러 번 사용하는 조리법은 가급적 피하는 것이 바람직합니다. 또 튀긴 음식을 오래 냉장고에 보관하면 트랜스지방이 많이 생기므로, 튀긴 음식은 가급적 오래 보관하지 않는 것이 좋겠습니다. 요리 시 트랜스지방이 많은 마가린, 쇼트닝 대신 가급적 식물성 기름을 사용하고, 튀기는 조리법 대신 굽거나 찌고 삶는 조리법을 사용하는 것이 트랜스지방산 섭취를 줄이는 방법입니다.

불포화지방산은 식물성 기름, 견과류, 씨앗류와 같은 식물성 식품에 많이 들어 있고 연어, 고등어 같은 생선에도 풍부하게 들어 있습니다. 불포화지방산은 LDL 콜레스테롤을 감소시켜 혈관 건강에 도움이 되며 특히 오메가3지방산이 풍부한 생선의 섭취는 항혈전과 항염증 작용을 통해 치매를 예방하는 데 도움을 줄 수 있습니다. 그러나 불포화지방산이 풍부한 식물성 기름일지라도 지나치게 섭취하면 살이 찔 수 있으므로 한 끼에 한두 스푼 정도로 섭취하는 것이 바람직하겠습니다.

085

콜레스테롤이
나쁜 건가요?

자연계에는 오직 한 종류의 콜레스테롤만 존재합니다. 또 콜레스테롤을 지방의 한 종류로 오해하는데요. 콜레스테롤은 지방이 아니라 지질로 분류됩니다. 지방, 왁스, 콜레스테롤, 인지질 등이 지질류에 포함됩니다. 콜레스테롤은 무조건 나쁘다는 생각 역시 편견입니다. 우리 몸에 꼭 필요한 물질이기 때문입니다. 콜레스테롤은 평상시 지용성 물질의 흡수를 돕고 성호르몬, 부신호르몬, 담즙산, 비타민D를 합성하는 재료로 쓰입니다. 또 세포막을 구성하는 필수 성분으로 쓰이는 등 무척 많은 기능을 담당하는 물질입니다. 흔히 나쁜 콜레스테롤, 좋은 콜레스테롤로 구분하지만, 콜레스테롤이나 지방이 문제가 아니라 지방과 지질을 운반하는 지단백질이 건강 문제를 일으키는 주된 원인입니다. 지단백이 혈관을 막는 것이지 지방이나 콜레스테롤이 혈관을 막는 것은 아닙니다.

　콜레스테롤은 모든 동물세포의 세포막에서 발견되는 물질로 생명 유지에 꼭 필요한 성분입니다. 다만 이 콜레스테롤이 체내에 너무 많이 쌓일 경우 지방과 콜레스테롤의 운반을 담당하는 지단백질의 활동성 또한 커지면서 결국 지단백이 혈관을 막아버려 심뇌혈관 질환의 원인이 될 수 있습니다. 고밀도지단백 콜레스테롤의 혈중 농도 저하는 다른 심혈관계 질환의 위험인자들과 독립적으로 심뇌혈관 질환의 발생 빈도를 높이는 것으로 알려져 있으며, 최근에는 비만이 고밀도지단백 콜레스테롤의 혈중 농도 저하뿐만 아니라 그 기능에도 많은 영향을 줄 것으로 추정하고 있습니다.

　흔히 좋은 콜레스테롤이라고 불리는 HDL 콜레스테롤은 혈관에 있는 콜레스테롤을 간으로 이동시켜 체내 대사에 활용될 수 있게끔 합니다. 만약 콜레스테롤이 과다하게 만들어진 경우 대사에 활용되지 못한 나머지 콜레스테롤은 HDL 콜레스테롤을 통해 체외로 배설될 수 있기에 심혈관계 질환 예방에 도움이 될 수 있습니다.

　반면 나쁜 콜레스테롤로 알려진 LDL 콜레스테롤은 분자량이 크기 때문에 콜레스테롤을 세포로 운반하는 동안 쉽게 산화되고, 혈관 조직에도 쉽게 손상을 줄 수 있습니다. 손상된 혈관 조직에는 미처 운반하지 못한 콜레스테롤이 쌓이면서 지단백이 플라그를 형성하고, 혈액이 지나다니는 혈관이 좁아지면서 동맥경화증과 같은 심혈관계 질환이 생기게 됩니다.

지방은 정말 건강에 나쁜 물질인가요?

지방은 많은 오해를 받은 영양소입니다. 최근에는 지방에 관한 많은 오해가 하나씩 벗겨지고 있습니다. 모든 지방은 1분자의 글리세롤에 3분자의 지방산이 결합해 있습니다. 지방은 종류를 불문하고 구성 지방산을 달리할 뿐 그 기본구조는 같습니다. 지방산1, 지방산2, 지방산3은 같을 수도 다를 수도 있으며 이들의 종류와 분포가 지방의 굳기, 발화점 등 물성을 좌우합니다. 흔히 지방을 기름이라고 부르지만 엄밀히 말해 이는 과학적인 생각은 아닙니다.

　지방 가운데 지방산2와 지방산3은 불포화지방산, 지방산1은 포화지방산입니다. 포화·불포화는 이중 결합의 여부에 따라 붙여집니다. 지방을 포화지방 혹은 불포화지방이라 부르는 것은 잘못입니다. 불포화지방산 혹은 포화지방산의 비율이 높거나 낮은 지방이라 불러야 옳은

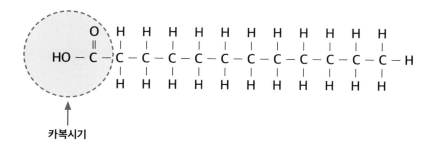

카복시기

표현입니다. 기본적으로 이중 결합은 불안정하고 반응성이 강해 산화가 잘되는 성질을 지닙니다. 즉 쉽게 구조가 변한다는 말입니다.

지방은 3대 영양소 중 가장 열량이 높습니다. 또 모든 지방은 중성입니다. 산성 지방이란 존재하지 않습니다. 단 지질로 분류되는 인지질만은 산성입니다. 지방은 대부분 세포막에 존재하며 세포의 구성 성분이 되지만 다른 기능도 가지고 있습니다. 흔히 오해를 받는 중성지방의 구조는 지방산3 대신 인산(P)이 들어 있고 여기에 여러 기능성 물질(-X)이 결합해 있는 것으로 그 종류가 무척 많습니다. X에는 세린, 에타놀아민, 이노시톨, 글리세롤 등 여러 물질이 결합할 수 있습니다. 이 P-X 부분이 친수성이라 유화 기능을 나타내며 기름을 물과 잘 섞일 수 있도록 합니다. 또 우리 몸에서도 쉽게 합성이 됩니다.

중성지방은 꼭 필요한 물질이며 주로 우리 몸의 에너지원으로 쓰입니다. 문제는 중성지방이 체내에 너무 많이 만들어지거나 축적될 때입니다. 식사 후에 남은 에너지가 지방으로 전환될 때 혈중 중성지방 농도 역시 함께 증가합니다. 혈중 중성지방의 증가는 심혈관 질환과 말초혈관 질환의 위험요인이 될 수 있습니다. 중성지방이 필요 이상 증가하는 이유는 많은데요. 비만, 조절되지 않은 당뇨병, 과다한 알코올 섭취, 신부전, 전신성 홍반성 낭창, 지방이영양증, 글리코겐 저장 질환, 그리고 에스트로겐 호르몬, 경구피임약, 베타교감신경차단제 및 일부 약물의 사용이 중성지방의 증가를 유발할 수 있습니다.

최근에 지방의 누명이 어느 정도 벗겨지고 있습니다. 지방의 누명이란 지방과 콜레스테롤이 혈관 속에 떠다니며 혈관을 막는다는 고정관념입니다. 그러나 이는 전해 과학적인 견해가 아닙니다. 지방은 주로 운반체인 지단백에 실려 다닙니다. 즉 지단백이 지방과 콜레스테롤 등을 실어 나릅니다. 좋다 혹은 나쁘다고 분류하는 HDL 콜레스테롤과 LDL 콜레스테롤을 포함한 콜레스테롤 역시 지단백을 지칭하는 말이지 지방을 가리키는 말은 아닙니다. 콜레스테롤은 지질이기 때문에 혈액에 녹지 않으므로 항상 지단백과 결합해 혈액을 타고 이동합니다. LDL 콜레스테롤은 말초 조직으로 콜레스테롤을 운반하고 이때 혈관벽에 콜레스테롤이 쌓여 동맥경화의 원인이 되므로 '나쁜 콜레스테롤'이라고 불리는데요. 이에 따라 LDL 콜레스테롤이 낮을수록 좋고, HDL 콜레스테롤이 높을수록 좋다는 속설이 퍼진 것입니다. 그러나 HDL 콜레스테롤 역시 지나치게 많은 경우 문제가 될 수 있기 때문에 항상 적절한 농도를 유지하는 것이 중요합니다.

그리고 지방은 사실 비만과도 별 관계가 없습니다. 내가 먹은 지방과 내 몸에 쌓이는 지방은 서로 별개입니다. 문제는 과식입니다. 지방을 많이 먹어서 체내에 지방이 쌓이고 살이 찌는 것이 아니라, 탄수화물과 단백질 역시 많이 먹으면 살이 찔 수 있습니다. 탄수화물, 단백질도 몸에 들어와 에너지로 사용되지 않으면 지방으로 전환되어 몸에 쌓이기 때문입니다.

이와 관련해 캐나다 맥마스터대학을 주축으로 한 다국적 공동 연구가 있습니다. 18개국 13만 5,335명을 대상으로 평균 7.4년에 걸쳐 식단과 질병, 사망률의 관계를 조사한 대규모 역학 조사에 따르면, 고지방 식단이 심혈관계 질환을 일으키고 사망률을 높인다는 의학 상식이 틀렸음이 밝혀졌습니다. 지방의 섭취 비율이 높은 상위 20%에 속하는 사람들은 하위 20%의 섭취군에 비해 사망률이 23% 낮았던 반면, 탄수화물 비율 상위 20%는 하위 20%에 비해 사망률이 28% 높았습니다. 즉 고지방 식단보다 고탄수화물 식단이 건강에 보다 해롭다는 뜻입니다. 게다가 나쁜 지방으로 알려진 포화지방 섭취 비율이 상위 20%인 경우가 하위 20%에 비해 뇌졸중 위험성이 오히려 21% 낮은 것으로 나타났습니다. 놀랍게도 불포화지방(산)이 포화지방보다 오히려 인체에 해로운 것입니다.

포화지방이 많이 든 음식을 일부러 피하다가는 오히려 영양 불균형에 빠질 수도 있습니다. 2019년 덴마크 코펜하겐대학교의 연구에서는 포화지방 섭취를 피하려다 영양가가 높은 음식을 먹지 못해 오히려 건강에 해칠 수 있다는 사실이 밝혀졌습니다. 이는 포화지방이 많이 들어 있는 육류, 달걀, 치즈 등의 섭취를 꺼리다가 단백질, 비타민, 식이 섬유 등을 충분히 먹지 못하는 문제가 생기기 때문입니다. 또 특정 타입의 포화지방은 오히려 당뇨병을 예방한다는 연구 결과도 있습니다. 2014년 영국 케임브리지대학과 영국 국가의료연구위원회 연구팀이 발표한 연구에 의하면 붉은 고기나 튀긴 음식, 탄수화물을 섭취한 뒤 만들어지는 포화지방은 건강에 해롭지만 요거트와 같은 유제품 속 포화지방은 오히려 당뇨병 위험을 낮추는 것으로 나타났습니다.

따라서 문제가 지나친 지방 섭취에 있다고 생각하는 것은 잘못된 상식입니다. 과식, 신체활동 부족으로 인한 비만이 문제입니다. 지방이 든 음식을 무조건 피하는 것은 건강을 해칠 우려까지 있는 대단히 나쁜 식습관입니다.

지방은 탄소(C), 수소(H), 산소(O) 등 세 원소가 연결된 구조를 가집니다. 이때 이중 결합 여부에 따라 포화지방과 불포화지방으로 나뉘는데요. 포화지방의 경우에는 더 이상 탄소가 수소를 받아들일 수 없는, 모든 탄소가 수소와 결합한 구조를 가지고 있습니다. 일반적으로 포화지방은 실내 온도에서 딱딱하게 굳어 있는 기름으로, 융해점이 높아서 상온에서 쉽게 상하지 않습니다. 동물성 식품에 많이 들어 있으며 돼지기름 버터나 쇠기름 등이 여기에 해당합니다. 포화지방은 체온 유지, 외부 충격으로부터 우리 몸을 보호하는 역할을 합니다.

지금까지 흔히 포화지방을 지나치게 섭취할 경우 지방간 위험을 높이고 혈중 콜레스테롤과 중성지방을 증가시켜서 심혈관계 질환과 비만을 유발할 수 있다고 알려져 있습니다. 즉 포화지방이 혈관에 쌓여 뇌의 혈관이 막히면 뇌졸중으로 발전하고, 심장에 있는 관상동맥이 막히면 심근경색이 된다는 것입니다. 그런데 이런 상식과는 배치되는 연구 결과가 발표되었습니다.

미국의사협회 학술지에 실린 미국 하버드대학교 로라 존슨 공중보건학 교수 연구팀에서는 약 50만 명을 대상으로 포화·불포화지방이 심장 관련 질환과 얼마나 연관성이 있는지 추적해 기존 80개의 연구 결과를 메타 분석했습니다. 그 결과 포화지방이 심장 관련 질환을 일으킨다는 증거는 없었으며, 불포화지방을 주로 섭취한다고 해서 심장 관련 질병에 걸릴 확률이 떨어지지도 않는다는 사실이 확인되었습니다. 즉 포화지방을 많이 섭취한 사람이 불포화지방을 많이 먹은 사람보다 심장병에 걸릴 확률이 높다는 것이 명확하게 드러나지 않았습니다. 또 콩이나 올리브 등 몸에 좋다고 알려진 불포화지방을 자주 섭취한 사람이 심장 질환 발병이 두드러지게 적은 것도 아니라는 사실이 밝혀졌습니다.

연구팀은 고기를 많이 먹지 않으면 심장 질환이 많이 생기는데, 그 이유가 빵과 같은 탄수화물 음식을 지나치게 섭취하는 식습관의 영향일 것으로 추측하고 있습니다. 즉 과식이 주범이지 지방 섭취가 주범은 아니라는 뜻입니다. 게다가 특정 타입의 포화지방은 오히려 당뇨병을 예방한다는 연구 결과까지 발표되면서 지방에 대한 잘못된 인식이 개선되고 있습니다.

동물성 단백질
vs. 식물성 단백질

사람 중에는 윤리적 이유에서 육식을 거부하는 사람이 있습니다. 육식을 거부하는 사람들을 가리켜 비건이라고 부르는데요. 이들은 채소, 과일, 해초 등의 식물성 음식 외에는 다른 음식을 먹지 않는 사람을 말합니다. 하지만 이런 비건의 식단은 때로는 건강상의 위험을 초래할 수 있습니다. 자신의 선택에 따라 비건식을 실천할 때는 영양에 관해 특히 신경을 써야 합니다. 특히 비건 원칙을 따른다면 동물성 식품에서 쉽게 섭취할 수 있는 철분, 칼슘, 엽산, 비타민B12 등의 부족이 쉽게 나타날 수 있습니다. 또 임산부가 엄격한 채식을 할 경우 태아 건강에 부정적인 영향을 미칠 수 있습니다. 이 밖에 생식, 치아 발달, 면역 기능, 피부 건강, 뼈 재형성 등에 관여하는 비타민A·D·E·K와 같은 지용성 비타민을 공급하는 데 어려움을 겪을 수 있습니다. 또 우리 몸에서 만들지 못하는 아홉 가지 필수 아미노산을 공급하는 데 어려움이 생길 수 있습니다.

최근 연구에 따르면 분해되지 않는 식물성 단백질인 렉틴(Lectin)이 크론병, 류머티즘성 관절염, 제1당뇨병, 다발성 경화증 등과 같은 자가면역 질환 발병을 높일 수 있다고 합니다. 만약 이런 병의 가족력이나 유전성이 있다면 각별히 주의해야 합니다. 렉틴은 동식물에서 발견되는 단백질 복합체로 세포막의 당 분자와 결합해 세포의 응집, 분열, 기능 활성화 등에 관여하는 물질을 총칭합니다. 강낭콩의 PHA(피토헤마글루티닌), 밀의 WGA(Whet Germ Agglutin)나 글루텐 등 수천 종이 렉틴에 포함됩니다. 식물 속 렉틴을 사람이 먹었을 때 세포막에 엉겨 붙어 세포의 활동과 내분비 기능을 방해하기 때문에 자가면역 질환이나 전신 염증을 초래할 수 있습니다.

렉틴은 장에서 영양소를 흡수하고 독소가 걸러지는 것을 방해하고 장내 미생물 균형을 깨뜨려 장누수 증후군을 일으킬 수 있습니다. 하지만 렉틴 성분이 지닌 긍정적 작용 기전도 많이 있습니다. 렉틴 성분은 항암, 에이즈 바이러스(HIV) 감염 차단, 면역 증강 등에 긍정적 효과가 있다는 연구 결과가 있기 때문입니다. 최근에는 암세포 등 특수한 당구조를 인식하는 렉틴의 기능 덕분에 항암 및 면역 증강 효과를 발휘한다는 연구 결과에 근거해 항암제의 주요 성분으로 활용되고 있습니다.

렉틴이 많은 음식은 다음과 같습니다.

- **콩류**: 강낭콩, 완두콩, 대두, 땅콩 등
- **곡물류**: 보리, 밀가루, 현미, 백미, 오트밀, 호밀, 퀴노아 등

- **견과류:** 아몬드, 호박씨, 해바라기씨, 캐슈너트, 헤이즐넛, 치아씨드 등
- **채소, 과일:** 고추, 피망, 토마토, 감자, 가지, 호박, 오이, 수박, 멜론, 참외, 옥수수 등
- **식용유:** 포도씨유, 카놀라유, 해바라기씨유
- **육류와 유제품:** 옥수수 등 렉틴이 많은 사료를 먹고 자란 가축의 우유와 고기

렉틴이 적은 음식은 다음과 같습니다.

- **뿌리식물:** 고구마, 유카, 타로, 순무 등
- **잎채소:** 로메인, 상추, 시금치, 바다풀 등
- **십자화과 채소:** 브로콜리, 콜리플라워, 양배추, 콜라비 등
- **기타:** 아스파라거스, 마늘, 샐러리, 버섯, 양파 등

　콩의 렉틴은 가열하면 그 양을 1/100 이하로 줄일 수 있습니다. 또 발효 과정을 거치면 좋은 성분이 많아지며 소화흡수율이 높아집니다. 낫토는 혈관 건강을 돕는 장수 식품으로 알려져 있습니다. 다만 콩은 소화흡수율이 50% 정도로 낮고 개인에 따라 속이 불편할 수 있습니다. 이럴 때 렉틴이 적은 채소나 올리브 등을 곁들여 먹으면 도움이 됩니다.
　렉틴을 줄이기 위해서는 식물의 껍질을 벗기고 씨를 제거하면 됩니다. 또 물과 함께 익히거나 찌면 렉틴 농도가 크게 떨어집니다. 다만 보통의 건강한 사람이라면 렉틴이 들어 있는 음식을 먹어도 위장에서 어느 정도 분해될 수 있습니다. 입과 장 안에 있는 여러 미생물이 렉틴의 활동을 억제하기도 합니다.
　피틴산, 렉틴, 옥살산 등 식물 속 화학물질 중 상당수는 식물이 자

신을 공격하는 다른 생명체로부터 자신을 보호하기 위해서 만들어내는 독성 성분입니다. 또 식물 속에 함유된 다양한 화학물질은 과다하게 섭취하면 독이 될 수 있지만 적절한 양이라면 오히려 유익할 수 있습니다. 렉틴은 염증을 유발하지만 항암, 면역 증강 등 긍정적인 역할도 지니고 있으며 체내 독성물질을 배출하는 데 도움을 줄 수 있습니다.

동물성 단백질은 근육의 재료가 됩니다. 단백질 섭취와 근육량 사이에 밀접한 관련이 있습니다. 단백질 섭취량이 일일 권장량 미만인 사람에게 더 많은 근육 감소와 근력 저하가 나타나고, 단백질 부족과 관련된 각종 건강 이상이 나타날 수 있습니다. 근육 감소를 막기 위해서는 일일 권장량 이상의 단백질을 꾸준히 먹어야 합니다. 또 동물성 단백질, 식물성 단백질을 골고루 먹는 것도 중요합니다. 세계적인 장수마을의 식습관을 조사해보면 대부분 적당한 육식을 겸하고 있습니다. 장수 노인 대다수가 식사에서 10~20퍼센트의 동물성 단백질을 다양하게 섭취하는 것으로 나타났습니다.

짧은 장, 케톤증, 큰 뇌 등 여러 증거로 보아 인류는 채식보다는 육식을 통해 지금의 인류로 진화했을 가능성이 크다는 것이 학계의 정설입니다. 즉 고도의 영양 관리로 채식주의를 실천하는 것이 아니라면, 육식은 인간의 체질에 적합한 식습관일 가능성이 큽니다. 물론 단백질이 우리 몸에서 제대로 작용하려면 탄수화물, 지방, 식이섬유와 같은 다른 영양소도 균형 있게 섭취해야 합니다. 단백질은 뼈를 구성하는 칼슘과 칼슘을 서로 연결하는 콜라겐의 주요 성분입니다. 또 단백질은 세포조직과 근육을 형성하고 항체, 호르몬, 효소를 만들어 면역기능을 유지하는 역할을 합니다.

단백질이 부족하면 몸이 구부정해지고, 각종 염증 질환, 혈액순환 장애가 생기고, 면역 저하까지 초래할 수 있습니다. 단백질 부족으로 면역 체계에 이상이 생겼을 때 가장 흔히 나타나는 증상이 탈모입니다. 또 두뇌 위축을 일으키는 주요 원인도 단백질 부족입니다. 단백질은 각종 신경전달물질(도파민, 노르에피네프린)과 뇌를 구성하는 여러 물질을 만드는 역할을 합니다. 단백질 섭취 부족과 치매 관련성은 여러 연구를 통해 이미 확인된 바 있습니다. 따라서 특정 신념 때문에 육식을 피하는 것이 아니라면, 동물성 단백질과 식물성 단백질을 골고루 먹는 것이 바람직합니다.

단백질은 호르몬 분비와도 밀접한 관련이 있습니다. 단백질은 위와 장에서 소화된 후 아미노산 형태로 분해가 됩니다. 이후 이들이 합성되어 호르몬으로 만들어집니다. 뇌에서 세로토닌 호르몬이 충분히 분비되려면 트립토판이라는 아미노산이 꼭 필요하며, 세로토닌이 합성되는 과정에서 미네랄과 비타민이 필요합니다. 특히 성장 호르몬 역시 재료가 되는 단백질 섭취 부족으로 부족해지기 쉬운 호르몬입니다. 중년 이후 성장호르몬 부족은 여러 가지 건강 문제를 일으킬 수 있으므로 특히 중요한 문제입니다.

활성산소는 단백질과 지질 결합력을 약하게 만들며 과산화지질 대사량을 떨어뜨려 혈관 내에 과산화지질이 쌓이도록 하는데, 이 역시 호르몬을 빨리 소진시키는 결과를 초래합니다. 활성산소를 잡는 항산화 물질로는 글루타치온, 페록시다제, 빌리루빈, 멜라토닌 등이 있으며 체내 항산화 효소는 20대를 정점으로 서서히 줄어들기 때문에 30대부터는 항산화 물질을 외부로부터 충분히 섭취해야 합니다. 항산화 물질과 성장 호르몬 생성의 재료가 풍부한 성장 호르몬 생성 음식을 적절하게 섭취하는 것이 노화를 막고 활력을 유지하는 지름길입니다.

성장 호르몬이 풍부한 음식으로는 현미, 통밀, 보리, 수수, 밤, 은행, 브로콜리새싹, 보리새싹, 순무새싹, 콩류(두부), 생선(멸치, 정어리, 뱅어포, 참치, 고등어, 명태, 청어), 고기(닭고기, 살코기, 쇠고기), 계란, 조개류(굴, 소라), 견과류(호두, 잣, 아몬드, 땅콩) 깨, 시금치, 당근, 호박, 표고버섯, 양송이버섯, 느타리버섯, 콩나물, 양배추, 해조류(김, 파래) 등이 있습니다. 이런 식재료를 이용해 골고루 식단을 구성해보기 바랍니다.

특히 동물성 단백질에는 우리 몸에 꼭 필요한 필수 아미노산 8종이 들어가 있습니다. 식물성 단백질은 이 중 한두 가지 아미노산이 빠지는 경우가 많습니다. 대신 콩이나 두부, 곡류, 버섯과 같은 식물성 단백질에는 고기에는 없는 미네랄, 섬유소가 풍부하기 때문에 역시 골고루 섭취해야 합니다. 동물성 단백질의 단점은 필요 이상으로 지방까지 섭취하기 쉽기 때문에 지나친 육식으로 비만이나 각종 성인병이 생길 위험이 커질 수 있습니다. 따라서 동물성 단백질과 식물성 단백질을 골고루 그리고 적당히 먹는 것이 중요합니다.

단백질 하루 일일 권장량은 자기 몸무게에서 'K'만 제거하면 됩니다. 자기 몸무게가 60kg이라면 60g을 먹으면 되는 거죠. 다른 음식에도 단백질이 골고루 포함되어 있기 때문에 하루에 무게를 재서 꼭 60g을 먹어야 하는 것은 아닙니다. 대략 절반 정도는 고기에서, 나머지는 다른 음식에서 섭취할 수 있습니다.

음식이 동맥경화 예방에
도움이 되나요?

동맥경화의 원인으로는 당뇨병, 내분비 이상, 매독, 전염병, 술, 담배, 과로 등이 있습니다. 최근에는 음식물, 특히 동물성 지방을 많이 섭취함에 따라 동맥경화가 촉진된다는 사실이 주목받고 있습니다. 동맥경화는 주로 혈관의 중간층에 퇴행성 변화가 나타나면서 섬유화가 진행되고 혈관의 탄력성이 줄어드는 노화 현상입니다. 그로 인해 수축기 고혈압이 생기면서 심장근육이 두꺼워지는 심장 비대 현상이 동반됩니다. 최근에는 죽상경화증과 동맥경화증을 합쳐 죽상동맥경화라고 부르기도 합니다. 죽상동맥경화증은 동맥혈관의 벽에 노폐물이 쌓이면서 혈관 벽이 두꺼워지고 혈관이 좁아지는 질환입니다. 혈관이 좁아지면 심장이나 뇌에 필요한 산소와 영양분 제때 공급되지 못하고 결국 혈관이 완전히 막히면서 뇌졸중, 심근경색과 같은 치명적인 질환이 발생하기도 합니다.

죽상동맥경화증은 30대 후반부터 서서히 진행되지만, 증상이 나타나는 것은 주로 50대 이후입니다. 환자는 60~70대가 가장 많고 흡연율이 높은 남성이 여성에 비해 많습니다. 치료에는 원인이 된 질환에 대한 약물치료와 함께 풍선과 비슷한 스텐트를 삽입해 혈관을 넓히는 시술 또는 혈관의 우회로를 만드는 수술 등이 활용됩니다. 식이요법은 저지방식, 저칼로리식, 저염식 등이 중요합니다. 경동맥 협착증이나 다른 동맥경화에 객관적으로 좋은 음식이란 존재하지 않습니다. 피해야 할 음식만 있을 뿐인데 일반적으로 몸에 좋지 않은 음식을 생각하면 됩니다.

최근 들어 경동맥 혈관벽 두께를 관리해야 한다는 주장이 커지고 있습니다. 경동맥은 목을 따라 뇌로 연결되며 머리에 혈액을 공급하는 동맥입니다. 콜레스테롤이나 중성지질 수치가 정상이어도 경동맥 혈관벽이 두꺼우면 동맥경화나 심근경색과 같은 심뇌혈관 질환이 생길 위험이 높다는 사실이 많은 연구를 통해 알려지고 있습니다. 실제로 경동맥 혈관벽 두께가 두꺼우면 치매 위험이 높아진다는 국내 대학병원 연구 결과도 있습니다. 경동맥 혈관벽 두께는 목 부위 초음파 검사로 알 수 있는데 두께가 1mm를 넘어가면 관리가 필요합니다.

40세 이상이거나, 40세 미만이라도 평소 가슴이 답답하고 어지러운 증상이 흔한 흡연자는 경동맥 혈관벽 두께를 반드시 검사해봐야 합니다. 일본에서는 심뇌혈관 질환 예방을 위해 고혈압, 당뇨병, 고지혈증, 비만이 있는 사람이 동맥경화 판정을 받을 경우 2차 검사로 초음파를 통해 경동맥 혈관벽 두께를 검사합니다.

운동은 어떤 종류의 운동이라도 좋습니다. 중요한 것은 규칙적으로 일주일에 4회 이상, 하루에 30분 이상씩 지속적으로 유지해야 한다는 것입니다. 특히 달리기, 자전거 타기, 수영, 산책 등 산소를 많이 소모하는 운동이 좀 더 바람직합니다. 금연은 필수입니다. 담배는 그대로 피우면서 동맥경화에 의한 질환이 발생하지 않기를 바라는 경우가 많은데, 이것은 폭탄에 불을 붙여놓고 터지지 않기를 바라는 것이나 마찬가지입니다.

심장병은 주로 죽상동맥경화증의 합병증으로 생기는데요. 이는 동맥의 내벽에 죽종이라는 지질과 콜레스테롤, 결합조직, 평활근세포, 대식세포로 구성된 물질이 침착되면서 시작됩니다. 이러한 죽종의 형성은 수년에 걸쳐 발생하며 평상시 섭취하는 음식에 의해서 죽종의 형성이 촉진될 수도 있고, 반대로 죽종의 형성을 막거나 예방할 수도 있습니다. 따라서 심장병의 발병 및 예방과 치료에 있어서 올바른 음식물의 섭취는 매우 중요합니다.

죽종의 형성을 촉진시키는 음식 성분은 콜레스테롤이나 포화지방이며, 많은 양의 철분도 해롭다고 합니다. 죽종의 형성을 예방하거나, 형성된 죽종을 줄이는 식사인자는 식물성지방이나 비타민A·C·E, 식사섬유소, 칼슘 등인 것으로 알려져 있습니다.

한편 고혈압은 직접적인 심장병의 원인이 되지 않더라도 심장병을 악화시키거나 치유에 방해가 되므로 고혈압을 유발하는 식품을 피함으로써 고혈압을 줄여야 합니다. 그래야 심장병 치료에도 도움이 됩니다. 고혈압 환자가 가장 피해야 할 음식은 소금이 많은 염장식품이나 짠 음식입니다.

장, 뇌, 혈관은
어떤 관계가 있나요?

우리 몸에서 장과 뇌는 밀접하게 연결되어 있습니다. 장과 뇌가 서로 긴밀한 연결망을 가진다는 점에 착안해 이를 장뇌 축(GBA; Gut-Brain Axis)이라고 부릅니다. 장뇌 축 가설은 장과 뇌는 직통 연결라인으로 이어져 있어 장과 뇌가 직접 신호를 주고받는다는 이론입니다. 최근 활발하게 논의되고 있는 장뇌 축 이론에 따르면, 우리 뇌는 장내 마이크로바이옴의 영향을 크게 받으며 장내 마이크로바이옴의 건강 여부에 따라 뇌와 정신 건강도 크게 달라질 수 있습니다.

장내 미생물 생태계(마이크로바이옴)의 균형을 유지할 때 뇌 건강도 증진된다는 사실이 여러 연구를 통해 밝혀졌습니다. 가령 장내 마이크로바이옴의 파괴가 비만, 알츠하이머병, 당뇨병, 탄수화물 중독, 만성 피로, 우울증, 고혈압, ADHD, 자폐증 등과 같은 정신 질환이나 뇌 건강 문제를 일으키는 주요 원인이라는 사실이 밝혀진 바 있습니다.

건강한 장내 환경이 신경전달물질을 매개로 뇌와 정신에 다양한 영향을 미치고, 다시 건강한 정신은 장운동이나 호르몬 분비, 다양한 신진대사에 영향을 미쳐 장 건강을 돕는다는 것입니다. 가령 우리가 흔히 겪는 심한 피로와 무기력, 집중력 상실, 뇌에 안개가 끼는 느낌이 드는 브레인포그 등의 원인이 단지 마음의 문제가 아니라 장 건강에서 기인할 가능성이 크다는 것입니다.

장내 마이크로바이옴의 균형을 유지하는 방법은 어찌 보면 무척 단순합니다. 이는 일반적인 건강 규칙과 대부분 일치하지만 조금 다른 조건도 포함하고 있습니다. 충분한 휴식, 적당한 운동(장이 출렁일 수 있도록 숨이 가쁜 유산소 운동을 하루 20분 이상 실시할 것, 매일 세 가지 유산소 운동을 섞어서 실천할 것), 장에 좋은 음식, 충분한 수분 섭취, 스트레스 관리 등은 다른 건강 측면에도 그대로 해당하는 내용입니다. 그러나 장뇌 축의 원활한 소통을 위해서는 다른 관리 항목도 신경써야 합니다.

우선 장뇌 축은 비대칭적 소통 체계를 이루고 있습니다. 뇌와 장의 신호의 비율은 1:9로 장에서 보내는 신호가 월등히 많고 빈번합니다. 이를 통해 건강한 뇌를 유지하기 위해서는 마음의 평정을 추구하는 것보다는 장 건강을 신경 쓰는 것이 훨씬 효과적이라는 추론을 해볼 수 있습니다. 우리 몸에서 신경세포의 분포가 가장 많은 곳은 뇌이며, 그 다음이 장입니다. 그래서 장은 제2의 뇌라고도 불립니다. 행복호르몬으로 불리는 세로토닌이 가장 많이 분비되는 곳은 뇌가 아닌 장입니다. 세로토닌은 장에서 90% 이상 분비됩니다.

건강한 장은 선택적 투과성 기능이 잘 유지됩니다. 선택적 투과성이란 영양소는 흡수하고 염증이나 독소는 혈관 속으로 투과되지 않도록 방어하는 기능을 가리킵니다. 유전적 요인이나 각종 가공음식, 유전자 변이식품, 알레르기 유발 식품, 음주, 흡연 등에 의해 염증이 유발되어 장벽이 느슨하게 되는 장누수(새는장증후군)가 생기면 느슨해진 틈으로 유해물질이 타고 들어와서 혈관으로 유입되어 전신으로 운반됩니다. 잘못된 식습관으로 인해 독소와 염증이 발생하고 장벽의 느슨한 틈으로 유입된 독소가 혈관을 타고 뇌혈관, 더 나아가 뇌까지 손상시키는 것입니다. 치매, 파킨슨, 자폐증 환자의 절반 이상이 장 질환을 지닌다는 사실이 발표되어 장의 상태가 뇌에 미치는 직접적인 영향이 상당 부분 입증된 바 있습니다.

2017년 하버드대학교 허준렬 교수와 MIT 글로리아 최 교수는 부부 공동 연구로 장의 상태가 뇌에 미치는 영향을 입증한 바 있습니다. 임신한 어미 쥐의 장내 미생물을 불균형 상태로 유도했을 때 태어난 새끼 쥐는 자폐 증상이 나타난 반면, 어미 쥐의 장내세균을 제거한 뒤 태어난 새끼 쥐는 자폐 증상이 나타나지 않았습니다.

독소가 혈액을 타고 피부로 가면 두드러기, 아토피 등 만성 피부 질환을 유발하고 뇌로 가면 뇌의 전두엽이 손상되면서 ADHD를 일으킬 수 있습니다. 뇌의 심부 기저핵에 손상을 주면 파킨슨, 사경증, 근긴장이상증 등이 나타나고 자율신경계에 문제를 일으키면 불안, 강박 두통 등을 불러옵니다. 건강한 사람의 대변에서 유익균 미생물을 채취해 2년간 이식한 실험에서는 위장 장애는 58%가 줄었고, 자폐 증상은 50%가 개선되는 놀라운 결과가 보고된 바 있습니다. 장누수 증후군으로 인해 장벽을 투과한 염증과 독소가 뇌 보호 장벽을 뚫고 들어가면 뇌에 염증

혈관력

이 생기면서 다양한 정신 질환과 뇌 질환을 유발할 수 있습니다.

　　과민성대장증후군은 가장 흔한 기능성 위장 장애입니다. 스트레스, 식이요법, 연령, 지리적 기원 등 여러 원인으로 생길 수 있습니다. 과민성대장증후군 증상은 위장 운동 장애, 면역 활성화, 장내 미생물군, 장점막, 장벽의 구성 및 기능 변화와 관련이 있습니다. 장내세균 불균형이 생겼을 때 발병하는데요. 재발성 복통, 복부 팽만감, 설사와 같은 변, 변비, 설사와 변비의 교대 현상, 점액 분비, 메스꺼움 등의 증상을 겪게 됩니다. 특히 복부 팽만감은 과민성대장증후군 환자의 96%에게 나타나는 가장 흔한 증상입니다. 복부 팽만감은 수면 부족, 두통, 소화불량, 피로감, 우울감 등과 연결되어 있습니다.

　　최근에는 장뇌 축의 원활한 소통이 혈관 건강에도 지대한 영향을 미친다는 사실이 속속 밝혀지고 있습니다. 미국 콜로라도대학 연구진이 노화가 진전되면서 혈관 건강이 나빠지고, 심혈관 질환 위험이 높아지는 이유를 밝혀냈습니다. 미국 생리학협회 저널 '피지올러지(Physiology)'에 실린 논문에 따르면, 바로 장내 유해균이 생성하는 유해 대사물질이 그 원인이었습니다. 연구팀은 먼저 장내 미생물군을 대폭 줄인 다음 혈관 내벽의 건강 상태와 이어지는 큰 동맥의 경직성 등을 관찰하기 위해 여러 마리의 어린 생쥐와 늙은 생쥐를 두 실험군으로 나눠서 다양한 항생제를 투여했습니다.

　　두 실험군의 혈액 내 수치를 측정해 비교했습니다. 3~4주가 지나자 늙은 생쥐군은 혈관 건강에 관한 모든 측정값이 크게 개선되었으나 젊은 생쥐군에선 전혀 변화가 없었습니다. 늙은 생쥐군의 장내 미생물군을 줄이자 혈관 건강이 어린 생쥐만큼 좋아졌습니다. 연구진은 혈관의 기능 장애를 일으키는 특정 물질이 항생제 투여 이전의 미생물군에서 발생했다고 추측했습니다. 연구팀은 유전자 염기서열을 분석해보니 늙은 생쥐군에서 전 염증성 세균인 디설포비브리오나 식중독을 일으키는 살모넬라, 프로테오박테리아 등 다양한 세균이 그 원인이라는 사실을 밝혀냈습니다.

해당 세균이 만든 대사 부산물도 큰 차이를 보였는데, 늙은 생쥐의 혈액 내 TMAO(Trimethylamine N-oxide) 수치는 어린 생쥐의 3배나 되는 것으로 조사되었습니다. 이 화합물은 동맥경화증, 심근경색, 뇌졸중 등의 위험을 높이는 물질입니다. 나이가 늘면서 여러 종류의 장내세균이 TMAO와 같은 유독 물질을 만들고, 이 물질이 혈관으로 유입되어 염증과 산화 스트레스, 조직 손상 등을 일으킨다는 사실을 밝혀낸 것입니다.

달걀 노른자는
혈관 건강을 해치나요?

하루 계란 1~2개 정도 먹는 것은 건강에 큰 영향을 미치지 않습니다. 특히, 계란 안에 있는 콜레스테롤은 우리 몸속 세포 조성에 필요한 좋은 콜레스테롤이므로 오히려 부족하지 않게 섭취하는 것이 중요합니다. 계란은 다양한 영양소를 포함하고 있을 뿐만 아니라 단백질과 건강한 지방으로 포만감을 쉽게 채워주는 음식입니다. 계란을 먹으면 전체 열량 섭취가 줄어 체중 관리에 도움이 될 수 있습니다. 계란 흰자 속 단백질은 근육을 만들고 복구하는 데 필요한 영양소로 호르몬을 생성하고, 전반적인 성장과 발달을 돕는 긍정적인 역할을 합니다. 노른자 역시 단백질이 많이 들어 있고 비타민과 미네랄이 집중적으로 들어 있습니다. 노른자에는 비타민A·D·E·K·B12, 엽산 등 비타민B군 영양소가 풍부하게 들어 있고, 철과 아연 등 미네랄도 많이 들어 있습니다.

평소 콜레스테롤이나 단백질이 적은 음식을 주로 먹었다면 오히려 계란 2개 정도를 추가적으로 섭취해서 영양 균형을 돕는 것이 바람직합니다. 다만 평소 과식하는 사람이라면 계란 1개를 먹는 것도 좋지 않을 수 있습니다. 흔히 노른자에 혈관 건강에 해로운 지방이 들어 있다는 속설이 있지만 이는 최근 지방과 심장병과의 관계를 다룬 연구를 통해 거짓이었음이 밝혀졌습니다.

노른자는 흰자에 비해 열량이 높고, 식이성 콜레스테롤을 포함합니다. 미국 농무부 자료에 따르면 콜레스테롤 함량은 달걀 100g당 425mg으로 높은 편입니다. 달걀 한 개의 노른자에는 약 200mg의 콜레스테롤이 들어 있습니다. 음식으로 섭취하는 콜레스테롤의 하루 권장량은 보통 300mg 정도인데, 달걀 2개를 먹으면 그 기준을 넘어가게 됩니다. 따라서 지금까지 달걀 2개 이상을 먹으면 안 된다는 말이 통용되었습니다.

하루 콜레스테롤 섭취량이 100mg 이하인 사람이 그 이상의 콜레스테롤을 먹으면 혈중 콜레스테롤이 약 50mg/dL가량 추가적으로 올라갑니다. 그런데 평소 콜레스테롤을 350mg 이상 먹는 사람은 콜레스테롤을 더 먹어도 혈중 콜레스테롤은 올라가지 않습니다. 이를 '콜레스테롤의 천정효과'라고 부르는데요. 일정량의 콜레스테롤이 음식을 통해 체내로 들어오면 간에서 콜레스테롤 합성을 억제해 더 이상 혈중 콜레스테롤이 올라가지 않는 현상을 가리킵니다.

콜레스테롤의 천정효과는 최근 자신의 몸을 대상으로 한 과감한 실험을 통해 다시 한번 조명받기도 했습니다. 하버드대학교 의학박사 과정생 닉 노르비츠는 한 달 동안 720개의 달걀을 먹는 극단적인 실험을 진행한 바 있습니다. 닉은 하루 24개의 계란을 한 달간 먹으며 혈중 콜레스테롤 수치에 어떤 변화가 있는지 관찰했습니다. 일반인이 믿고 있던 상식과 달리 그의 혈중 콜레스테롤 수치는 갈수록 떨어졌습니다. 달걀을 많이 먹는다고 해서 콜레스테롤 수치가 오르지는 않았다는 것입니다. 오히려 LDL 콜레스테롤, 이른바 '나쁜 콜레스테롤' 수치가 18%나 낮아졌습니다.

한 달 동안 720개의 달걀을 먹어 13만 3,200mg의 콜레스테롤을 섭취했지만 체내 콜레스테롤, 특히 LDL 콜레스테롤은 전혀 상승하지 않았습니다. 일부 학자는 달걀이 콜레스테롤 수치에 영향을 미치지 못한 이유가 콜레스테롤의 천정효과 때문이라고 주장합니다. 콜레스테롤이 장에서 장세포의 수용체와 결합해 콜레신(Cholesin)이라는 호르몬의 방출을 유도하고, 이 호르몬이 간으로 이동해서 'GPR146'이라는 수용체와 결합, 이를 통해 간에게 LDL 콜레스테롤 생성을 줄이도록 신호를 보냈다는 것입니다. 이 실험 결과를 토대로 닉은 적당한 탄수화물 섭취를 통해 콜레스테롤 수치를 더욱 낮출 수 있다고 주장합니다.

물을 많이 마셔야 한다는데 커피는 안 되나요?

인간은 물 없이는 살 수 없습니다. 물 마시기는 가장 기본적인 생존 행위이자 가장 중요한 건강 행위입니다. 음식을 먹지 않고서는 많게는 3주까지도 생존할 수 있지만, 물을 마시지 않으면 당장 3일 안에 생명이 위독해질 수 있습니다. 물은 우리 몸에서 대단히 중요한 역할을 담당합니다. 물을 마셔야 체내 대사활동이 가능해지고, 에너지 생산도 제대로 이뤄지고, 이산화탄소나 요산과 같은 노폐물도 몸 밖으로 내보낼 수 있습니다. 소화나 비만 예방을 위해서도 물 마시기는 무척 중요합니다. 특히 인체에 필요한 물이 부족한 상태인 만성 탈수는 다양한 문제를 일으킬 수 있으므로 무척 주의해야 할 건강 문제입니다. 만성 탈수는 노화와 세포 건조를 일으키는 주된 원인입니다. 세포가 노폐물을 배출하고 영양 성분을 흡수하는 데 필수적인 것이 물이기 때문입니다. 만

혈관력

성 탈수가 생기면 노폐물이 배출되지 못하고 영양분도 제대로 전달받지 못하면서 다양한 문제가 발생할 수 있습니다.

그런데 물은 죽지 않을 만큼 마시는 게 아니라 몸에 필요한 만큼 충분히 마셔야 합니다. 그렇다고 너무 많이 마셔서도 안 됩니다. 물 마시기만큼 중용이 필요한 건강 실천도 없을 것입니다. 즉 건강 상태를 세심하게 살피면서 자신에게 맞는 물 섭취 기준과 습관을 들이는 것이 중요합니다.

그럼 물을 얼마나 많이 얼마나 자주 마셔야 할까요? 간혹 물 마시기가 싫어도 물을 억지로 많이 마셔야 하는지 질문하는 분이 있는데요. 또 하루 물 2리터를 마셔야 한다는 주장도 있습니다. 이 기준은 현대 한국인에게는 맞을 수도, 틀릴 수 있는 기준입니다. 실제로 우리 몸이 하루에 필요로 하는 수분 사용량이 약 2.5리터인 것은 맞지만, 이를 꼭 모두 물로 섭취할 필요는 없습니다. 우리가 매일 먹는 다른 음식에도 충분한 수분이 포함되어 있기 때문입니다. 사람마다 체중과 연령, 신체 활동량이 다르기 때문에 하루에 마셔야 하는 물의 양도 제각각일 수 있습니다. 게다가 간경화, 신부전증, 심부전증 같은 특정 질환이 있는 사람은 과도한 수분 섭취가 오히려 폐부종, 전신 부종과 같은 문제를 일으킬 수 있습니다.

그런데 물 외의 다른 음료를 즐기지 않는 사람이라면, 다시 말해 하루에 여러 잔의 커피나 각종 청량음료, 차 등을 마시는 사람이라면 권장량보다 꽤 많은 양의 물을 마시는 것이 바람직합니다. 왜냐하면 이런 각종 음료가 몸에서 탈수 증상을 일으키기 때문입니다. 특히 커피는 탈수 증상을 심하게 일으키는 음료입니다.

커피가 혈관 건강에 나쁜 영향을 미치는 가장 큰 원인은 만성 탈수의 주범이기 때문입니다. 여름철에 덥고 기운이 없을 때 시원한 아이스 아메리카노를 많이 마시게 됩니다. 사소해 보이는 기호나 습관처럼 여겨지지만 사실 혈관 건강에는 상당히 나쁜 행동이 아닐 수 없습니다. 여름철 아이스 아메리카노를 물 대신 마시는 것은 혈관은 물론, 건강에 무척 해로운 행위입니다. 기본적으로 물 대신 커피를 마시는 것은 올바른 수분 섭취법이 아닙니다. 커피 속 카페인은 이뇨 작용을 일으키기 때문에 오히려 체내 수분을 배출시킵니다. 즉 목이 마를 때 아이스 아메리카노를 마시면 우리 몸에서는 오히려 탈수 증상이 나타날 수 있습니다. 각성 효과를 얻기 위해 소량의 커피를 마시는 것은 어쩔 수 없지만, 물 대신 커피를 마셔서 수분을 보충하거나 갈증을 해결하는 행위는 잘못된 방법입니다.

오전에 한 잔 정도만 마시는 것이 아니라 오후에도 커피를 마시면 너무 많은 카페인을 섭취하게 되어서 불면증, 불안, 소화불량 등 여러 가지 문제를 유발할 수 있습니다. 또 커피는 산성 물질이므로 위산 역류나 속쓰림과 같은 소화기 증상을 일으킬 수도 있습니다. 오전에 한 잔 정도 마셨다면, 오후에는 물을 마시면서 갈증을 해소하는 것이 좋겠습니다. 물 마시는 것이 너무 싫다면 물 대신 탄산수를 마시는 것도 한 방법입니다. 다만 첨가물이 없는 순수한 탄산수를 선택하는 것이 좋습니다. 또 물에 레몬이나 라임 조각을 넣으면 맛이 더해져서 물 마시기가 싫어지지 않을 수 있습니다.

여러 조사에서 내 몸에 필요한 만큼 제대로 물을 마시는 사람보다 제대로 마시지 않는 사람의 수가 훨씬 많은 것으로 나타났습니다. 필요한 만큼의 물을 제대로 마시지 않으면서 상당 기간을 보내는 것, 즉 만성 탈수 상태로 지내는 사람의 수가 무척 많기 때문입니다. 세계보건기구에 따르면 현대인의 75%가 만성 탈수를 겪고 있습니다. 만성 탈수는 탈수의 대표적인 증상인 갈증이 동반되지 않기 때문에, 많은 사람이 자신에게 만성 탈수 증상이 있음을 제대로 자각하지 못한 채로 생활할 때가 많습니다.

만성 탈수는 체내 수분이 3% 이상 감소한 상태로 3개월 이상 지속되는 것을 말합니다. 2013~2017년 국민건강영양조사 자료에 따르면, 우리나라 사람의 평균 1일 수분 섭취량(음식 포함)은 2,167.3mL였는데요. 조사 대상 중 무려 62%가 이 섭취 기준을 충족하지 못하고 있는 것으로 나타났습니다. 어째서 이런 일이 생기는 걸까요? 여러 가지 원인이 있겠지만 무엇보다도 만성 탈수를 가중하는 주범인 탈수 유발 음료의 섭취가 빠르게 증가했기 때문입니다. 물 마시기가 싫어서 그럴 수도 있지만 탈수 유발 음료를 지나치게 마셔서 만성 탈수 증상을 겪는 경우가 많습니다.

2020년에 조사된 한국인의 연간 커피 소비량은 성인 1명당 367잔이었습니다. 이는 프랑스(551.4잔)에 이어 2위 수준으로 전 세계 평균(161잔)의 2배가 넘는 수치입니다. 과도한 커피 섭취가 만성 탈수를 야기했음을 추론할 수 있습니다. 최근 한국인의 혈관 건강이 극적으로 나빠지는 이유 역시 지나친 카페인 섭취에서 찾을 수 있습니다. 카페인은 혈관 건강에 도움이 되는 물질로 알려져 있지만, 과도하게 섭취하면 만성 탈수 증상을 초래해 혈관 건강에 악영향을 미칠 수 있습니다.

만약 자신이 물이 아닌 탈수 유발 음료나 음식, 각종 카페인 음료나 단 음료, 주스류를 많이 섭취한다면 적정 기준(하루 남성 900mL 이상, 여성 600~800mL 이상)보다는 많은 물을 마셔야 합니다. 아직 과학적 연구가 이루어지지는 않았지만, 커피 소비가 너무 많은 우리나라 실정에 맞는 새로운 물 섭취량 기준 마련이 필요할 것으로 생각됩니다. 커피의 경우 섭취한 양의 2배, 차는 1.5배 정도의 수분을 소변으로 배출하기 때문에 커피 한 잔을 마셨다면 평소보다 물을 2잔 더 마시는 습관을 들여야 합니다. 즉 하루 500mL의 커피를 마셨다면 물 1L(1,000mL)를 더 마셔서 수분을 보충하는 것이 좋습니다.

만성 탈수가 위험한 이유는 만성 탈수로 인한 세포 건조가 일어나고, 그로 인해 세포의 산화적 손상과 만성염증 상승이 진행될 수 있기 때문입니다. 물 마시기는 갈증과 같은 자극보다는 의식적으로 자신만의 규칙을 정해 실천해야 하는 것이 바람직합니다. 가장 중요한 원칙은 낮 동안 충분히 마시고 자기 전에는 가급적 물 마시기를 피하는 것입니다. 특히 자기 직전 물을 많이 마시는 것은 금물입니다. 자기 전 물을 많이 마시면 자는 동안 몸이 붓는 부종이 생길 수 있고, 자는 동안 방광이 차서 수면 중에 요기를 느껴 수면 리듬을 망칠 수 있습니다. 만성 탈수를 막고 내 몸을 깨어나게 하는 물 마시기 원칙은 다음과 같습니다.

1. 커피, 차 음료를 마실 때는 반드시 물 1잔을 더 마시자.

2. 배고플 때는 물 1잔을 먼저 마시자.

3. 운동 후에는 반드시 물 2잔을 보충하자.

4. 아침에 일어나면 맨 먼저 물부터 1잔 마시자.

5. 1~2시간 간격으로 물을 마시되 물 1컵을 여러 번에 걸쳐 조금씩 나눠 마시자.

6. 물은 가급적 미지근한 물로 마시자.

7. 식사 전후에는 될 수 있는 대로 물을 마시지 말자.

8. 식사 전 30분에 마시고 식사 후 2시간이 지나서 마시자.

9. 운동이나 신체활동, 땀을 많이 배출하거나 기운이 없을 때, 술을 마실 때, 담배 피울 때 평소보다 2컵 더 마시자.

커피 대신 이온음료를 마신다면 이야기가 달라질 수 있습니다. 이온음료에는 나트륨, 칼륨과 같은 전해질이 포함되어 있어 땀을 많이 흘렸을 때 손실된 전해질을 보충해줍니다. 전해질은 체내 수분 균형을 유지하는 데 중요한 역할을 하므로, 이온음료를 마시면 갈증 해소와 함께 전해질 보충에도 도움이 됩니다. 다만 당분 함량이 높은 이온음료도 있으므로 마시기 전에 당분 함량을 살펴보고 하루 섭취량을 적절히 조절하는 것이 좋습니다. 그러나 이온음료 섭취보다 더 좋은 수분 보충법은 순수한 물을 마시는 것입니다. 땀을 많이 흘린 경우가 아니라면 갈증이나 수분 보충은 물을 마시는 것이 바람직합니다. 물과 이온음료를 번갈아 마시되 이온음료 섭취량을 살피면서 먹는 것이 좋겠습니다. 결론은 이온음료 역시 물보다 나은 선택은 아닙니다. 이온음료는 하루 1~2잔 정도로 제한하고, 깨끗하게 정수된 물을 마시는 것이 바람직합니다.

물은 내 몸을 살리는 최고의 조력자이자 가장 쉽게 건강을 챙길 수 있는 도구입니다. 깨끗하게 정수된 물을 유리 용기에 미리 담아두었다가 제시한 방법대로 꾸준히 마셔서 지혜롭게 건강을 챙기기 바랍니다.

092

채식 위주의 식사를 해도 괜찮을까요?

오랜 기간 채식은 건강에 이롭다고 인정받았습니다. 그리고 이를 뒷받침하는 많은 연구 역시 발표되었습니다. 지나친 육식 위주의 식습관이 심혈관 질환 발병을 높이고, 각종 성인병을 일으키고, 사망률까지 높인다는 연구 결과 때문에 채식 위주의 식단이 건강에 유리할 것이라는 생각이 공고해졌습니다.

최근까지도 육식 위주 식생활이 건강에 미치는 연구는 계속 이뤄지고 있습니다. 미국 캘리포니아 로마린다대학교 연구팀에 따르면 2002년부터 2007년까지 6년간 7만 3천 명을 대상으로 조사한 결과, 6년간 채식주의자는 1천 명당 5~6명이 사망한 반면 육식을 많이 하는 사람은 1천 명당 7명이 사망한 것으로 나타났습니다. 특히 채식을 하는 남성은 심혈관 계통 질환의 발병률과 심장병 사망률 등이 육식을 하는 남성보다 크게 낮았습니다. 이 밖에 채식의 건강 이득을 뒷받침하는 연구 결과는 무척 많습니다.

그러나 이런 통계 연구보다 중요한 것은 개인의 식습관과 질입니다. 채식을 한다고는 하지만 육식을 즐기는 사람보다 불건강한 식습관을 가진 사람도 적지 않습니다. 만약 감자튀김을 자주 먹는다고 하면 이 역시 채식주의를 지키는 것에 해당합니다. 식물인 감자를 식물성 기름에 튀긴 것이니 채식으로 분류해야겠죠. 그러나 탄수화물을 고온의 기름에 튀기거나 볶으면 아크릴아마이드라는 유해물질(발암물질)이 생성됩니다. 아크릴아마이드는 식품 속에 있는 당류(포도당)가 아스파라긴(아미노산의 일종)과 만나 화학 반응을 일으키면서 만들어집니다. 아크릴아마이드는 세계보건기구 국제암연구소가 지정한 2A군 발암 추정 물질입니다. 2A군은 인체에 대한 발암 근거는 부족하지만 동물실험 근거 자료는 충분한 발암성 추정 물질을 뜻합니다.

물론 암을 일으킬 수준의 아크릴아마이드를 하루에 섭취하려면, 상당히 많은 양의 감자튀김을 먹어야 합니다. 최근에는 아크릴아마이드가 우리 신경계에도 다양한 악영향을 미친다는 보고까지 나온 상태이므로 어쨌든 감자튀김은 과하게 섭취해서는 안 될 식품입니다. 감자튀김이 문제가 되는 것은 사실 발암물질인 미량의 아크릴아마이드보다는 트랜스지방 생성과 관련 있습니다. 훨씬 큰 문제를 일으키는 것은 감자튀김이 과도한 트랜스지방을 생성한다는 점입니다.

트랜스지방은 감자튀김, 팝콘, 치킨 등 식용유(부분경화유)로 튀긴 음식에 다량으로 들어 있습니다. 트랜스지방은 식용유의 대량 생산 과정에서 발생합니다. 식물성 기름에 수소를 첨가하는 경화 공정으로 생산된 부분경화유에는 40% 정도의 지방이 포함되어 있습니다. 이 식물성 기름(콩기름, 옥수수기름, 목화씨기름, 팜유 등)을 정제하는 과정에서 고온처리(240℃)를 할 경우 추가적으로 지방이 2% 정도 더 생성됩니다.

이런 트랜스지방을 많이 섭취하면 혈관 건강을 망가뜨릴 수 있습니다. 2008년 미국 역학저널에 발표된 논문에 따르면, 2만 명의 여성을 대상으로 진행한 연구에서 트랜스지방의 혈중 농도가 높은 여성은 가장 낮은 수준의 여성보다 유방암 위험이 2배나 높았습니다. 또 미국 하버드대학교 의과대학에서 진행된 연구에서는 트랜스지방의 혈중 농도가 높은 남성은 전립선암이 생길 위험이 큰 것으로 나타났습니다. 유럽심장학회에 따르면 하루 5g의 트랜스지방을 섭취하면 심장병 발병률이 23% 높아집니다.

감자튀김만이 문제는 아닙니다. 육식을 반대하는 채식주의 실천자를 조사하면 많은 칼로리를 탄수화물에 의존하고 있는데요. 자신의 신념에 따라 채식을 실천하는 것이라면 상관없지만, 건강 때문이라면 이는 잘못된 선택일 수도 있습니다. 정제탄수화물이 많이 든 음식을 즐기면서 채식주의를 고수하는 것은 건강을 위한 선택이라고 말할 수 없기 때문입니다.

따라서 채식을 하느냐, 하지 않느냐보다 중요한 것은 건강한 식습관을 유지하는 것입니다. 채식을 하더라도 건강한 방식으로 채식을 실천해야만 채식이 주는 건강 이득을 누릴 수 있습니다. 결국 채식주의, 육식 허용이 중요한 것이 아니라 식사의 질이 중요한 것입니다. 최근 발표된 관련 연구 역시 이 점을 뒷받침하고 있습니다. 미국 하버드대학 연구원들이 20년 이상 약 20만 명의 남녀를 추적한 결과, 식물성 식품을 먹더라도 통곡물과 같이 건강에 좋은 식물성 음식을 먹은 사람은 심장병 발병 확률이 25% 낮았지만 감자튀김과 같은 건강에 좋지 않은 식물성 음식을 먹은 사람은 32% 높은 것으로 밝혀졌습니다.

일반적으로 채식주의자가 동물성 음식을 먹은 사람에 비해 제2형 당뇨병에 걸릴 확률은 2배가량 낮습니다. 그러나 같은 채식주의자 가운데서도 건강에 나쁜 식물성 음식을 섭취하는 경우 당뇨병 위험이 16%나 증가하는 것으로 나타났습니다. 따라서 채식 위주의 식생활을 지키겠다고 결심했다면 건강에 좋은 식물성 식품인 통곡물, 채소, 견과류, 식물성 오일(불포화지방산 함량이 높은 종류), 과일 등으로 식단을 구성해야 합니다. 건강에 좋지 않은 식물성 식품인 과일 주스, 정제된 곡물, 감자, 설탕이 많이 들어간 디저트는 피하는 노력이 꼭 필요합니다.

그런데 최근에는 채식주의 자체가 가진 위험성을 지적한 연구 결과도 속속 등장하고 있습니다. 오히려 채식주의가 뇌졸중 위험에 도움이 되지 않는다거나, 비건 식단이 심혈관에 나쁜 영향을 미칠 수 있다는 연구 등이 여기에 해당합니다. 관련 연구에 따르면 채식주의를 실천할 경우 1천 명당 심장 질환 비율이 10명 더 적은 것으로 나타났지만, 뇌졸중 환자 비율은 3명 더 많은 것으로 나타났습니다. 이는 의학 종사자, 연구자 사이에서도 상당히 충격적인 결과로 받아들여지고 있습니다.

영국 옥스퍼드대학교 산하 유럽 암·영양 전향 연구(EPIC)에서는 4만 8천 명을 대상으로 18년간 심장 관련 질환을 추적·조사했습니다. 연구팀은 총 2,820건의 관상동맥성 심장 질환과 출혈성 뇌졸중 등 1,072건의 뇌졸중 사례를 확인한 결과, 채식주의 그룹은 비채식주의 그룹보다 관상동맥 심장 질환 위험이 22% 낮게 나타났습니다. 그러나 뇌졸중 위험은 20% 높게 나타났습니다. 현재 관련 연구자들은 이런 결과가 비타민B12 결핍과 같은 영양 불균형이나 결핍이 원인일 것으로 추측하고 있습니다. 채식이 심장에는 도움이 될지 모르나 뇌 건강에는 위협적일 수 있다는 의미입니다.

채식주의는 영양 불균형을 초래할 가능성이 매우 큽니다. 우유와 계란까지 허용하는 락토오보 베지테리언의 경우 영양 균형에 따른 문제가 특별히 생기지 않지만, 비건과 같은 완전한 채식주의자 가운데서는 철분, 칼슘과 같은 무기질이 부족한 사람이 많은 것으로 조사되고 있습니다. 그런 까닭에 칼슘 섭취 부족으로 골다공증이 생기는 비율이 높고, 허벅지 뼈와 골반의 연결 부분인 고관절에 금이 가거나 부러지는 고관절 골절과 같은 응급외과 질환이 생기는 비율도 높습니다.

채식은 여전히 암과 심혈관 질환 위험을 낮추는 등 건강에 유익한 식단으로 인정받고 있지만, 뼈 건강을 유지하기 위해서는 식단의 질을 고려하고 핵심 영양소를 균형 있게 섭취하는 노력이 반드시 필요합니다. 나이가 들수록 소화 등 여러 문제로 육류 섭취량이 현저히 줄기 마련인데, 이는 특별히 인지 기능의 저하를 불러올 수 있습니다.

인도는 종교적 이유에서 채식주의자가 무척 많은 편입니다. 전체 인구의 40% 정도가 채식주의자인 것으로 알려져 있습니다. 하지만 인도 국민 중에는 비만인 사람이 의외로 무척 많습니다. 어째서 채식을 주로 하는 식습관을 가졌음에도 비만이 많을까요? 우선 인도 국민의 주식은 쌀인데 현미 대신 백미를 먹습니다. 또 기름에 튀긴 음식을 자주 먹습니다. 반면 생선은 거의 섭취하지 않습니다. 식습관 역시 다른 문화권에 비해 달고 기름진 음식을 좋아하는 편입니다. 이런 요인이 합쳐져 채식주의를 고수하지만 비만이 많은 결과를 가져온 것입니다.

인도의 예에서 알 수 있듯이 설사 특정 신념에 따라 채식을 실천하더라도 체중과 체질량 지수를 건강하게 유지하면서 충분히 단백질을 섭취하는 식습관을 유지해야만 건강과 장수를 기대할 수 있습니다. 채식주의의 장점이 일부 있지만 대다수 영양 전문가는 다양한 음식을 골고루 먹는 것이 훨씬 건강에는 유익하다는 의견에 동조하고 있습니다.

채식주의를 크게 분류하면 비건, 락토 베지테리언, 락토오보 베지테리언, 페스코 베지테리언으로 나눌 수 있습니다. 최근에는 대체로 채식을 하되, 간헐적으로 육류를 섭취하는 플렉시테리언을 추구하는 사람도 증가하고 있습니다. 이들은 육류를 섭취하더라도 다른 사람보다 훨씬 적게 먹는다는 이점을 주장합니다. 이런 선택은 앞서 설명한 영양적인 문제를 해결하기 위한 것입니다. 소위 반(半)채식주의자가 증가하는 추세입니다. 플렉시테리언을 채식주의에 포함하는 것이 옳은가에 대해서는 이견이 존재하지만, 채식의 윤리적 목적과 건강상 이점을 어느 정도 수용하면서도 엄격한 채식주의가 가지는 여러 단점을 보완할

🔵 채식주의 구분

구분	고기	생선	계란	우유
비건(완전채식)	X	X	X	X
락토 베지테리언	X	X	X	O
락토오보 베지테리언	X	X	O	O
페스코 베지테리언	X	O	O	O

수 있다는 점에서 빠르게 확산되고 있습니다.

　채식주의를 지나치게 강력하게 고수할 경우 다양한 건강 문제가 생길 수 있습니다. 육류로 섭취할 수밖에 없는 영양소가 있기 때문입니다. 단백질, 철분, 비타민B12, 아연 등은 채식만으로는 얻기 어렵습니다. 특히 육류, 어패류는 물론 달걀이나 유제품 모두 섭취하지 않는 비건은 오메가3, 칼슘, 비타민D 등과 같은 필수 영양소가 결핍되면서 다양한 문제가 생길 수 있습니다. 가령 생리와 관련된 빈혈, 어지럼증, 체력 저하 등과 같은 문제는 가장 흔히 발생하는 문제입니다. 따라서 부족한 영양소의 보충을 위해 다양한 방법을 모색해야 합니다.

　가장 문제가 되는 점은 채식주의가 뇌 건강에 치명적일 수 있다는 사실입니다. 인간의 뇌는 다른 종과는 다른 특성을 여럿 지니고 있습니다. 인간의 뇌가 이토록 커질 수 있었던 것은 육식을 택한 인류의 조상들 덕분입니다. 최근 채식주의 식단이 뇌 건강을 심각하게 저해한다는 연구 결과가 속속 등장하고 있습니다. 육류, 생선, 달걀, 유제품에 주로 함유된 콜린 성분은 뇌 건강과 다른 기능에 매우 중요한 영양소입니다. 채식주의를 고수할 경우 체내 콜린 수치가 현저히 낮아질 수 있습니다. 또 임신한 여성이 채식주의를 고수할 경우 낮은 콜린 수치로 인해 태아의 두뇌 발달에 악영향을 미칠 수 있습니다. 연구에서는 채식주의로 인해 태아의 지능지수(IQ)가 낮아지는 것이 확인된 바 있습니다. 또한 성장기 아이에게 채식주의를 강요할 경우 다양한 뇌 기능 장애나 지능 저하 문제가 발생할 수 있습니다. 중장년기, 노년기 이후 채식주의를 고수할 경우 치매나 각종 인지 장애의 발병 위험이 크게 증가할 수 있으며 앞서 말했듯이 각종 근골격계 질환의 발병 위험도 커질 수 있습니다.

섬유질은 얼마나
먹어야 하나요?

섬유질은 섬유 형태의 물질로 식이섬유라고 불리기도 합니다. 섬유질은 알파아밀라아제, 글루코시다아제와 같은 인간의 소화 효소가 분해하지 못하는 3당류 이상의 다당류를 가리킵니다. 각종 채소, 과일, 곡물, 해조류, 버섯, 견과류에 풍부하며 우리 몸에는 섬유질을 분해하는 효소가 없으므로 직접 소화·흡수할 수 없습니다. 그런데 우리 몸은 아니지만 우리 몸에 없어서는 안 될 존재의 먹이가 되는 것이 섬유질, 식이섬유입니다. 바로 장내 마이크로바이옴을 구성하는 주체인 장내세균을 먹여 살리는 주영양소가 섬유질이기 때문입니다.

섬유질은 대단히 복잡한 과정을 거쳐 우리 몸에 긍정적인 영향을 미칩니다. 우리 몸은 섬유질을 직접 영양소로 흡수하고 활용할 수 없지만, 우리 장에 서식하는 장내세균에게 섬유질은 매우 중요한 에너지

원입니다. 장내세균은 섬유질 소화 효소를 분비해 포도당이나 기타 영양소를 만들고, 다시 이를 섭취한 장내세균이 건강하게 장 속에 서식하고, 이를 통해 건강해진 장내세균이 일으키는 여러 활동과 기능 덕분에 우리 몸 역시 건강해질 수 있습니다. 즉 섬유질이 우리 몸에 직접적인 영향을 미치는 것이 아니라 장내세균의 먹이가 되면서 간접적으로 다양한 건강 증진 효과를 누릴 수 있는 것입니다.

우리 장에는 엄청난 수의 장내세균이 존재합니다. 장내세균은 사람의 장 점막에 부착된 채 살아가며 그 수가 무려 100조 마리가 넘고, 종류도 400~500개에 달하며, 총량은 1~1.5kg에 달합니다. 가령 대변 1g에는 장내세균이 무려 1천억 마리나 발견될 정도로 엄청난 수가 장 속에서 서식하고 있습니다. 이런 장 속 소우주를 장내 마이크로바이옴이라고 부릅니다.

건강한 장내 마이크로바이옴은 장내 점막 면역계의 발달과 성숙을 돕는 필수적인 요소입니다. 균형 잡힌 장내세균숲은 면역세포의 분화와 활성화를 유도하고, 림프계 발달에 중요한 역할을 하며, 면역세포의 기능을 건강하게 유지시킵니다. 우리 장에는 우리 몸 전체의 면역세포의 70~80%가 집중되어 있으므로 면역세포에 지대한 영향을 미치는 장내 마이크로바이옴만큼 중요한 건강 요소도 없습니다. 비록 장내세균이 우리 몸의 일부는 아니지만, 우리 건강에는 신체 어떤 부위보다도 중요한 역할을 담당하고 있습니다.

따라서 섬유질은 정장 작용을 좌우하는 가장 중요한 영양소입니다. 정장 작용이란 장내세균 무리의 개선 또는 수분 흡수와 부피 팽창 등에 의한 장의 연동 운동의 촉진, 장내 압력의 정상화, 변량 증가, 유해물의 희석, 억제 등의 여러 활동을 통틀어 가리키는 말입니다. 즉 체내 유해균의 증식을 억제하고, 유해균을 퇴치해 장의 청결 상태를 유지하고, 연동 운동을 촉진해 변비나 설사를 예방하는 데 지대한 영향을 미칩니다.

　또 섬유질은 충분한 포만감을 제공해 과식을 막아주기 때문에 비만이나 당뇨와 같은 각종 성인병을 예방하는 역할도 합니다. 섬유질은 씹고 삼키는 데 많은 시간이 필요하기 때문에 위장에서 더 많은 수분을 흡수하면서 부피가 커지게 되고, 그로 인해 위장에 머무는 시간도 늘어납니다. 따라서 음식물이 전체적으로 느리게 소화되고 흡수되도록 만드는 역할을 합니다. 섬유질 덕분에 우리는 오랫동안 포만감을 느낄 수 있고, 과식을 피할 수 있는 것이죠. 전체 칼로리 섭취를 줄일 수 있고 과식과 비만도 예방할 수 있습니다. 또 음식물의 부피를 늘리기 때문에 각종 영양소의 지나친 흡수를 방해하면서 지방 축적을 막아 체중 조절에도 직간접적인 도움을 줍니다.

　섬유소는 소화·흡수 과정에서 수분을 이용하는 수용성 섬유소와 사용하지 않는 불용성 섬유소로 나눌 수 있습니다. 수용성 섬유소는 귤, 유자 등의 감귤류와 사과, 바나나, 해조류, 보리, 귀리, 견과류 등에 많이 포함되어 있습니다. 불용성 섬유소가 풍부한 식품으로는 고구마, 감자, 옥수수 등의 곡류와 팥, 대두, 녹두 등의 콩류, 시금치, 부추 버섯 등의 채소류가 있습니다. 둘 가운데 수용성 섬유소는 심장병의 위험인자인 콜레스테롤과 중성지방을 낮추므로 심장 건강에 큰 도움을 줍니다.

　간에서 생성되는 콜레스테롤은 담즙산의 원료가 되는데요. 이 담즙산은 대장에서 재흡수되어 우리 몸에 나쁜 영향을 미칩니다. 이때 수용성 섬유소가 담즙산에 달라 붙어 몸 밖으로 배출시키는 역할을 담당합니다. 그러면 우리 몸은 부족해진 담즙을 채우기 위해 콜레스테롤을 소비하게 되고, 이 과정에서 혈중 콜레스테롤도 낮아질 수 있습니다. 수용성 섬유소는 지방을 흡착해 우리 몸에 쌓이지 않고 배출하도록 해주는데, 이때 몸속 독소까지도 함께 제거하는 역할을 합니다. 이 때문에 섬유질은 비만 예방과 다이어트에 탁월한 효과를 발휘할 수 있습니다.

수용성 섬유소는 몸으로 들어온 당의 흡수 속도를 늦춰 당뇨병을 예방하고 치료하는 효과도 발휘합니다. 섬유소가 당과 결합해 위에서 십이지장으로 이동하는 속도를 늦추기 때문입니다. 당의 흡수 속도가 느려지면 그만큼 혈당이 빠르게 상승하는 것도 예방할 수 있습니다. 이렇게 혈당이 천천히 오르면 인슐린 분비가 천천히 이뤄지면서 인슐린이 과도하게 분비되는 것을 막을 수 있습니다. 인슐린은 간에서 콜레스테롤을 합성하도록 자극하는데, 인슐린 분비가 줄면 간에서 콜레스테롤이 합성되는 것을 줄일 수 있습니다.

충분한 섬유질 섭취를 통해 장내세균이 만들어내는 단쇄지방산의 양이 늘어나게 되면 지방의 산화를 돕고, 지방 저장량을 감소시키고, 염증을 줄이고, 식욕과 신진대사에 긍정적 영향을 미치고, 지방이 덜 쌓이게 조절하고, 염증 유전자의 발현을 억제하고, 인슐린 민감도를 개선하는 등 다양한 효과를 기대할 수 있습니다. 특히 장내세균이 만들어내는 단쇄지방산은 지방이 쌓이는 것을 막아 다이어트와 비만 예방에 중요한 역할을 담당합니다.

여러 연구에 따르면 장내미생물 가운데 유익균에 해당하는 '박테로이데테스'는 섬유소를 먹고 발효하는 과정에서 지방 축적을 막는 단쇄지방산을 다량으로 만들어냅니다. 단쇄지방산은 대장에서 흡수되어 일부는 간으로, 일부는 혈액으로 들어가 전신에 퍼지는데 지방세포에까지 도달합니다. 지방세포에서는 단쇄지방산을 감지하는 센서가 존재하는데요. 단쇄지방산이 지방세포 안에 들어오면 다른 지방을 더 이상 받아들이지 않습니다. 결국 섬유소를 통해 만들어진 단쇄지방산이 지방이 쌓이는 것을 막아주는 역할을 하는 것입니다.

094

아침식사를 하는 것이
혈관 건강에 좋을까요?

습관은 유전자까지 바꿀 수 있게 해줍니다. 최근 후성 유전학이라는 분야가 활발하게 연구되는데요. 이는 유전자 내에서 염기서열의 변화 없이도 DNA 메틸화와 크로마틴 변형을 통해 유전자 발현이 일어나는 현상을 다루는 학문입니다. 이 분야는 외부의 환경요인이 유전자 발현을 일으킬 수 있다는 사실에 기초하고 있습니다. 연구를 통해 오염물질, 영양 결핍, 심한 스트레스 등 외부요인이 특정 유전자의 발현을 가져올 뿐만 아니라, 당사자의 건강에도 오랜 기간 반복해서 영향을 미치고 심지어 다음 세대로까지 유전 형질이 전달한다는 사실이 확인된 바 있습니다.

그런데 여러 외부요인 가운데 가장 큰 영향을 미치는 것이 바로 영양 불균형입니다. 영양 불균형이 각종 질병과 관련된 유전자 발현 스위치를 켜는 핵심 원인이라는 사실이 밝혀졌는데요. 특히 문제가 되는 영양소가 바로 메틸 관련 영양소입니다. 메틸 관련 영양소로 대표적인 것으로는 엽산, 베타인, 콜린, 비타민B군 등이 있습니다. 이런 영양소가 결핍되면 체내 호모시스테인이 증가하면서 각종 질병 유전자 스위치를 켜서 암과 치매, 심혈관 질환 등 여러 가지 질병을 일으킬 수 있습니다.

가족력은 이 후생 유전학과 밀접한 관련이 있습니다. 가족력은 흔히 직계가족 중에서 2명 이상이 같은 질병에 걸리는 것인데, 가족력이 생기는 이유가 바로 질병 유전자의 스위치를 켜는 식습관이나 행동습관, 성격을 가족 간에 공유하기 때문입니다. 특정 유전자를 발현시키는 부모 세대의 생활습관이 여러 세대에 걸쳐 전승되고 지속되면서 해당 유전적 특질이 반복적으로 질병을 유발하는 것이죠. 불건강 습관으로 인해 질병까지 유전되는 것이라고 볼 수 있습니다.

그럼 어떻게 질병의 세습을 끊을 수 있을까요? 해답은 온 가족이 공유하는 건강 습관을 더욱 공고하게 만드는 무병장수 공동체를 만드는 것입니다. 가족 사이에 건강한 생활습관이 자리 잡으면 서로에게 영향을 미쳐 가족에서 자손으로 전승되는 건강습관 사슬을 형성하게 됩니다. 그 시작은 가족의 건강습관을 제대로 잡는 데서 출발합니다. 스트레스 관리, 식습관, 수면, 운동 등 많은 건강습관이 있겠지만 딱 한 가지만 꼽자면 균형 잡힌 식사로 아침을 깨우는 것입니다. 아침식사를 균형 있는 영양으로 채워 이를 습관화하는 것이죠.

대규모 임상실험에서 아침식사를 하지 않는 사람의 암 발병 위험이 아침식사를 하는 사람보다 높은 것이 확인되었습니다. 또 아침식사를 하는 시간이 이를수록 각종 질병 위험이 떨어진다는 사실도 확인되었습니다. 아침밥은 밤에 잠을 자는 동안 떨어진 체온을 올리고 오전시간에 필요한 활동 에너지를 공급합니다. 아침을 먹지 않으면 잠에서 깬 뒤에도 상당 시간 뇌가 잠을 자는 상태가 유지됩니다. 학습이나 업무능력이 떨어질 수밖에 없죠. 학령기 아이에게 이만큼 큰 문제도 없을 것입니다. 연구에 따르면 아침을 자주 거르는 성인의 경우 심뇌혈관 질환이나 당뇨, 비만 위험이 증가하는 것으로 나타났습니다. 우리나라 사람의 아침식사 결식률은 남녀노소 불문 무척 높은 수준입니다. 중년 이후에는 질병 예방과 활기찬 하루를 위해 고른 영양으로 채워진 아침을 꼭 챙겨 먹는 습관을 들여야겠습니다.

또 식사 전에 자신에게 맞는 프로바이오틱스 제제를 섭취하는 것도 중요한 건강 습관입니다. 프로바이오틱스 섭취는 가급적 위산 부담이 적은 아침이 좋습니다. 프로바이오틱스 제제의 지속적 복용이 면역력과 장 건강, 정신 건강에 도움을 줄 수 있습니다. 특히 치매 예방은 장 건강과 밀접한 관련이 있습니다. 우리 장은 뇌와 긴밀하게 연결되어 있습니다. 이를 장뇌 축 이론이라 부르는데요. 마치 장과 뇌가 고속도로로 연결된 것처럼 즉각적으로 상호작용한다는 이론입니다. 꾸준한 프로바이오틱스 섭취가 뇌 건강에도 긍정적인 영향을 미쳐 인지 장애나 치매를 막고, 우울증과 같은 정신질환을 개선한다는 연구 결과가 있습니다.

또 식사 전 단백질 영양제나 단백질 음식을 먼저 섭취하는 것도 바람직한 식습관입니다. 이른 아침 단백질 섭취는 밤새 분해된 근육의 합성을 도와주고, 근육 유지와 재생을 통한 인슐린 보호를 증진할 수 있습니다. 무엇보다 근육에서 만들어지는 마이오카인이라는 유사 호르몬이 인슐린 기능을 높이는 효과를 발휘합니다. 또 프로바이오틱스와 단백질을 함께 섭취할 경우 근육 생성을 촉진하고 인슐린 분비, 인슐린 민감도를 증진해 혈당을 낮추는 효과를 발휘할 수 있습니다. 특히 이 두 가지를 동시 섭취하면 정적 포만감을 제공하기 때문에 전체 탄수화물 섭취를 줄여서 비만을 막아주고, 유해한 혈당 스파이크가 일어나는 것을 억제해 인슐린을 보호하고, 혈당 수치를 안정적으로 관리하는 데 도움을 줍니다.

지금까지 내용을 종합하면 다음과 같은 아침 건강 루틴을 만들 수 있습니다.

첫째, 밤새 증식한 입안 세균을 제거하기 위해 식전에 가글이나 간단한 양치를 실시한다.

둘째, 가글 후 미지근한 물 한 컵으로 밤새 부족해진 수분을 보충한다.

셋째, 식전 프로바이오틱스 제제를 섭취해 장뇌 축을 활성화해 온몸과 마음을 함께 깨운다.

넷째, 식전 혹은 식사 시 단백질 영양제나 단백질 음식을 충분히 섭취해 밤새 분해된 근육의 합성을 돕고 인슐린을 보호한다.

네 가지 아침식사 원칙만 지켜도 온 가족이 건강하고 활기찬 생활을 영위할 수 있습니다. 균형 잡힌 영양으로 설계된 아침식사는 장내 마이크로바이옴의 균형을 지켜주고, 이는 다시 뇌 건강에 직접적인 영향을 미치고, 아침식사로 충분한 단백질 섭취가 이뤄지면 건강의 근간인 근육의 다양한 생리 활성을 기대할 수 있습니다.

혈중 콜레스테롤이 낮으면
안심해도 되나요?

혈중 콜레스테롤이 낮다고 안심하고 콜레스테롤이 많은 음식을 먹으면 혈중 콜레스테롤이 낮은 사람도 심장병 발생 위험이 커집니다. 앞서 나쁜 LDL 콜레스테롤과 몸에 좋은 HDL 콜레스테롤에 관해서 자세히 알아보았습니다. 단적으로 말하면 몸에 나쁜 LDL 콜레스테롤 수치가 높아도 문제지만, 몸에 좋은 HDL 콜레스테롤이 부족해도 심장 질환 위험이 커질 수 있습니다.

HDL 콜레스테롤은 LDL 콜레스테롤을 간으로 재빨리 운반해 분해하는 혈관 청소부 역할을 합니다. 따라서 HDL 콜레스테롤이 낮으면 이런 기능이 원활하지 못해 협심증이나 심근경색과 같은 허혈성 심장 질환의 발병이 높아질 수 있습니다. 연구에 따르면 HDL콜레스테롤이 1mg/dL 감소할 때마다 허혈성 심장 질환 발병 위험이 2% 증가하는 것으로 나타났습니다. 그리고 HDL 콜레스테롤이 낮은 주된 이유가 비만인데요. 비만은 HDL콜레스테롤 생성을 억제해 혈중 중성지방 수치를 높이고, 그로 인해 심장병 위험이 높아질 수 있습니다.

최근에 나쁜 콜레스테롤로 불리는 LDL 콜레스테롤 수치가 너무 낮아도 심혈관 질환 위험이 커질 수 있다는 연구 결과가 발표된 바 있습니다. LDL 콜레스테롤 수치가 낮은 사람은 염증 활성도 수치가 높아지면 심혈관 질환 위험이 증가할 수 있어서 항상 적극적인 관리가 필요합니다. 더불어 HDL 콜레스테롤 수치가 너무 높거나 낮으면 치매 발생 위험 역시 높아질 수 있다는 연구 결과가 발표된 바 있습니다.

근력 운동이 좋나요,
유산소 운동이 좋나요?

운동은 건강을 지키는 가장 중요한 조건이자 실천 원칙입니다. 혈관 건강이 나쁘거나, 혈관 질환이 있는 경우라도 절대 운동을 게을리 해서는 안 됩니다. 유산소 운동이라면 무리하지 않는 선에서 매일 꾸준히 실천하는 것이 기본입니다. 다만 같은 유산소 운동이라도 격렬한 운동이 필요한 사이클, 달리기, 경쟁적 구기 종목 등을 할 때는 충분히 주의해야 합니다. 그보다 더 주의가 필요한 것은 근력 운동을 할 때입니다. 고혈압, 당뇨, 비만과 같은 만성 질환이나 혈관 질환을 기저 질환으로 이미 가지고 있다면 근력 운동을 할 때는 각별한 주의가 필요합니다. 근력 운동을 하면 혈압이 갑자기 많이 올라가기 때문에 고혈압 환자라면 각종 혈관사고가 생기지 않도록 조심 또 조심해야만 합니다.

특히 고혈압 환자가 근력 운동을 할 때 무거운 무게로 횟수를 적게 하면 혈압이 높게 올라갈 것이라고 착각하지만, 최대 강도의 50% 정도에 해당하는 무게를 15회 반복해서 들어올릴 때 혈압이 더 높게 올라가는 것으로 확인되었습니다. 즉 저강도로 반복적으로 근력 운동을 많이 하는 것이 혈압에 더 나쁘다는 뜻입니다. 고혈압 환자가 근력 운동을 할 때는 세트 간 휴식시간을 충분히 유지하는 것이 관건입니다. 근력 운동 후 60초 이상 휴식하지 않으면 혈압이 안정 수준까지 떨어지지 않기 때문에 반드시 세트 사이에 60초 이상 휴식하면서 운동해야합니다.

그렇다고 근력 운동을 멀리해서는 안 됩니다. 혈관 질환을 가지고 있다고 하더라도 근력 운동을 반드시 실천해야 합니다. 최근 연구에 따르면 적절한 강도의 지속적인 근력 운동은 총 말초혈관 저항 감소, 교감신경의 활성화 감소, 내피세포 기능 등을 폭넓게 향상시켜 혈압을 낮추는 데 큰 도움을 준다는 사실이 확인되었습니다. 일반적으로 근력 운동을 통해 평균 수축기 혈압은 2mmHg, 이완기 혈압은 4mmHg 정도 감소시킬 수 있다고 합니다. 이는 심장 질환과 뇌졸중의 유병율을 각각 5~9%, 8~14% 감소시키는 효과를 가져옵니다.

심혈관 질환 환자는 근력 운동을 하기 전에 반드시 심장재활 전문의의 상담을 받도록 하고, 운동 중 심장발작 등의 사고를 예방하기 위해 운동부하검사로 심혈관계 이상 반응(협심증 유발, 심전도 이상, 혈압 이상, 부정맥 발생 등)을 확인하는 것이 바람직합니다. 또 운동할 때 타인의 도움을 받을 수 있는 곳을 택해야 하고, 트레이너의 지도를 받는 것이 바람직합니다.

근력 운동을 하면 유산소 운동을 할 때보다 혈압이 쉽게 높아질 수 있습니다. 특히 고강도 하지근력 운동을 실시했을 때는 수축기 혈압 48mmHg, 이완기 혈압 35mmHg까지 쉽게 올라갈 수 있습니다. 하지만 적절한 강도인 1회 최대 강도의 40~60%로 주의해서 운동을 한다면 혈압 상승은 크게 고민하지 않아도 좋습니다.

혈관을 건강하게 만드는 데 좋은 운동은 사실상 유산소 운동입니다. 유산소 운동은 아주 힘들지 않게 적당히 힘든 강도로 반복적으로 오랜 시간 할 수 있는 운동을 가리킵니다. 유산소 운동으로는 힘차게 걷기, 조깅, 등산, 자전거, 수영, 배드민턴, 테니스, 라켓볼, 스쿼시, 탁구 등이 있습니다. 심혈관 질환 예방과 관리를 위해서는 유산소 운동을 주 4회 이상 꾸준히 실천해야 합니다. 유산소 운동은 심박수를 높여 혈류 속도를 빠르게 해주고, 동맥경화가 생긴 혈관을 깨끗하게 만들어 주고, 말초 조직으로 혈류량을 늘려서 심폐지구력을 향상하고, 운동 중에도 혈압이 높아지지 않기 때문에 안심하고 도전할 수 있습니다.

근육과 관절에 무리가 가거나 부상이 생기지 않도록 운동 실천 전에는 반드시 10분 정도 스트레칭을 실시하고, 약 1시간 정도 약간 숨이 찰 정도의 강도로 주 4회 이상 운동하는 것이 바람직합니다.

운동 실천에서 가장 중요한 것은 운동 후 충분한 휴식을 취하고 영양을 골고루 보충하는 일입니다. 운동 전 적절한 영양 상태를 유지하고, 운동 전후 글루타민과 탄수화물이 풍부하게 함유된 음료나 음식을 섭취하고, 충분한 휴식을 취하는 등 기본 원칙을 충실히 따라야 합니다. 이는 근력 운동, 유산소 운동 모두에 해당합니다. 자신의 몸이 감당하기 힘든 수준으로 운동하거나, 운동 후 적절한 휴식을 취하지 못하면 우리 몸에서는 다량의 활성산소가 만들어지면서 되레 운동하지 않은 것만 못한 결과를 가져올 수 있습니다.

활성산소를 제거하는 몸의 효소는 분비되는 양이 개인마다 항상 일정하므로 지나친 운동 탓에 처리능력 이상으로 활성산소가 체내에서 만들어지면 처리되지 못한 활성산소가 몸 곳곳에 퍼지면서 악영향을 미치게 됩니다. 활성산소가 체내에 축적되면 오히려 건강을 해치는 결과를 가져올 수 있습니다. 특히 면역 기능을 떨어뜨리는 주된 원인이 될 수 있습니다. 따라서 유산소 운동이든, 근력 운동이든 적정 시간, 적정 수준으로 실시해 체내 활성산소가 급격히 상승하거나 배출되지 않도록 주의해야 합니다.

또 수개월 이상 매일 운동 강도를 조금씩 조절하며 건강 증진 효과가 가장 큰 운동 스케줄을 택할 필요가 있습니다. 물론 운동을 통해 기초체력이 상승하고 근력이 강해질수록 적당한 운동량이나 강도 역시 조금씩 늘어날 것입니다. 그러면 운동 강도를 조금씩 늘려나가야겠죠. 그럼에도 각자에게 맞는 운동시간이나 양의 범위는 분명 존재합니다. 항상 이 범위를 벗어나지 말아야 하며, 이 범위 안에서 적절히 운동할 때 최상의 건강 이득을 기대할 수 있습니다.

보통 매일 실천할 운동으로 가장 적당한 형태는 하루 30분 이상에서 2시간 이하로 이뤄지는 유산소 운동입니다. 유산소 운동의 경우 같은 속도의 걷기 운동보다는 조금씩 속도와 강약을 조절하는 인터벌트레이닝이 효과적입니다. 여기에 일주일에 세 차례 정도 근력 운동도 규칙적으로 병행하는 것이 바람직합니다. 매일 근력 운동을 하는 경우 오히려 운동 효과가 떨어질 수 있으므로 하루나 이틀 정도 간격을 두고 실시하는 것이 바람직합니다. 근력 운동 후 휴지기를 충분히 가질 때

근육 생성이 잘되고 근육의 질도 좋습니다.

　미국스포츠의학회에서 권고하는 유산소 운동량은 중강도로 주 3~5일, 1회 20~30분 이상 운동하는 것이 바람직하고, 근력 운동은 1회 최대 강도의 60~80% 수준으로 주 3회 정도, 1회당 50분을 넘지 않는 것이 바람직합니다. 근력 운동은 자신의 체력에 적당한 운동 방식을 골라 강도를 점차 높여가는 운동이 바람직하며, 운동할 때는 반드시 올바른 자세와 기술로 정확하게 실천해야 합니다. 운동법을 익히는 초반에는 전문 트레이너에게 자신에게 맞는 운동법과 운동량을 지도받는 것을 권합니다.

요가, 필라테스, 마사지도
예방에 도움이 되나요?

유산소 운동인 요가와 필라테스는 혈관 질환 예방에 도움이 됩니다. 요가는 스트레칭 동작이 많아 뭉친 근육과 뻣뻣해진 관절을 부드럽게 풀어주면서 혈액순환을 돕고, 필라테스는 여러 가지 도구를 활용해 근력과 심폐 기능을 강화하며 혈액순환을 돕습니다. 요가는 쉬운 동작만 정확히 따라하고 반복해도 충분한 건강 효과를 볼 수 있습니다. 사실 요가는 몸과 마음을 통합적으로 건강하게 만드는 훈련입니다. 요가를 정기적으로 하면 노화와 스트레스에 관계되는 체내 물질의 수치가 낮아져 심장병, 뇌졸중, 당뇨병의 발병 위험을 줄일 수 있습니다.

미국 오하이오주립대학 재니스 글레이저 교수 연구팀은 평균 41세 여성 50명을 두 그룹으로 나눠 요가와 스트레스 저항력의 관계를 연구했습니다. 연구팀에 따르면 요가는 심장병과 뇌졸중, 그리고 노화 관련 질병을 줄이는 효과가 있는 것으로 나타났습니다. 특히 요가에서 많이 하는 스트레칭은 유연성을 길러주고 스트레스 수치를 낮추는 데 도움이 되었습니다.

노화와 스트레스에 관여하는 것으로 알려진 물질로 '인터루킨6'이 있습니다. 뇌졸중, 후천성 당뇨병, 관절염 등은 이 수치가 낮을수록 발병률이 낮았습니다. 요가 등의 스트레칭 동작은 뭉친 근육을 풀어주고 복잡한 생각을 해소해 스트레스 완화 효과가 뛰어납니다. 스트레스를 적절히 해소하면 뇌혈관 질환을 비롯한 많은 질환의 위험요소를 낮출 수 있습니다. 또 요가는 몸에 무리를 주지 않으면서 평소 잘 쓰지 않는 근육과 관절, 신경체계, 호르몬 등을 자극해 몸 전체의 순환을 도와줍니다.

요가는 몸의 다양한 기능을 활성화시키고, 흐트러진 몸의 균형을 회복하는 데 도움을 줍니다. 요가 동작 중 같은 동작을 좌우로 반복하다 보면 단순한 동작임에도 불편을 느낄 때가 있습니다. 이는 몸의 균형이 깨졌음을 알려주는 중요한 신호입니다. 이때 불편한 쪽을 좀 더 움직이고 운동하면서 몸의 균형을 맞춰야 합니다. 요가는 모든 동작을 천천히 호흡과 함께 진행하기 때문에 급격한 혈압 변화가 일어나지 않습니다. 또 굳어 있는 근육과 관절을 비교적 안전하게 사용하기 때문에 혈관사고가 생길 가능성도 매우 낮습니다. 요가는 호흡을 조절하면서 운동량을 천천히 늘려주기 때문에 심폐 기능을 높이고, 심장이 몸 전체에 혈액을 보내는 능력이 발달해 혈액순환을 돕고, 혈압을 낮추는 효과가 있습니다. 온몸의 근육과 신경을 골고루 자극해 혈관에 탄력을 가져옵니다.

혈관력

필라테스도 마찬가지입니다. 필라테스는 여러 가지 도구를 활용해 동작을 반복하면서 근력을 강화시키는 운동으로 자세 교정뿐 아니라 심폐 기능을 강화하는 효과가 있습니다. 필라테스는 20세기 초반 독일에서 시작된 운동으로 호흡을 다스리고 척추, 골반, 복부를 지지하는 코어근육을 강화하는 효과가 있습니다. 필라테스는 자세를 바로잡고 유연성을 기르는 것은 물론 다이어트에도 도움이 되는 운동입니다.

미국 메리마운트대학교, 텍사스공과대학교 등의 연구진은 비만한 젊은 여성 28명을 대상으로 필라테스가 어떤 영향을 미치는지 실험했습니다. 참가자들의 나이는 19~29세로 체질량 지수(BMI)는 30에서 40 사이였습니다. 세계보건기구는 체질량 지수 25 이상을 과체중, 30 이상을 비만으로 규정하고 있습니다. 실험을 시작할 당시 참가자들은 혈압이 높은 걸 제외하면 건강상의 문제는 없었습니다. 또 만성 질환이나 흡연 습관도 없었습니다. 필라테스는 일주일에 총 90분, 3개월에 걸쳐 일주일에 3번씩 진행했습니다. 수업은 웜업과 스트레칭 10분, 바닥에 매트를 깔고 하는 필라테스 40분, 쿨다운 10분으로 구성되었습니다. 그 결과 필라테스가 비만한 젊은 여성의 혈압을 낮추고 체지방을 줄이는 데 도움이 된다는 사실이 확인되었습니다. 12주가 지나자 참가자들의 혈압이 낮아졌고, 체지방 비율 역시 평균 2% 감소했습니다.

마지막으로 마사지는 피부를 비비고 문질러주는 자극으로 말초신경 부위를 자극해 혈액순환이 원활해지도록 돕습니다. 또 뭉친 근육을 서서히 이완시키기 때문에 신체적·정신적 긴장을 완화시켜 심신을 진정시키는 데 효과적입니다. 또 부종을 가라앉히는 데 큰 도움이 됩니다. 특히 혈관 마사지를 하면 피가 흐르는 혈관을 자극해 흥분시키는 역할을 하고, 더불어 일산화질소가 생겨 혈관을 넓히는 물질이 증가하고, 그 부분의 혈관이 넓어져 피가 많이 흐르게 됩니다. 그러면 혈액 속에 있는 산소와 영양이 잘 공급되어 세포의 건강을 유지시킬 수 있습니다. 마사지를 하거나 받고 나면 혈관이 확장되어 노폐물이 잘 빠져나가고 영양과 산소가 공급되어 피로가 풀립니다.

마사지의 기본 동작은 아래쪽 또는 위쪽으로 문지르는 왕복 마사지 후, 오른쪽 또는 왼쪽으로 문지르는 왕복 마사지를 진행하는 십자가식 방법이 있습니다. 단순히 피부 겉을 문지르는 식이 아니라 깊숙하게 있는 혈관을 마사지한다는 느낌으로 문지르면 됩니다. 별다른 기술이 없어도 두 손으로 남녀노소 누구나 할 수 있는 건강 증진법입니다. 머리부터 시작해서 발끝까지 뼈를 따라가며 차례대로 동작을 반복하며 문질러주면 그 부분의 혈관이 확장되면서 온몸의 혈액순환이 원활하게 이뤄집니다.

등처럼 손이 안 닿는 부위는 누워서 등을 아래위로 또는 옆으로 움직이며 바닥에 마찰시키는 방법으로 진행하면 되고, 이때 두 팔은 쭉 펴서 양옆에 붙이고 이완된 상태로 편안하게 진행하면 됩니다. 몸의 어느 부분이 좋지 않은 사람은 그 부분을 더 많이 상하좌우로 문지르면 됩니다.

마사지를 꾸준히 실천하면 혈압이나 당뇨와 같은 생활습관병이 개선되고, 피부가 젊어지고, 암을 예방하는 효과도 있습니다. 특히 제2의 심장이라고 불릴 만큼 중요한 종아리 근육을 꾸준히 마사지하면 혈액순환을 잘 도울 수 있습니다. 심장에서 가장 먼 발밑으로 내려간 혈액이 다시 심장으로 돌아오기 위해서는 종아리 근육의 원활한 작용이 필요합니다. 종아리가 제대로 수축하고 이완해 강력한 펌프 역할을 해야 혈액순환이 제대로 이뤄질 수 있습니다. 심장의 펌프 작용만으로는 혈액순환이 잘 이뤄지지 않으며 심장에 엄청난 부담이 가해집니다. 더불어 종아리 근육이 혈액순환을 제대로 보조하지 못하면 오로지 심근의 펌프 작용으로 혈액을 전신으로 전달하게 되면서 고혈압까지 유발할 수 있습니다.

종아리 근육 마사지는 주무르는 방향은 아래에서 위를 향해야 하며, 약간 자극이 가는 정도로 누르면 됩니다. 우선 손바닥으로 아킬레스건부터 무릎 뒤쪽까지 쓸어줍니다. 종아리 안쪽(복사뼈부터 무릎 안쪽을 향해)을 엄지손가락으로 꾹꾹 누르고, 무릎을 세워 양손으로 아킬레스건과 무릎 뒤쪽의 중간 부분을 눌러줍니다. 그리고 종아리 바깥쪽(복사뼈부터 무릎 바깥을 향해)을 누르면 됩니다. 종아리 마사지는 잠들기 전 각 동작을 5~10회씩 반복하면 됩니다.

098

아침운동이 나쁘다는데 사실인가요?

여러 사정으로 인해 꼭 아침 운동을 해야 한다면 여러 방면에서 주의를 기울이고 조심해야 합니다. 아침 운동을 자칫 아무런 준비 없이 했다가 큰 사고로 이어지는 경우가 많기 때문입니다. 아침 운동에 나섰다가 심장마비, 뇌졸중, 더 나아가 돌연사를 겪는 일이 빈번합니다. 돌연사를 유발하는 대표 질환은 급성 심근경색증입니다. 심장근육에 혈액을 공급하는 관상동맥이 갑자기 막혀 심근에 괴사가 일어나는 질환입니다. 급성 심근경색증이 생겼을 때는 골든타임이 무엇보다 중요합니다. 증상이 생긴 후 즉시 병원으로 도착해 막힌 혈관을 뚫어야 예후가 나빠지지 않기 때문입니다. 심정지 환자를 살릴 수 있는 골든타임은 대략 4분 내외입니다. 심장이 멈춘 뒤 4분이 지나면 뇌를 포함한 신체 기능이 전체적으로 손상되기 시작합니다. 대부분 심정지는 병원 밖 일상에서 발생하기 때문에 응급처치가 늦어지는 경우가 많으며, 병원 밖 심정지는 입원 후 치료를 받더라도 10% 미만의 성공적인 퇴원율을 보일 뿐입니다.

특히 아침 운동으로 등산을 하다가 인적이 드문 곳에서 심정지가 일어나면 미처 손쓰지 못하고 사망할 확률이 매우 높습니다. 따라서 아침 운동을 한다면 반드시 인적이 많은 곳에서 운동 메이트와 함께 실천하는 것이 원칙입니다. 그리고 만약 특이한 가슴 통증이 10분 이상 지속된다면 곧장 119에 연락해야 합니다. 다른 이동수단이 아니라 구급차여야만 간단한 응급처치가 가능하고, 관상동맥 중재시술이 가능한 병원으로 신속하게 이동할 수 있습니다.

급성 심근경색증은 오전 8시쯤 가장 많이 발생합니다. 이는 심혈관계를 움직이는 호르몬의 영향 때문입니다. 이 시간대에 카테콜아민(Catecholamine)이라는 신경전달물질이 가장 많이 분비되는데요. 그로 인해 혈압과 맥박의 변화가 급격하게 일어납니다. 취침 전과 기상 직후 혈압은 20mmHg 이상 차이가 난다면 아침에 카테콜아민의 영향을 많이 받는 사람에 속합니다. 이런 사람이라면 아침 운동은 가급적 피하는 것이 바람직합니다.

또 날씨까지 춥다면 혈관이 크게 수축하면서 위험도가 더욱 높아질 수 있습니다. 평소 기저 질환으로 혈관 질환이 있거나 비만, 고혈압, 당뇨, 고지혈증 등의 질병이 있는 사람이라면 아침 운동은 위험할 수 있으므로 오후에 운동하는 것이 바람직합니다. 사람의 운동능력은 이른 아침보다 오후에 높아지는 경향이 있습니다. 오후 5시쯤 근육의 강도가 최고조가 됩니다. 유연성도 좋아져 민첩성이 필요한 운동은 이 시간에 하면 좋습니다. 개인차가 있지만 저녁 7시쯤 체온이 가장 높아지면서 운동능력도 최대치가 됩니다. 따라서 저녁식사를 가볍게 먹고 이 시간대에 운동하는 것이 좀 더 나은 운동 효과를 볼 수 있는 방법입니다. 또 비만이 생기기 쉬운 것이 저녁식사 후 움직이지 않는 습관 때문이므로 비만 예방에도 큰 효과가 있습니다.

대한고혈압학회에 따르면 국내 20~30대 고혈압 유병률은 10.4%나 되지만 인지율은 17.4%에 불과합니다. 10명 중 8명이 자신이 고혈압 환자인 줄도 모르고 지냅니다. 특히 40대의 고혈압 인지율 역시 44.8%로 절반에 미치지 못합니다. 이들이 무거운 기구를 드는 운동을 할 때는 심장에 큰 무리가 가해질 수 있습니다. 질병관리청 자료를 보면 고혈압 환자의 운동은 주 3회, 한 번에 30분 정도의 속보 운동이 바람직합니다. 무거운 기구를 쓰는 운동은 삼가는 것이 좋습니다.

심근경색 환자의 30% 정도는 가슴 통증이 없기 때문에 돌연사의 위험이 큽니다. 고혈압, 당뇨 환자나 고령자는 무리한 운동을 피해야 합니다. 숨이 차고 가슴이 아픈 게 운동 때문이라고 착각해 응급처치가 늦을 때가 많습니다. 특히 인적이 드문 곳에서 혼자서 하는 운동이 더 위험할 수 있습니다. 운동 중 갑자기 쓰러져도 도와줄 사람이 없기 때문입니다.

반면 걷기 운동은 오히려 혈관 건강을 증진할 때가 많습니다. 걸으면 혈압을 높이는 카테콜아민 호르몬이 줄고, 혈관 내피세포 기능이 활성화되어 혈관 탄성도가 높아져 혈압이 낮아집니다. 웨스턴오스트레일리아대학 연구팀이 성인 67명을 대상으로 한 연구 결과, 아침에 30분씩 걸으면 혈압이 낮아지는 효과가 있다고 합니다. 오전에 30분

걸은 그룹은 혈압이 평균 3.4mmHg 떨어졌고, 오전 걷기 후 30분마다 3분씩 걸은 그룹은 혈압이 1.7mmHg 더 떨어져 총 5.1mmHg 낮아졌습니다. 단 심장병을 앓은 적이 있거나 심장병 고위험군은 이른 아침 운동은 피하는 게 좋습니다.

아침에는 뇌가 몸을 잠에서 깨우기 위해 아드레날린 호르몬을 분비하면서 혈압이 상승합니다. 또 고혈압 환자가 아침마다 복용하는 혈압약은 1회 복용 후 약효가 일정하게 지속하지 않고 점차 효과가 떨어집니다. 복용 직전 새벽시간은 가장 효과가 떨어지는 때이므로 혈압 조절이 더 어려울 수 있습니다. 겨울철에는 외부 열 발산을 막기 위해 우리 혈관이 수축합니다. 이때 심장이 온 몸에 혈액을 내보내는 힘이 더 강해지면서 혈압이 올라가기 쉬우므로 고령자나 고혈압 환자는 혈압 변동이 일반인보다 클 수 있습니다. 당뇨 환자도 아침시간 공복 상태에서 운동하면 저혈당 위험이 커집니다.

혈관에 문제가 있는 사람이 아침에 운동하면 이미 활발해진 교감신경을 더 자극해 혈관에 부담을 줄 수 있습니다. 잠자는 동안 체내 수분량이 감소하고 혈압 수치는 높아져 있는 상태가 되기 때문입니다. 심혈관계 질환자이거나 위험도가 높다면 아침 운동보다는 규칙적인 아침식사를 하는 것이 필요합니다. 미국심장학회는 아침식사를 꾸준히 하면 대사 작용을 활성화해 심혈관계 질환 위험을 낮추는 데 도움이 된다고 권고하고 있습니다.

운동을 하지 않으면
무슨 일이 생길까요?

도시인은 운동 부족이 되기 쉽습니다. 통계에 따르면 편리한 교통수단
이 넘치는 현대 도시에 사는 사람들은 대체로 운동량이 부족합니다. 그
래서 운동 부족을 도시병이라고도 부릅니다. 몸을 움직이면 신진대사
와 각종 신체 기능이 유지되지만 도시인은 운동 기회나 시간이 부족하
기 쉽습니다. 운동 부족은 심장, 혈관, 심폐, 근력, 골격 등에 영향을 미
쳐 관련 질병에 걸릴 확률을 높입니다. 또 신경내분비계 기능을 약화
하고 면역체계를 손상시켜 인체의 자연치유능력을 해칠 수 있습니다.
영국의 세계적인 의학 저널 '란셋(The Lancet)'에 실린 논문에 따르면,
앉아서 생활하는 시간이 많아지면서 이로 인해 매년 500만 명이 생명
을 잃고 있다고 합니다. 해당 연구에서는 앉아서 생활하는 시간이 매일
8시간 이상일지라도 하루에 1시간 운동을 하면 사망 위험을 줄일 수

있다고 강조합니다.

　운동 부족으로 다양한 질병이 생길 수 있습니다. 우선 심장병은 운동 부족으로 생길 수 있는 대표적인 질병입니다. 심장은 혈액을 온몸에 보내는 역할을 하는데요. 운동이 부족하면 심장근 역시 약해지면서 심장의 수축력이 떨어지고, 그로 인해 1회 심박출량도 줄어듭니다. 그러면 온몸에 혈액을 충분히 공급하기 위해 심장의 펌프 작용이 많아질 수밖에 없는데, 이때 심장에 큰 부담이 가해집니다. 장기적인 운동 부족은 심장 기능을 떨어뜨리는 가장 큰 원인입니다.

　고혈압 역시 운동 부족으로 생기기 쉬운 질병입니다. 혈액의 운반 통로가 되는 혈관은 운동을 하지 않으면 탄력성이 떨어집니다. 혈관의 탄력성이 떨어지면 혈액 공급이 잘 이뤄지지 않으면서 고혈압을 일으킬 수 있습니다. 반대로 운동을 하면 혈관에 쌓인 노폐물이 제거되고, 혈관 탄력성도 높아질 수 있습니다. 단 무거운 기구를 드는 근력 운동은 혈압을 상승시키므로 고혈압 증상이 있다면 과격한 운동은 피해야 합니다.

　비만은 운동 부족으로 생기기 쉬운 가장 흔한 질병입니다. 비만은 단순히 체중이 많은 것을 의미하지 않습니다. 음식물로 섭취된 에너지가 운동 등 신체활동으로 모두 소비되지 못하고 지방으로 몸에 쌓이는 것이 비만입니다. 게다가 비만은 고혈압, 심혈관계 질환, 고지혈증 등과 같은 만성 질환의 주요 원인입니다. 물론 비만 예방과 치료에서 가장 중요한 것은 식습관 개선이지만 꾸준한 운동을 병행하지 않으면 효과를 기대하기 어렵습니다. 특히 비만의 원인인 체지방을 줄이기 위해서는 규칙적인 유산소 운동과 근력 운동이 반드시 필요합니다.

당뇨병 역시 운동 부족과 깊은 관련이 있습니다. 신체활동이 부족하면 당뇨병도 생기기 쉽습니다. 운동은 혈액순환을 돕고 근육을 활성화해 몸에 들어온 포도당을 원활하게 사용할 수 있도록 해줍니다. 혈액 중에 포도당 소비가 증가하면 자연히 혈당치도 내려갈 수 있습니다. 또 적당한 운동은 근육과 지방조직 등의 세포에 인슐린이 쉽게 작용할 수 있도록 해서 혈중 콜레스테롤이나 중성지방 등의 수치도 내려줍니다. 지질이 과잉 축적되면 비만이 되고 비만은 인슐린의 기능을 떨어뜨려 당뇨병의 위험도를 높이게 됩니다. 가족력과 같은 위험인자가 있더라도 운동을 주기적으로 하는 사람은 당뇨병의 발병 위험이 25~60% 정도 낮출 수 있습니다.

운동 부족은 근력을 점차 떨어뜨립니다. 앉아 있는 자세에서는 근력이 떨어지면 허리가 가장 먼저 위협을 받을 수 있습니다. 허리 근력이 약해지면 만성 통증을 겪을 수 있고, 같은 자세를 오래 지속할 경우 근육 피로가 심해지면서 요통이 커질 수 있습니다.

또 주로 앉아서 일하거나 운동량이 적은 사람일수록 만성 두통에 시달릴 위험이 큽니다. 스웨덴의 예테보리 두통센터 연구팀이 발표한 내용에 따르면 20세 이상의 스웨덴 성인 남녀를 대상으로 조사한 결과, 운동을 거의 하지 않는 사람이 자주 하는 사람보다 긴장성 두통이나 편두통에 시달릴 위험이 높은 것으로 나타났습니다.

아울러 비만도 무시할 수 없습니다. 과체중은 HDL 콜레스테롤에 영향을 줄 뿐만 아니라 다른 건강상의 문제를 일으킬 수 있습니다. 과체중인 사람은 체중 감량을 통해 HDL 콜레스테롤 수치를 높일 수 있습니다. 특히 운동은 심장의 순환 기능을 원활하게 하면서 혈관을 확장시

혈관력

켜 고혈압과 동맥경화에도 도움을 줍니다. 뇌졸중(중풍) 및 심근경색증의 주범인 동맥경화는 고혈압, 당뇨, 흡연, 고지혈증, 스트레스, 운동 부족, 비만 등에 의해 발생합니다. 그러므로 동맥경화로 인한 혈관 질환을 예방하기 위해서는 적절한 운동이 매우 중요합니다.

운동은 고혈압을 가진 사람의 혈관 기능을 향상하고, 심혈관계와 관련된 관상동맥경화증, 제2형 당뇨병, 이상지질혈증 등의 질환을 개선합니다. 규칙적인 신체활동은 고혈압, 지질에 대한 작용, 혈당에 대한 작용, 뇌호르몬 요소, 체중 및 혈류 역동학적 스트레스를 개선하는 것으로 알려져 있습니다. 그러므로 전환효소 억제제와 스타틴과 같은 약리적 처치법과 함께 최근 규칙적인 운동 프로그램이 내피세포 기능을 향상하는 방법으로 널리 통용되고 있습니다.

비록 규칙적인 유산소 운동 중 혈관 기능 향상의 기전이 명백히 밝혀지지는 않았지만, eNOS 유전자 발현과 혈관 신생 작용을 일으키는 VEGF 생성의 조절이 향상되면서 산화질소가 증가합니다. 산화질소의 생물학적 이용 가능성을 증가시키는 데 선구적 물질인 SOD(Superoxide Dismutase), GPx(Glutathione Peroxidase), NADH/NADPH(Attenuation of Nicotinamide Adenine Dinucleotide/Nicotinamide Adenine Dinucleotide Phosphate)의 산화능력과 같은 증가한 항산화 시스템이 산화질소를 활성화합니다. 산화질소는 혈관근육에 신호를 보내 긴장을 풀어주고, 혈관을 확장시켜 동맥 혈류 개선에 도움을 주는 물질입니다. 또 혈관 속의 혈전, 플라크가 생기는 것을 방지합니다. 그로 인해 혈압을 정상으로 유지하며 혈관이 좁아져 나타나는 흉통, 협심증, 관상동맥 질환의 증상 호전에도 기여합니다.

규칙적인 운동은 산화질소의 분비를 증가해 내피세포 기능을 향상시켜 내피세포 의존성 확장능력의 증가를 비롯한 내피세포 기능을 향상시키고, 내피세포 기능에 영향을 미치는 산화질소와 관련된 세부적 요인에 긍정적인 영향을 미칩니다. 혈관 내피 기능의 장애는 동맥경화증 초기에 주로 발생하는데요. 혈관 확장 물질인 산화질소 분비의 감소와 불활성화로 인해 내피세포의 활성도를 떨어뜨려 동맥경화를 초래합니다. 혈관 내피 기능 장애는 순환계 질환의 위험인자로 신체활동이 부족할 때 더욱 가속화되면서 동맥경화를 악화시킵니다.

운동이 긍정적인 영향을 주지 못한다는 보고도 존재하지만 규칙적인 운동은 동맥경화를 억제합니다. 아세틸콜린성 자극 및 물리적 자극을 통해 eNOS 단백질 발현 및 인산화 증가, ecSOD 발현 증가, 질소 화합물 분해 감소 등을 통해 질소 화합물의 생리적 활용성을 증가시켜 혈관 내피 기능을 활성화해 내피세포의 기능 장애를 개선합니다. 규칙적인 운동은 혈관 내피 기능 등 혈관 작용에 긍정적인 영향을 미칩니다.

QUESTION

100

한 자세로 가만히 있으면 혈관 건강에 나쁠까요?

세계적인 의료기관 미국 메이요클리닉이 2016년 발표한 연구 논문은 '오래 앉으면 죽는다(Sitting too much kills)'는 문장으로 시작합니다. 오래 앉아 있으면 그만큼 생명도 단축될 수밖에 없다는 뜻입니다. 인류는 지금까지 한 자세로 가만히 앉아 지내는 라이프 스타일을 가져본 적이 없습니다. 소수의 귀족이나 특권층 정도만 가만히 앉아 지내는 생활을 했을 것으로 추측됩니다. 끊임없이 이동하며 채집과 수렵을 해야 하는 원시 인류나 유목, 농경생활을 해야 했던 선조들은 하루 종일 몸을 움직이는 삶을 살았습니다.

20세기 후반부터 가만히 앉아서 반복적인 일을 하거나 정신노동을 하는 사람의 수가 늘어났고, 21세기로 넘어오며 가만히 앉아서 일하거나 책상에 앉아 정신노동을 하는 것이 주류적인 방식이 되었습니

5장 | 음식과 운동에서 답을 찾다

다. 특히 많은 시간 스크린 미디어를 보며 한 자세를 유지하는 생활 방식이 고착되면서 인류의 건강은 심대한 도전에 직면했습니다. 그로 인한 다양한 질병이 새롭게 창궐하고 있기 때문입니다.

미국스포츠의학회에 발표된 연구에 따르면 하루 8시간 앉아서 생활하는 사람은 심혈관 질환 위험이 200% 증가합니다. 또 세계보건기구가 오래 앉아 있는 생활이 여러 질환으로 이어지는 것을 의자병으로 명명한 바 있습니다. 비만, 고혈압, 고지혈증, 심혈관 질환, 거북목, 척추 질환, 손목터널증후군, 하지정맥류, 치질 등이 여기에 속합니다. 특히 가만히 앉아 있게 되면서 혈액순환과 공급이 정체되고, 그로 인해 다양한 혈관 관련 질환이 급증하고 있습니다. 의자병은 현대인 특유의 생활 습관에서 비롯된 문명병이라고 할 수 있습니다.

앉아 있는 자세는 우리 몸의 구조에 적합하지 않습니다. 인간의 신체는 직립에 적합하도록 진화했기 때문에 의자에 오래 앉아 있으면 척추에 체중이 과부하되고 혈액순환이 방해받으면서 근육이 약해지고 대사 기능이 떨어지는 등 다양한 이상 증상이 발생할 수 있습니다. 의자병을 고치는 가장 좋은 방법은 운동과 신체활동을 늘리는 것입니다. 자신의 생활이나 직무 여건상 이것이 어렵다면 1시간에 단 몇 분만이라도 전신을 골고루 펴거나 움직이는 스트레칭, 체조, 활기찬 보행을 실천해서 의자병이 생기는 것을 차단해야 합니다.

주로 앉아서 지낸다는 것을 영어로 세든테리(Sedentary)라고 합니다. 이 세든테리 생활에 관한 다양한 연구 결과가 속속 발표되고 있습니다. '미국국립과학원회보'에 실린 연구에서는 세든테리가 길수록 치매 위험이 증가한다고 경고하고 있습니다. 또 다른 통계 연구에서는 암

혈관력

발생과 세든테리가 밀접한 상관성이 있음이 확인되었습니다. 미국암연구학회에 의하면 매일 6시간 이상 앉아서 생활하는 사람은 3시간 미만으로 앉아서 생활하는 사람보다 사망률이 19% 높았습니다. 캐나다 캘거리대학 연구팀은 세든테리 생활군은 활동적인 성인보다 뇌졸중 발병 위험이 4배 높다는 사실을 확인한 바 있습니다. 이 밖에 세든테리 생활은 당뇨, 심장마비와 밀접한 상관관계가 있습니다. 또 비만, 고혈압, 고지혈증, 당뇨, 근골격계 질환, 심혈관 질환 등의 발생 위험도 높습니다.

앉아 있을 때 우리 몸의 각종 대사활동은 정지합니다. 근육 움직임도 거의 사라집니다. 오래 앉아 있을수록 혈액순환이 나빠지고 호흡도 옅어지고 호르몬 분비도 잘 작동하지 않습니다. 또 대사 기능을 떨어뜨려 에너지를 아끼려는 작용이 일어납니다. 다음 번 움직일 때를 대비해 에너지를 지방 형태로 축적하고, 이렇게 쌓인 지방은 혈관과 심장에 큰 부담으로 작용하게 됩니다. 앉아 있을 때는 복부 근육이 이완되고, 상체의 무게가 복부에 더 직접적으로 영향을 미칩니다. 또 어떤 자세로 앉아 있느냐에 따라 복부에 가해지는 압력도 달라질 수 있습니다. 가령 구부정하게 앉거나 앞으로 기울어 앉는 자세는 복부에 더 많은 압력을 가할 수 있습니다. 이렇게 복부에 압력이 가해지면 혈액순환은 물론이고, 소화 작용이나 효소 분비, 호르몬 대사도 심하게 방해를 받습니다.

우리 신체는 서서 있도록 진화했기 때문에 앉거나 눕는 순간 근육과 골격계에 부정적인 영향이 미칩니다. 특히 반복적으로 같은 자세, 나쁜 자세를 유지할 경우 근육과 골격계에 치명적인 영향을 미칠 수 있습니다. 그로 인해 허리·목 추간판탈출증, 거북목증후군, 손목터널증후군등이 생길 수 있으며 이로 인해 종국에 사망률도 크게 높아진다는 사실이 밝혀진 바 있습니다.

앉아서 일해야 한다면 하루 20여 분의 중등도 및 고강도 운동만이라도 반드시 실천해야 합니다. 이는 오랜 좌식 생활로 인한 질병과 사망 위험으로부터 자신을 구할 수 있을 뿐만 아니라, 보다 명료하고 창의적인 정신을 선물할 수 있기 때문입니다. '영국스포츠의학저널'에 따르면 하루 약 22분의 중등도 및 고강도 운동이 좌식 생활습관과 연관된 사망 위험을 줄일 수 있다고 합니다. 노르웨이 트롬쇠 연구, 스웨덴 건강노화계획, 노르웨이 국민신체활동 조사, 미국 국민건강 및 영양 조사에 참여 중인 50세 이상 참여자 1만 1,989명을 대상으로 진행된 이 연구에서는 우선 너무 오래 앉아 있는 좌식 생활습관이 각종 질병 및 조기 사망 위험을 높인다고 밝혔습니다. 그리고 앉아 있는 시간과 운동 시간이 사망 위험에 어떤 영향을 미치는지 면밀하게 분석했습니다.

전체 참여자 가운데 5,943명은 하루 앉아 있는 시간이 10.5시간 미만이었고, 나머지 6,042명은 하루 10.5시간 이상 앉아 있었습니다. 하루 운동 시간이 22분 미만일 경우 하루 12시간 이상 앉아 있는 좌식 생활습관은 하루 8시간 앉아 있는 생활습관보다 사망 위험이 38% 높은 것으로 나타났습니다. 연구팀은 하루 약 22분, 일주일 약 154분 정도의 중등도 및 고강도 운동으로 좌식생활과 연관된 사망 위험을 줄일 수 있으며, 이는 세계보건기구에서 권장하는 '일주일 150~300분의 중등도 및 고강도 운동 또는 75분의 고강도 운동' 기준에 부합하는 것입니다.

한편 그들은 하루 22분보다 오래 운동한다고 해서 추가적인 사망 위험 감소 효과는 없었다고 언급하며, 오랜 좌식 생활이 불가피하다면

'일주일에 150~300분 이상으로 중등도 및 고강도 운동을 수행하라'는 세계보건기구의 권고와는 상반되는 결과가 나왔다고 전했습니다. 추가로 그들은 한 번에 22분을 채워야 할 필요는 없으며 시간을 조금씩 쪼개서 '운동 간식' 형태로 하루 22분을 채워도 효과가 있다고 이야기합니다. 또 이런 신체활동과 운동이 정신건강과 인지 기능에도 도움이 되며, 신체적으로 활발하게 생활하면 불안과 우울증을 줄이고 수면의 질을 높일 수 있다고 강조합니다.

오래 앉아서 생활하는 것이 비록 편리하고 안전할 수는 있지만 절대 건강에 이로운 라이프 스타일은 아닙니다. 오래 앉아 지내거나 한 자세로 지내면 더 빨리 늙고, 더 빨리 건강을 잃습니다. 특히 비만, 고혈압, 고지혈증에서 시작된 문제가 결국 생명을 위협하는 치명적인 심뇌혈관 질환으로 이어질 수 있으므로 반드시 극복해야 할 문제입니다.

혈관력

초판 1쇄 발행 2025년 5월 15일

지은이 | 박민수
펴낸곳 | 페이스메이커
펴낸이 | 오운영
경영총괄 | 박종명
기획편집 | 이광민 김형욱 최윤정
디자인 | 윤지예 이영재
기획마케팅 | 문준영 이지은 박미애
디지털콘텐츠 | 안태정
등록번호 | 제2018-000146호(2018년 1월 23일)
주소 | 04091 서울시 마포구 토정로 222 한국출판콘텐츠센터 319호(신수동)
전화 | (02)719-7735   팩스 | (02)719-7736
이메일 | onobooks2018@naver.com   블로그 | blog.naver.com/onobooks2018
값 | 22,000원
ISBN 979-11-7043-639-3 03510